非定型精神病

内因性精神病の分類と診断を考える

 林　拓二　京都大学大学院 精神医学教室 教授

株式会社 新興医学出版社

はじめに

　ひと昔ほど前,「精神医学」誌が,"執着気質"の下田,"森田療法"の森田,"非定型精神病"の満田の三者を日本の精神医学界を代表する人々として,詳細な業績紹介の特集を連載したことがあった。これは,賢明な編集者たちの判断である。いずれ劣らぬこの三者の後継者たちの活動は連綿と続いているが,本書はその中でも国の内外で話題にのぼる満田の「非定型」の最新の業績集である。

　編者の林教授は,満田の現役時最後の門下生である。その彼が,満田急逝后の30余年の間に,愛知医大の協力者とともに行なったのは,臨床病態生理学的側面の追求による内因性精神病の"合理的分類(満田)"への努力であった。恣意的分類を漸く脱して,合理的分類に達したばかりの二分律(クレペリン)を越えようとする満田の意図を汲んだ,数々の努力の結晶が本書に織り込まれている。新しい機器や方法を駆使し,丹念に解析した業績の蓄積がここにある。純臨床レベルに病態生理を重ね併せられれば,まさに鬼に金棒と云うべきであろう。概して予後良好なこのグループの治療にも,プラスすることは疑い得ない。

　現行の操作診断,たとえばDSM-Ⅳなどのスキゾフレニアが,ホモジーニアスなものでないことは,作成に関与した人たちすら認めるところである。生物学的研究においては,対象の均質性がきわめて重要であることは誰にでも分ることである。非定型精神病の概念が,統合失調症の純化・均質化に貢献することは間違いない。精神病の生物学的研究に携わる人にとって,本書は必読の書であり,臨床精神科医の日常に幅広く役立つことであろう。

2007年11月

生物学的精神医学会 世界連合 名誉理事長・福田哲雄

編著者

林　　拓二

執筆者

林　　拓二（京都大学大学院 精神医学教室 教授）
岩波　　明（埼玉医科大学 精神医学 准教授）
深尾憲二朗（京都大学大学院 精神医学教室）
福田　哲雄（淀の水病院 名誉院長）
須賀　英道（京都大学大学院 精神医学教室 講師）
深津　尚史（愛知医科大学 精神科学教室 講師）
堀田　典裕（神宮前メンタルクリニック院長）
深津　栄子（杉田病院）

（執筆順）

目 次

第1章 わが国における非定型精神病の概念
Ⅰ．日本における非定型精神病の概念 …………………………………… 林　拓二… 1
Ⅱ．今，非定型精神病を考える ……………………………………………… 林　拓二… 8
Ⅲ．てんかんと非定型精神病 ……………………………………………… 深尾憲二朗… 13

第2章 海外における非定型精神病の概念
Ⅰ．非定型精神病とレオンハルトの分類 …………………………………… 岩波　明… 19
Ⅱ．非定型精神病と分裂感情障害 …………………………………………… 林　拓二… 22
Ⅲ．「握り返し（Gegengreifen）」について ………………………… 林　拓二，ほか… 27

第3章 診断基準における非定型精神病
Ⅰ．非定型精神病と操作的診断基準 ……………………………… 林　拓二，ほか… 31
Ⅱ．遷延性経過を示す急性精神病について－ICD-10による3症例の検討－ … 林　拓二，ほか… 40

第4章 非定型精神病の症状学と経過研究
Ⅰ．分裂病と非定型精神病（満田）の発症年齢と性差について ………… 林　拓二，ほか… 51
Ⅱ．分裂病と非定型精神病（満田）の精神症状と経過について ………… 林　拓二，ほか… 62
Ⅲ．分裂病と非定型精神病（満田）の負因と誘因の相違について ……… 林　拓二，ほか… 73
Ⅳ．非定型精神病と「系統性」分裂病の長期予後 ………………………… 福田哲雄… 84
Ⅴ．非定型精神病の長期経過・転帰研究－20年以上の経過観察より－ ………… 須賀英道… 88
Ⅵ．データマイニングによる非統合失調症性精神病群の幻聴所見の検討
　　－満田の非定型精神病からの考察 ……………………………… 深津尚史，ほか… 98

第5章 非定型精神病の生物学的研究
Ⅰ．非定型精神病のCT所見－多変量解析法による検討－ ……………… 林　拓二… 109
Ⅱ．SPECTによる非定型精神病の画像診断－定型分裂病との比較－ ………… 須賀英道… 124
Ⅲ．精神分裂病と非定型精神病のMRI所見の相違について …………… 堀田典裕… 139
Ⅳ．非定型精神病の探索眼球運動所見 …………………………… 深津尚史，ほか… 151
Ⅴ．分裂病性精神病の精神生理学的所見に基づく多変量解析 ………… 深津栄子，ほか… 160

　　　　Ⅵ．探索眼球運動を用いた非定型精神病の臨床単位の検討
　　　　　　―急性精神病遷延型の疾病分類について―……………………深津尚史，ほか…173

第6章　非定型精神病の治療
　　　　Ⅰ．急性一過性精神病性障害あるいは非定型精神病の治療…………………林　拓二…183
　　　　Ⅱ．非定型精神病 ……………………………………………………………………林　拓二…186

第7章　まとめにかえて
　　　　Ⅰ．非定型精神病と精神科診断学……………………………………………………林　拓二…188
　　　　Ⅱ．精神科医としての30年 …………………………………………………………林　拓二…215

あとがき …………………………………………………………………………………………………217

索　引……………………………………………………………………………………………………219

第1章 わが国における非定型精神病の概念

I．日本における非定型精神病の概念

はじめに

わが国の近代的精神医学はドイツ精神医学の影響を強く受けて発展してきた。とりわけ、原因がなお不明である内因性精神病を、分裂病と躁うつ病とのいずれかに分類しようとするクレペリン(Kraepelin E.)の立場は日本でも幅広く受け入れられ、今日なお強く支持されている。しかし、我々の日常臨床において、幻覚妄想を主にした分裂病症状とともに、躁うつ症状をも示して急性に発症し、完全に寛解するものの周期性に再発を示す傾向のある症例に遭遇することは稀有でない。満田はこのような「非定型」症例の存在に注目し、臨床遺伝学的研究を行った結果、これらが分裂病とも躁うつ病とも異なる遺伝圏に存する独立した内因性精神病である可能性を示唆している。日本における非定型精神病の研究は満田に始まり、その後多くの研究者によって引き継がれ、発展してきた。

本稿では、満田による非定型精神病の概念を述べ、その後の研究を紹介する。

1. 満田による臨床遺伝学的研究

満田は、1940年に書かれた「遺伝症候群に就いて」と題する論文[13]において、身体的な疾患を例示しながら、同一家系中に一見無関係と考えられる2疾患がともに認められる時、この両者の遺伝発生的近縁関係を疑い、これらを一つの遺伝圏に総括しうる可能性を紹介している。ここには、精神疾患の自然な分類を目指した彼の思想と、その研究の道筋がすでに明らかにされている。1941年に「精神分裂病ノ異種因子ニ就イテ」[14]を発表して以来、満田は精神分裂病の遺伝臨床的研究[15]に取り組み、さらに、内因性精神病全般にわたる詳細な遺伝臨床的研究[16]を行って、彼の言う「非定型精神病」の概念を明らかにしてきた。彼はまず分裂病概念をいったん解体した上で、分裂病性精神病の個々の症例を詳細に観察しながら、特徴的な臨床症状や経過が類似した症例を集め、いくつかのグループにまとめあげていった。このような手順は、近年、我々が行っているクラスター分析ときわめてよく類似している。このような手順を用いて、彼は数多くあったグループを順次いくつかのグループに再編・整理しながら、結局、破瓜型では定型、非定型、裂語性に、緊張型では定型、非定型、中間性に、それに妄想型では空想性、関係性、影響性、制縛性、非定型の5型にまとめあげていった。これらは、さらに定型群（中核群）と非定型群（周辺群）とに分類され、前者には、定型破瓜型、裂語性破瓜型、定型緊張型と影響性妄想型とが含まれ、後者には中間性緊張型を除く

表1 分裂病性精神病の家族内精神病負因

発端者＼家族内精神病	定型分裂病	中間型	非定型分裂病	パラフレニー	躁うつ病	てんかん	計
定型分裂病	66	2	0	0	0	1	69
中間型	2	6	7	0	2	3	20
非定型分裂病	0	5	41	2	12	3	63
パラフレニー	0	0	1	3	0	0	4

(From Mitsuda, 1967)

6型が包含された。なお，中間性緊張型はその意味付けが困難であるとして，その所属はひとまず保留とされた。その後，彼は症例を増やしながら，分裂病を中核群と周辺群とに分類した後，周辺群を非定型群と中間型，それにパラフレニーとに分類している。中間型は，再発を繰り返しながら，何らかの欠陥状態に至る緊張病症例であり，その所属を保留にしたまま臨床遺伝学的な検討が加えられた。パラフレニーは，高揚性ないし作話性の妄想性疾患であり，クライスト（Kleist K.）のファンタジオフレニー（Phantasiophrenie）にほぼ相当するものと考えられている。

満田による分裂病の遺伝様式の調査では，定型群の大部分が劣性遺伝を示すのに対し，非定型群は優性に遺伝するものがかなり多く，優性と劣性とが相半ばしている。また，家系内精神病の調査（表1）によると，定型分裂病の家系には非定型分裂病が全く見られず，他方，非定型分裂病の家系内には定型分裂病は認められず，両者ともに同型（homotype）遺伝の傾向が強いことが示され，これらの両疾患が遺伝的に互いに独立した疾患である可能性が示された。また，定型分裂病や躁うつ病に較べて，非定型分裂病ではその家系内にてんかんの出現する頻度が高いことや，てんかん性異常脳波の出現，さらに，その症状の特徴としてあげられる意識障害などから，非定型分裂病とてん

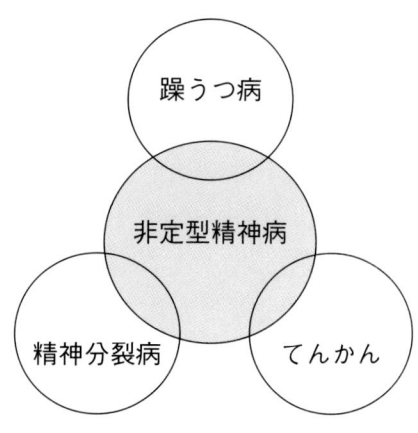

図1 満田による非定型精神病の概念

かんとの密接な関係が強調された。なお中間型は，非定型分裂病の遺伝様式ときわめて類似していたために，満田は最終的にこれを非定型分裂病に含めている。

満田はさらに，躁うつ病とてんかんについても定型と非定型に分類し，躁うつ病であるにしろ意識障害を伴うようなものや，てんかんにしても精神症状を伴うようなものを非定型群とし，これらが同じ遺伝圏に認められる傾向を明らかにして，非定型精神病と総称した。そして，この「非定型精神病」は，てんかんを含む3大内因性精神病の交錯する領域に位置する[17]と主張している（図1）。

満田自身，非定型精神病を均質なものとは考え

ていなかったが，なお一定のまとまりを持つ一群と考えている。そこでは，臨床症状がたとえ異なっているにしても，同一の診断名に一括されることもありうる。身体疾患においてはしばしば認められることであるが，同一あるいは類似の遺伝型のもとに，表現型が異なる可能性は十分にあり得る。ただ，その表現型の偏倚にはある一定の幅があり，満田は家族内精神病や一卵性双生児の研究により，植物神経症や間脳症などの偽神経症状態から，躁うつ状態，そして分裂感情病や夢幻様精神病などの本格的な非定型精神病状態に至る一連の症状スペクトラム[18]を考えている（**表2**）。

2. 精神分裂病と非定型精神病との相違

満田[19]は，分裂病と非定型精神病との臨床的な相違を，**表3**に示すようにまとめている。すなわち，精神分裂病は，概ね慢性かつ推進性に経過し，思考，感情，意欲など人格全般の障害を示し，症状は単調で変化に乏しく自閉的な生活態度を示し，その基盤には人格の退行過程が考えられる。一方，非定型精神病は急性に発症し，挿間性ないし周期性の経過をとり，予後は一般に良好であるとされている。とりわけ，その病像は，躁うつ病にみられるような情動障害がまれならず前景を占め，活発な幻覚や妄想体験をともなった錯乱ないし夢幻様状態が見られ，なんらかの意識障害が疑われることも多い。このように，満田は精神分裂病の背後に人格の病理を考え，非定型精神病の背後に意識の病理を見て，これが両疾患の基本的な差であるとしている（**表3**）。

ここで注目すべき点は，非定型精神病の転帰が，時には変動しながら，多かれ少なかれ重篤な状態

表2　定型分裂病と非定型精神病の症状スペクトラム

定型分裂病	非定型精神病
偽神経症状態 　強迫神経症， 　汎神経症，など	偽神経症状態 　植物神経症， 　間脳症，など
↕	↕
偽精神病質状態 　分裂病質	躁うつ状態
↕	↕
定型分裂病状態	非定型精神病状態 　分裂感情精神病， 　夢幻様精神病，など

(From Mitsuda, 1974)

表3　定型分裂病と非定型精神病の臨床的相違

	定型分裂病	非定型精神病
性差	男性＞女性	男性＜女性
病前性格	分裂病質	循環気質または てんかん気質
発症	潜行性	急性または亜急性
誘発因子	少ない	多い
臨床病像 （背景）	不定型または単症状性 （人格の病理）	多形性で変化しやすい （意識の病理）
経過	慢性または段階的増悪	病相性または周期性
転帰	特徴的な欠陥状態	完全寛解または社会寛解 （時には，段階的に多かれ少なかれ 重篤な状態に至る）

(From Mitsuda, 1979)

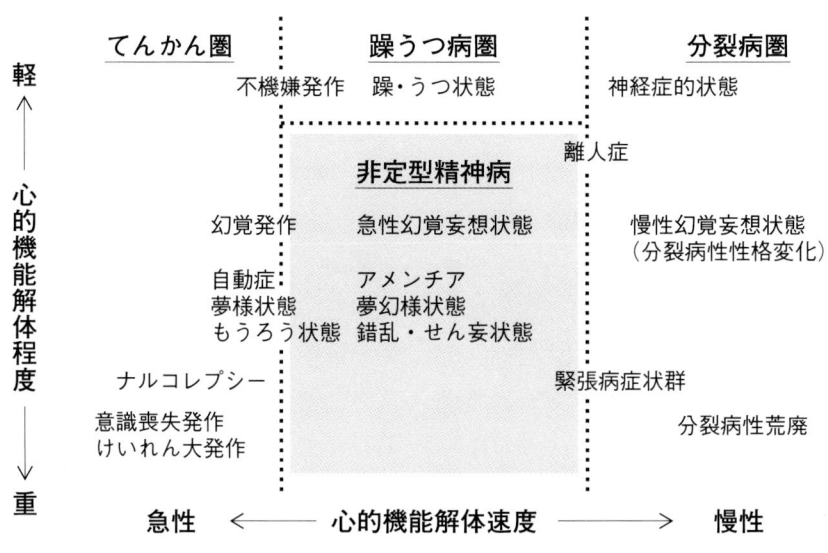

図2　鳩谷による内因性精神病の精神解体のシェーマ

に至ることもあるとされることである。このような症例は，DSM-ⅣやICD-10ならずとも，伝統的診断によっても問題なく分裂病とされるであろう。しかし，満田は良好な経過を示す症例だけを単純に非定型精神病とみなしてはいない。すでに家族内精神病の研究で示されたように，満田はこのような再発と寛解を繰り返しながらもある種の欠陥像を呈する症例が，非定型精神病に類似の遺伝様式を示すことを明らかにし，これらを非定型精神病に含めたのである。すなわち，満田の非定型精神病の概念は，単に症状と経過に基づく類型学的分類（Typology）ではなく，初期の論文[13]で触れられたような「自然な分類」，すなわち疾病学（Nosology）を目指しているのである。このことが，ICD-10のような操作的診断とは基本的に異なるものであることを理解しておかなければならない。

鳩谷[5]は，非定型精神病の症状学を理解するために，精神機能の解体の様式に従ったシェーマを提示した（図2）。ここでは，垂直軸は精神機能の解体の程度，水平軸は解体の速度を示している。

このように理解すると，非定型精神病は躁うつ病に較べて心的機能の解体の程度がより深く，その解体の速度はてんかんと分裂病の間に位置することになる。鳩谷のシェーマは，内因性精神病の症状学を疾病学的理解に重ね合わせて考えており，臨床的にもきわめて理解しやすいものとなっている。

3. 日本における非定型精神病概念の特徴

すでに述べたように，満田は家族内精神病の調査などの結果から，今では精神疾患というよりも神経疾患と見なされているてんかんと非定型精神病との密接な関係を考えている。このことが，日本における非定型精神病の概念が，他の国々における同様な症例を表す概念とは大きく異なる点である。確かに，満田の非定型精神病概念にはクライスト（Kleist K.）の影響が窺われる。すなわち，クライスト[11]は分裂病，躁うつ病，パラノイア，それにてんかんを定型精神病とし，類循環性精神

病（Zykloide Psychosen），類パラノイア精神病（Paranoide Psychosen），そして類てんかん精神病（Epileptoide Psychosen）を周辺群として取り出して，これらを非定型精神病という名称で一括していた。しかし，クライストの弟子であるレオンハルト（Leonhard）[12]になると，てんかんとの関係は全く触れられなくなる。そして，意識障害については若干の記載があるものの，彼による類循環性精神病あるいは非系統性分裂病と満田の非定型精神病とは，概念的に大きく相違するものとなっている。

このような経緯から，日本での非定型精神病の研究には脳波を用いたものが少なくない。沢[21]は電気ショック療法後にてんかん発作をきたす症例は，症状的に周辺群に含めるべきものが多く，またこれらには4-6 c/sの非定型的な棘徐波（spike-wave）などの異常波が認められること，またメトラゾール（Metrazol）による賦活では明らかな閾値の低下が認められることにより，非定型精神病の一部は類てんかん精神病と呼びうると報告している。同様の所見は佐藤[20]，和田[25]らによっても報告されているが，近年では乾ら[10]が内因性精神病の脳波所見を検討し，DSM-Ⅳで非定型精神病と考えられる診断カテゴリーには，間脳系の脆弱性を示すと考えられるファントム・スパイク（phantom spike）をはじめとする異常所見が有意に多く認められたと報告している。これらは，本邦で発展してきた非定型精神病の概念とてんかんとの関連を示唆する有力な証拠と言えよう。

4. 非定型精神病の病因・病態研究

満田は，遺伝型（genotype）と現象型（phenotype），すなわち疾患の始まりと終わりとを対象に研究を行ったのであるが，この両者を結ぶ病態発生（patho-phenogenesis）に関する研究が，すでに述べた脳波を用いた研究以外にも，様々な方法を用いて追求されてきた。鳩谷や野村ら[6]は周期性精神病の内分泌学的研究から，素質としての間脳－下垂体系の機能的低格性を推測し，福田ら[4]は，ESやメコリルテスト，それに脳波を用いて，非定型精神病が自律神経系の不安定性と過剰反応性並びに可逆性の特徴を有し，自生的不安定性（autochton-labil）な体質と共に，反応的不安定性（reaktiv-labil）の一面をも共有するとしている。さらに，林らは画像診断的[7〜9,23]あるいは精神生理学的研究[1,22]を行い，分裂病と非定型精神病との間には形態的および機能的な差異が存在することを示唆している。とりわけSPECTによる研究では，分裂病において前頭領域に[123]I-IMPの集積低下所見を，一方，非定型精神病では右側視床領域に[123]I-IMPの集積低下所見を認めている。この「低下」所見は，分裂病の背後に人格の退行過程を，非定型精神病の背後に意識の障害を想定する満田の見解に符合しているように思われるが，この点に関してはさらに詳細な研究が期待されよう。また，事象関連電位（P300）による研究[22]でも，分裂病では平均振幅における有意な減衰を認めたが，非定型精神病では認められなかった。小島らの方法を用いた探索眼球運動の研究[1]では，非定型精神病は分裂病よりも有意に高い反応的探索スコアを認め，非定型精神病が分裂病とは異なる病態発生的基盤を有する可能性が指摘されている。

林らの研究で特異的と考えられるのは，分裂病性精神病をまず分裂病と非定型精神病とに分類し，それぞれの生物学的所見を比較してその差異を検討した後，さらに，主成分分析やクラスター分析によって，満田の臨床診断の妥当性を検証し

ていることである．彼らはCT[8]，SPECT[24]，MRI[9]などの画像研究，P300や探索眼球運動などの神経生理学的研究[2,3]によって，得られた生物学的所見のみから症例を分類し，各グループにどのような症例が含まれるかを調べている．そして，クラスター分析による分類と臨床的な診断とがかなりの程度相応する結果が得ている．このことは，満田の分類の妥当性を支持する結果と言えよう．今後は症例数を増やし，さらに多数例での検討が必要である．

おわりに

満田による臨床精神病理学的・遺伝学的研究で示唆された「非定型精神病」は，その後に行われた様々な研究成果から見ても，内因性精神病の中で独自の位置を占める疾患群であるといってよかろう．精神医学が混迷を深めていた中で，DSMあるいはICDなどの操作的診断の発展がもたらした功績は認めるにしても，これらはあくまでも症状によって分類された類型学にすぎず，本来目指されるべき疾病学との距離は遥かに遠い．しかし，満田の非定型精神病の概念は，明確な疾病学を目指しており，意識障害をはじめとする症状評価などでなお多くの弱点を抱えているにしても，精神医学のさらなる進歩への突破口となる可能性は極めて大きい．我々は現在，世界の大きな流れの中に身をおかざるを得ないが，日本には独自の概念やそれを支える優れた技術をあることを忘れてはいけない．

文献

1) Fukatsu N, Fukatsu E, Hayashi T：Differences of exploratory eye movements between schizophrenia and atypical psychoses. Neurol Psychiatr Brain Res, 8 (3)：91-98, 2000.

2) Fukatsu E, Sekine T, Fukatsu N, Tachibana K, Suga H, Hayashi T：Multivariate Analysis of Schizophrenic Psychoses using Psycho-physiological Data. Neurol Psychiatr Brain Res, 9：41-48, 2001.

3) 深津尚史，和田 信，山岸 洋，林 拓二：探索眼球運動を用いた非定型精神病の臨床単位の検討―急性精神病遷延型の疾病分類について―．脳と精神の医学 14：41-50, 2003.

4) Fukuda T, Matsuda Y：Comparative characteristics of the slow wave EEG autonomic function and clinical picture during and following EST in typical and atypical schizophrenia. Int Pharmacopsychiat 3：13-41, 1967.

5) 鳩谷 龍：非定型精神病．精神医学（村上仁，満田久敏 監修），医学書院，pp 587-604, 1963.

6) Hatotani N, Nomura J (eds)：Neurobiology of periodic psychoses. Tokyo, 1983.

7) Hayashi T, Kitou H, Kachi T Suga H, Ohara M：Multivariate analyses of brain imaging data from typical and atypical schizophrenic psychoses. In：Racagni G, Burunello N, Fukuda T (eds) Biological psychiatry. vol. 1 Elsevier, Amsterdam, pp 452-454, 1991.

8) Hayashi T, Watanabe T, Kitou H, Sekine T：Multivariate analyses of CT findings in typical schizophrenia and atypical psychosis. Jpn J Psychiatr Neurol 46：699-709, 1992.

9) Hayashi T, Hotta N, Andoh T, Mori M, Fukatsu N, Suga H：Magnetic resonance imaging findings in typical schizophrenia and atypical psychoses. J Neural Transm 108 (6)：695-706, 2001.

10) Inui K, Motomura E, Okushima R, Kaige H, Inoue K, Nomura J：Electroencephalographic findings in patients with DSM-IV mood disorder, schizophrenia, and other psychotic disorders. Biol Psychiatry 43：69-75. 1998.

11) Kleist K, Uber zykloide, paranoide und epileptoide Psychosen und uber die Frage der Degenerationpsychosen. Scweiz Arch Neur Psychiat 23：3-37, 1928.

12) Leonhard K：Aufteilung der endogenen Psychosen und ihre differenzierte Ätiologie. Thieme, Stuttgart,

13) 満田久敏：遺伝症候群（Erbsyndrome）に就いて．診療と経験 4：480-487, 1940.
14) 満田久敏，青木　亮：精神分裂病ノ異種因子ニ就イテ（豫報）．京都医学雑誌 38：276-283, 1941.
15) 満田久敏：精神分裂病の遺伝臨床的研究．精神経誌 46：298-362, 1942.
16) 満田久敏：内因性精神病の遺伝臨床的研究．精神経誌 55：195-215, 1953.
17) Mitsuda H：Clinical Genetics in Psychiatry. In Mitsuda H (ed) Clinical Genetics in Psychiatry. Problems in nosological classification. Igaku Shoin, Tokyo, pp 3-21, 1967.
18) Mitsuda H：Some note on the nosological classification of the endogenous psychoses, with special reference to the so-called atypical psychoses. In Mitsuda H and Fukuda T (Eds)：Biological mechanisms of schizophrenia and schizophrenia-like psychoses. Igaku-Shoin, Tokyo, pp 1-9, 1974.
19) Mitsuda H：Clinical-genetic view on the biology of the schizophrenias. In：Fukuda T and Mitsuda H (Eds)：World issues in the problems of schizophrenic psychoses. Igaku-Shoin, Tokyo, pp 121-124, 1979.
20) 佐藤時次郎：非定型内因性精神病の病態生理．精神経誌 64：54-80, 1962.
21) 沢政一：非定型内因性精神病における癲癇性要因．精神経誌 59：73-111, 1957.
22) Sekine T, Tachibana K, Fukatsu N, Fukatsu E, Hayashi T： Differences in P300 between Schizophrenia and Atypical Psychoses (Mitsuda). Neurol Psychiatr Brain Res, 8 (4)：165-170, 2000.
23) Suga H, Hayashi T, Ohara M：Single Photon Emission Computed Tomography (SPECT) findings using N-isopropyl-p-[^{123}I]iodoamphetamine (^{123}I-IMP) in schizophrenia and atypical psychosis. Jpn J Psychiatr Neurol 48：833-848, 1994.
24) Suga H, Hayashi T：Atypical psychoses as distinct from schizophrenia：Results of brain imaging studies and cluster analysis thereof. Neurol Psychiatr Brain Res, 7：191-198, 2000.
25) 和田豊治，後藤　昭，福島　裕，立山　興：非定型内因性精神病の病態生理学的研究　第5報．賦活を中心とした脳波．精神経誌 64, 206-214, 1962.

（初出）　林拓二：日本における非定型精神病の概念，臨床精神医学，32：773-778, 2003.

II．今，非定型精神病を考える

はじめに

　1980年に，アメリカ精神医学会がDSM-IIIという「精神障害の分類と診断の手引き」を著わしたとき，我々はその操作的診断の明快さと多軸評定などの思想の斬新さに驚くとともに，他のどこにも分類されない精神病性障害として，分裂病様障害や短期反応精神病，それに分裂感情障害と並んで「非定型精神病（atypical psychosis）」が記載され，どの特定の精神障害の診断基準にも当てはまらない症例のための残遺カテゴリーであるという説明がなされているのを見て，少なからず腹立たしい思いを感じたことは確かである。「非定型」精神病という名称は，確かに何かを積極的に主張するものではなく，定型が存在するが故の「非定型」なのである。その意味で，我々の主張するように，内因性精神病の中で病因的に独立したものと考えるのならば，他の適当な名称を選択すべきであったのかもしれない。日本において「非定型精神病」の概念を提唱してきた満田もまた，「非定型内科病」という名称を連想するような「途方もなく大胆な」名称を，とりあえず暫定的に使用していたに過ぎないと思われる。

　しかしながら，我々は「非定型精神病」という疾病学的概念を確立することによって，クレペリンによって打ち立てられた内因性精神病の体系，すなわち，躁うつ病かそれとも分裂病かという二分律の変更を迫ろうとし，その中で分裂病概念を解体しようと試みてきたのであり，ドイツでもクライストやレオンハルトなどによって，同様な志向性から「非定型精神病（atypische Psychosen）」の名称が使用されている。我々の用いる「非定型精神病」が適切な表現であるかどうかはともかくとして，「非定型精神病」は明確に疾病学的立場に立つものであり，内因性精神病の全領域の自然な分類を目指すものである。DSM-IIIによる，どちらかと言えば症状学的な立場による「非定型精神病」とは，その理念において明確に異なる。

　DSM-IIIの登場以降も，我々は「非定型精神病」の概念を臨床実践の中で，さらにデータを蓄積しながら確実なものにしようと努めてきた。近年では，精神分裂病の呼称変更が議論され，新しい名称が採用されたが，必要なのは精神分裂病概念自体の解体である。我々は精神分裂病が，定型分裂病と「非定型精神病」に少なくとも2分されると考えるが，それらはさらにいくつかの疾患に細分されるに違いないと考えている。その時にはじめて，躁うつ病を含む内因性精神病は，まったく新しい呼称によって置き換えられるに違いない。

　本稿では，「今，非定型精神病を考える」と題し，非定型精神病の研究にかかわって来た私自身の個人的な経験を紹介しながら，非定型精神病の研究の今後の展開を考えたいと思う。

1. 非定型精神病との出会い

私は大学を卒業してすぐ精神病院の常勤医師として働いたが、入院している700名近くの患者のほとんどが精神分裂病であった。精神発達遅滞や躁うつ病とされた患者が小数見られ、他にアルコール中毒の患者が10名ほど入院していたに過ぎない。時々、先輩の医師によって急性発症の精神病に対し「非定型」とか「リアクチオン（心因反応）」、あるいは「デゲネラチオン・プシコーゼ（変質性精神病）」という診断が聞かれたが、分裂病病状の多様性にもかかわらず、ほとんどの患者が分裂病と診断されていることに疑いを持つことはなかった。学生時代には、精神科では分裂病と躁うつ病の2つしか病気がないので楽だという噂もあったため、私は極めて当然なこととして、この事実を自然に受け入れていた。しかし、それから数年後、週に2日間、勉強のために大阪医大に通うようになり、非定型精神病を提唱して分裂病性精神病の異種性を主張する満田の学問に触れるとともに、レオンハルトによる慢性分裂病の記載[4]を知ったことから、私の分裂病性精神病に対する見方が大きく変わったのである。

私が参加した大阪医大の抄読会では、フェーデルンの「自我心理学」とともに、レオンハルトによる「内因性精神病の分類」が読まれていた。メランコリーや躁病、うつ病や多幸症などの記載から始まって、類循環性精神病、非系統性分裂病、系統性分裂病など、初めて耳にする診断名に戸惑いながらも、その症状の詳細な記載に驚き、私は、精神病院で受け持っている自分の患者に対応する者がいないかどうかを確かめるようになり、「感情負荷パラフレニー」では、それらしい患者の顔をすぐに想い浮かべることが出来た。幻覚とか妄想、あるいは自閉や感情鈍麻などという記載だけでは、個々の患者の差は明らかにされず、判然とはしない。しかし、医師・患者関係やその感情的反応を見たとき、確かにレオンハルトの記載した「感情負荷パラフレニー」は系統性分裂病とは異なる様相を示していた。

私はレオンハルトの分類に則って、自分が受け持っていた患者を新たに分類しなおした。そして、その数は多くはないにしても、非系統性分裂病とされる症例が独特な病像を示して存在することを確認し、周期性緊張病はもちろん、感情負荷パラフレニーやカタファジーが、定型的な（系統性）分裂病ではなく、異なる疾患であろうと考えるようになった。そしてまた、不安－恍惚性精神病、興奮－制止性錯乱精神病、多動－無動性運動精神病に3分される類循環精神病を、個々の病型を特定するのが困難であるにしても、比較的多く見出すことが出来た。これらの症例は、慢性の分裂病と区別しがたいものが多かったが、時に痙攣様発作を示したり、あるいはなんらかの意識の変容を示す錯乱状態を示すことがあり、病歴をさかのぼってみると、ある時点までは「非定型精神病」などの診断が付けられていたものもあった。このような症例は、長い治療歴の中で、次第にその病像の特徴が不鮮明となり、定型の分裂病とは区別し難くなっていたものであろう。この点で、精神病者がおかれた医療の環境や精神科薬物療法の影響などは、病気の本質を覆い隠す可能性があり、いわゆる「施設化」が問題となっていたとも考えられる。

レオンハルトの分類は「過剰分類」と批判されるものの（満田もまた、そのように批判していたが）、非系統性分裂病などの詳細な症状記載は、慢性の分裂病者の臨床に携わっていた我々にとって大変役に立つものであった。当時、私は大雑把ではあるが分裂病性精神病の家族負因を調べてみ

たことがある。当初には，分裂病と非定型分裂病との間に家族負因の大きな差異は見出されなかった。しかし，レオンハルトの非系統性分裂病を非定型分裂病に含めたとき，満田が家族調査で明らかにしたように，非定型分裂病の方が定型分裂病よりも明らかに遺伝負因が多い結果となったのである。このような結果は，近年のフランツェク[1]の結果と相応している。すなわち，彼は非系統性分裂病の一級親族に多くの負因を認めている（50％）が，系統性分裂病には負因があまり認められない（13.6％）としているのである。

1970年代は，レインなどによる反精神医学がもてはやされていた。精神神経学会はクーパーやサスを招き，講演会が行われた。そのような中で，満田は「サスという反精神医学の旗手がいるが，彼はなかなかいい男でよく勉強している。彼の言い分はよくわかる」と言いながらも，「精神医学が彼らの批判を受けないためにも，分裂病の病因研究をもっと進めなければいけない。しかし，今までのように，Aという疾患もBという疾患も分裂病の中に含めてしまうと，データは平均化されて差が見られなくなってしまう。これからの研究は病型をきちんと分けて，少なくとも臨床的に区別できる非定型精神病を，定型の分裂病から分離した上で，病因の研究に取り組むべきだ」と，しばしば我々に話されていた。この言葉は，今もなお，我々の行動の指針となっている。原因がなお見出されていない分裂病の場合，分裂病が存在しないとする仮説も可能ではあろうが，我々は臨床医として，また精神医学の研究者としても，まだ，分裂病の病因の探求をあきらめてはいけないだろう。反精神医学がはなやかなりし当時，時代の潮流に翻弄されて，多くの精神医学者が右往左往していた中で，満田は自らの立場を最も鮮明に主張していた研究者の一人であった。「変化するものよりも，動かないものに注目せよ」と言われたことがある。「流行りものはすぐに廃れる」。時代の流れとは異なるにしても，自らの信念に基づいて行動すれば，それが評価されるときが来るかも知れない。

2. 非定型精神病の研究

屑籠診断としてatypical psychosisの名称を使用したDSM-Ⅲを，私はせいぜい5年ほどで廃れるであろうと思っていた。しかし，私が愛知医大に職を得た1984年になっても，DSM-Ⅲはますます隆盛となり，日本で非定型精神病の研究を続けるものなどはほとんど見かけなくなっていた。私はこの逆風の時期にこそ，黙々と実証的な研究を行い，データを積み重ね，「非定型精神病」が再評価される時を待つべきだと考え，愛知医大でとりあえず臨床統計的な仕事と同時に画像研究の準備を始めた。そして，満田の非定型精神病の概念を検証し，その生物学的基盤をさまざまな研究手段を用いて解明しようと努力した[6,7]。

我々は1982年から1991年末までの10年間に愛知医大精神科に入院した全症例（976名）を調査し，精神分裂病140名と非定型精神病198名を取り出し，ICD-10を用いて再分類し，我々の診断との差異を検討した[8〜10]。そして，分裂病症状が長期に持続するために分裂病とされる症例も，急性に発症して周期性ないし挿間性の経過を示す症例は，急性精神病の遷延型に過ぎないとして，非定型精神病と考えるべきであって，分裂病とは異なる疾患であることを明らかにしておいた。さらに，我々は，精神分裂病と非定型精神病との間にある明確な差違は意識変容体験の有無であり，これらはICD-10においてはほとんど考慮されてい

ない点を批判した[7]。さらに、我々はこれらの調査結果に続いて、さらにあらたな調査を行い、臨床症状の組み合わせによる特徴的な症状群を見出すために、精神分裂病と非定型精神病の幻聴構造の相違[2]を検討した。そして、幻聴に関する半構造化面接（Semi-structured Interview for Auditory Hallucination：SIAH）という質問紙による半構造化面接を行って、統計的な手法による診断基準の作成に応用しようとしている。

　我々が愛知医大で一貫して行ってきたのは、生物学的所見に基づく精神疾患の分類の可能性である。様々な手段を使って検討を行ったが、まず、我々が行った研究はCTなどの画像を用いた研究である。定型の分裂病のCT所見は、フーバーが確認した気脳写による第3脳室の拡大所見のほか、前頭葉あるいは側頭葉の萎縮を思わせる所見が認められた。しかし、非定型精神病の脳には形態学的所見の著しいものは見られなかった。同様な結果は、多かれ少なかれ、SPECTやMRIでも認められている。さらに行った事象関連電位や探索眼球運動による研究でも、非定型精神病と定型分裂病との間に有意の差が認められた[3,6]。たしかに、定型分裂病の生物学的検査では、正常対照群と比較すると、統計的に有意の差を示す所見が認められることが多い。しかしながら、定型分裂病の所見にはあまりにも幅があり、まったく所見のない分裂病も少なからず認められる。躁うつ病から非定型精神病へ、そして非定型精神病から分裂病へと滑らかに移行するのか、あるいは明確な断点があるのか否については、我々はなお明確なエビデンスによって断定することができない[5]。しかしながら、弱い所見ではあるものの、たくさんの臨床所見や生物学的検査所見が積み重ねられつつあり、それらの所見を総合したとき、妥当性のある、新しい疾患分類の体系が姿を現すに違いないと

我々は考えている。おそらく、そこに見えてくるのは、満田が描いたシェーマであり、中心に非定型精神病をおき、周辺にてんかんと躁うつ病、それに分裂病を配した図となるかと思っている。

3. 非定型精神病の今後

　DSM-ⅣやICD-10などの操作的診断基準によっては、精神分裂病の本質がとらえられていないことは、経験のある臨床精神科医ならば説明を要しないことであろう。分裂病の症状と経過の多様性からみて、精神分裂病はさらに細分され、いくつかの疾患に分類されるに違いない。我々はこれまでのデータに基づき、分裂病からまず非定型精神病を分離しなくてはならないと考えている。そして、その診断基準に関して、早急に明確な答えを用意するべきであろう。我々はこのような目的を持って研究を行っているのであり、ICD-10やDSM-Ⅳがさらに改訂される時には、我々の研究で得たデータが何がしかの寄与をするに違いないと思う。

　今後の研究は、なお診断的に客観性に乏しいとされ、信頼性において批判されてきた非定型精神病の概念を明確にし、その客観的な診断法を確立することである。我々が行ってきた研究の中では、探索眼球運動によるデータが最も明確に非定型精神病と定型分裂病とを分離しえたが、事象関連電位（P300）を組み合わせたとき、両者の区分はさらに明確となっている。このような結果を踏まえ、我々はさらに複数の研究手段を組み合わせて、非定型精神病の客観的な診断を可能にしたいと考えている。

　非定型精神病、あるいは類循環性精神病や非系統性分裂病の研究は、満田やレオンハルトの研究

の流れを汲む研究者によって，DSMやICDが世界の主流となった現在でもなお，日本やドイツなどにおいて行われている．今後，このような研究がますます発展した時に，精神医学の体系が大きく変わるに違いないと確信する．

おわりに

非定型精神病は疾患として存在するのか？満田は，臨床遺伝学的研究によって，非定型精神病が疾患として存在する可能性を強く示唆し，我々を含めた多くの精神科医が満田の主張を裏付けようと努力してきた．しかし，残念ながらなお確固とした証拠を見いだしたとは言い得ない．「非定型精神病は存在せず，結局は分裂病の一型に過ぎない」とする立場もあろうし，そのような観点での研究も可能ではあろう．しかし，いずれにしても，この問題は分裂病研究の本質にかかわるものであり，今後もなお地道な臨床研究によって解決しなければならないものなのである．

文献

1) Franzek E & Beckmann H：Die genetische Heterogenität der Schizophrenie. Nervenarzt 67：583-594, 1996.
2) 深津尚史，深津栄子，安藤琢弥，鈴木　滋，兼本浩祐，林　拓二：データマイニングによる非統合失調症性精神病群の幻聴所見の検討―満田の非定型精神病からの考察．精神医学 46：1307-1315, 2004.
3) 深津尚史，和田　信，山岸　洋，林　拓二：探索眼球運動を用いた非定型精神病の臨床単位の検討―急性精神病遷延型の疾病分類について―．脳と精神の医学 14：41-50. 2003.
4) 福田哲雄，岩波　明，林　拓二，監訳：内因性精神病の分類（H. Karl Leonhard：Classification of endogenous psychoses and their differentiated etiology）．医学書院，東京，2002.
5) 林　拓二，訳：精神病とは何か（G. Huber：Psychi-atrie）．新曜社，東京，2005
6) Hayashi T：Atypical psychoses and Schneiderian schizophrenia. Neurol Psychiatr Brain Res 10：59-66, 2002.
7) 林　拓二，須賀英道，堀田典裕，深津尚史，関根建夫：非定型精神病と操作的診断基準．精神科治療学 15（5）：511-518, 2000.
8) 林　拓二，安藤琢弥，松岡尚子，須賀英道：分裂病と非定型精神病（満田）の精神症状と経過について．精神医学 38：27-35, 1996.
9) 林　拓二，須賀英道，安藤琢弥，松岡尚子：分裂病と非定型精神病（満田）の発症年齢と性差について．精神医学 37：1255-1263, 1995.
10) 林　拓二，安藤琢弥，松岡尚子，須賀英道：分裂病と非定型精神病（満田）の負因と誘因の相違について．愛知医大誌 23：321-331, 1995.

（初出）　林　拓二：今，非定型精神病を考える，最新精神医学，11：119-123, 2006.

III．てんかんと非定型精神病

はじめに

　わが国における非定型精神病の概念は，京都大学出身で後に大阪医科大学教授となった満田久敏によって1940年代に提起され，その後わが国の多くの精神医学者たちの努力によって練り上げられてきた。この疾患概念は現代の精神医学における操作的診断基準（DSM-IVやICD-10）によってはうまく捉えられないが，臨床遺伝学的分析に基づいており，むしろ生物学的・病因論的な性質が強いものである[1]。しかも満田の非定型精神病概念が諸外国における類似の疾患概念に比べて異彩を放っているのは，てんかんとの関係に重点が置かれていることである。本稿においては，非定型精神病（満田）とてんかんの多面的関係を通覧し，今後の研究方向を展望したい。

1．満田による非定型精神病の概念

　満田は内因性精神病のより合理的・自然的な分類を目指した[2]。その方法として，クレペリンの精神症状（幻覚・妄想か感情の異常か）と経過様式（緩徐進行性か相性反復性か）による分類という方法に従って個々の症例の詳細な病歴記述を行った上で，それらの症例の遺伝関係を追求した。
　その結果，慢性に経過し痴呆化傾向の強い定型統合失調症は劣性遺伝をすることが多いのに対し，一過性ないし周期性に経過し痴呆化傾向の弱い非定型統合失調症は優性遺伝と劣性遺伝が同程度にあり，遺伝学的に異種であることを見出した。また後者は遺伝歴の中に同じ非定型統合失調症のみならず，躁うつ病およびてんかんを多く持っていた。しかもそれらの躁うつ病患者・てんかん患者の病型もそれぞれ非定型的なもの（中核群に対する辺縁群）が多かった。
　結局，統合失調症・躁うつ病・てんかんという3大内因性精神病のそれぞれにおける辺縁群が遺伝的に関連した一つの症候群を成すものと見なされ，それら各辺縁群と表現型の一部が重なる第4の精神病としての「非定型精神病」の概念を提起することになった。
　ここで「てんかんの辺縁群」とは「単純型」に対する「多形型」とされ，「大発作・小発作以外に精神発作あるいはもうろう状態・せん妄などの等価症（equivalents）を持つもの」，また「種々の精神病状態（痴呆ではない）に移行するもの」とされており[3]，現在のてんかん学の概念に置き換えると精神運動発作（複雑部分発作）と発作後もうろう状態およびてんかん性精神病を持つ患者群ということになる。
　こうして抽出された非定型精神病の臨床的特徴は「概ね急性に発病し，挿間性あるいは位相性ないし周期性の経過をとり，その病像は種々の型の統合失調症様の症状を示すが，多くは意識障害を

伴い，予後は概して良く，人格欠損を残すことは少ない」とされる。精神症状として意識障害が強調されていることがこの概念の特色の一つ（DSMやICDにはない）であり，そのことによって症候論的にもてんかんとの関係が考えられた。

意識障害の存在は他方では非定型精神病の器質性・症状性精神病との関係をも浮かび上がらせた。京都大から三重大に移った鳩谷のグループは間脳・下垂体機能の低格性を非定型精神病の中核的病態と考え，いわゆる周期性精神病の生化学的・内分泌学的研究を展開した。北海道大の山下らも内分泌学的研究を進め，そこから後年「若年周期精神病」の概念を提唱する（1989年）に至った。

一方，満田の臨床遺伝学的方法を引き継いだ大阪医大グループは，非定型精神病を3群に下位分類し，そのうちの1群とてんかんの遺伝的関係を再確認している[4]。

2. 非定型精神病における「てんかん性要因」

上記のように非定型精神病のてんかんとの関係はまず遺伝的な関連として提起されたが，脳波記録法の一般化により，個々の症例の「てんかん性要因」について探求されるようになった。

定型統合失調症における脳波異常が稀であるのに対して，非定型精神病においては脳波異常がかなり多く見られることについては諸家の意見が一致している。さらに統合失調症においてはけいれん閾値が健常者より高いのに比べ，非定型精神病においては健常者よりも低く，てんかんに近いことが見出された[5]。これらの知見から，1960年代後半から1970年代前半には，脳波異常を伴う非定型精神病を「てんかん発作のないてんかん性精神病」と見なす提案が国内外からなされた。

しかし安静時の脳波異常の種類については，（特にいわゆる周期性精神病においては）棘徐波複合のような狭義のてんかん性異常よりもむしろ前脳優位広汎性徐波群発が多いとされ，間脳機能の異常を反映しているものと解する意見もあった。

ここで注意されるべきなのは，統合失調症における脳波異常やてんかん発作の合併が熱心に研究された1950～60年代は，統合失調症患者に対するインシュリン昏睡療法・電気けいれん療法およびロボトミーが盛んに行われた時代と重なっているため，当時のデータは再現性にかなり問題があるということである。

一方，薬物療法の時代に入ってからは，臨床症状に相関した脳波所見の変化が薬物の直接の影響によるものである可能性が排除しにくくなっている。またけいれん閾値の問題に関しては，現在の倫理基準からは追試が困難である。とはいえ，非定型精神病の診断に該当する患者群においては定型統合失調症や定型躁うつ病に比べて脳波異常の出現頻度が高いということは最近の研究においても確認されており[6]，やはり「てんかん性要因」と呼ばれうるような何らかの脳器質的ないし生物学的要因を反映しているものと考えられる。

3.「シーソー現象」

1967年に木村は非定型精神病患者において異常脳波所見と臨床症状の交代現象が見られることを報告し，「シーソー現象」と名付けた[7]。この現象はランドルトが提唱した（1955）側頭葉てんかんにおける「強制正常化」に準えられるが，「シーソー現象」の場合，脳波は薬物によって正常化さ

れるのではなく，あくまで自然経過である点が異なる。また木村がこの現象を見出した異常波所見は，棘徐波複合のような狭義のてんかん性異常ではなく前方優位高振幅徐波群発および広汎性徐波活動であった。木村自身は「強制正常化」現象を「常態的病態」と「病的正常態」のホメオスタシス的交代と捉えたテレンバッハ（1965）の「交代性精神病」の概念を参照した。

木村の「シーソー現象」は国内で論争を引き起こした。その後の諸家の報告によって精神病症状と脳波所見の相関についてはさまざまな場合があることが明らかとなり，「両者の経時的変化に明らかな相関がある場合は，両者は同じ脳器質的病因の異なる二つの現れと考えられる」という以上のことは言えないということが共通認識となっている。

4. 非定型精神病と「てんかん性格」

統合失調症・躁うつ病・てんかんを3大カテゴリーとする前提において，満田の非定型精神病の概念には，クレッチマーの体格類型論（1921）の枠組みの影響がある。それゆえ，第4の精神病としての非定型精神病の性格ないし気質が多くの研究者によって問題とされたのは自然なことであった。満田自身は定型統合失調症患者が「分裂病質」であるのと対照的に，非定型精神病患者は「循環気質」または「てんかん気質」であるとしていた。

鳩谷（1963）によれば，非定型精神病患者の性格は「自閉的傾向が少なく，勝ち気，几帳面，熱中性，執着性，易感性など現実に対する強い志向性を示す。このようないわば攻撃的な性格傾向と同時に一面愛情欲求あるいは顕揚的傾向や高い被影響性など未熟な人格性を示す依存的傾向が少なからず見受けられる」。この記述は「執着気質」（下田）と「ヒステリー性格」の混合という印象を与える。そのため，非定型精神病患者の性格を「てんかん性格」ないし「執着気質」に結び付ける見方と，対照的に「ヒステリー性格」ないしヤンツの言う「覚醒てんかん性格」に結び付ける見方（河合ら）の両方が生じた。

木村（1980）は「覚醒てんかん性格」と「睡眠てんかん性格」（古典的な「てんかん性格」）は表面上は対照的だが，人間学的時間論の観点から見るといずれも「現在への集中」という点で共通しているとし，両者を統合してその存在構造を"intra festum（イントラ・フェストウム）"と名付けた[8]。そして非定型精神病を統合失調症（ante festum）に近いA型，躁うつ病（post festum）に近いP型，どちらにも似ず純粋に"intra festum"を体現している非A非P型の3型に分けた。その後の非定型精神病についての精神病理学的研究にはこの"intra festum"の概念を参照したものが多くなっている。

5. 非定型精神病に関連するのは側頭葉てんかんか

特発性全般てんかんか

満田が想定したように，非定型精神病という症候群がてんかんと何らかの遺伝素因を共有しているとしても，彼の時代より遥かに進歩した現代のてんかん学からすれば，どのてんかん症候群と関連しているのかがまず問題となる。

前記のように満田の「多形型（＝辺縁群）」についての記述は複雑部分発作（精神運動発作）を持つてんかん（側頭葉てんかん）に合致し，満田

自身後年「非定型精神病と遺伝的関係が強いてんかんは精神運動発作を持つ型である」と述べている。また側頭葉てんかんに多いとされる発作後精神病（軽躁状態から始まり，多く意識障害を伴う幻覚妄想・錯乱状態に至るが短期間で終息する）は非定型精神病と病像が似ている。さらに1970〜80年代の英語圏には非定型精神病（挿間性精神病）そのものの病因を辺縁系の発作活動であるとする意見（モンローら）もあった。このように非定型精神病を側頭葉てんかんと結び付ける論拠は少なくない。

ところが，非定型精神病と関連するてんかん症候群は側頭葉てんかんではなく，特発性全般てんかんであるという論拠もいくつかある。まず満田の初期の研究における真性てんかんの分類について，満田の「多形型」は他の内因性精神病との遺伝関係が強いことからマウツ（1937）の言う（「粘着素質」に対立するものとしての）「複合欠陥素質」に当たるとされていた。しかるに，マウツの「複合欠陥素質」を引き継いだヤンツ（1953）の「覚醒てんかん」は現在のてんかん分類では特発性全般てんかんに当たる。また，非定型精神病における脳波異常の典型的なものは前頭部優位の高振幅徐波群発で，側頭葉てんかんよりは特発性全般てんかんにおいてよく見られる所見である。

近年になって扇谷が新たな解釈を打ち出している[9]。すなわち，側頭葉てんかんにおける精神症状は辺縁系機能に，特発性全般てんかんにおける精神症状は前頭葉機能に関係が強いとした上で，非定型精神病は後者に近いという。さらに，非定型精神病における前頭部優位の高振幅徐波群発は，これまで言われていたように間脳（中心脳）由来の発射ではなく，前頭葉の局所的な機能異常を反映した活動であるとし，非定型精神病と特発性全般てんかんの精神症状におけるいわゆる「意識障害」は，実際には前頭葉機能（注意など）の障害だというのである。

いうまでもなく，非定型精神病は均質な症候群ではないのだから，側頭葉てんかんに関連する非定型精神病と特発性全般てんかんに関連するそれとの2種類があるという考え方も成り立つ。いずれにせよ，この問題は今後さらに詳しく検討されるべきであろう。

6. 非定型精神病と抗てんかん薬

「てんかん性要因を持つ精神疾患としての非定型精神病」という概念は現在まで国際的には普及していない。しかし，わが国でこの概念を臨床的に用いていたことによって，双極性障害や統合失調感情障害における興奮に抗てんかん薬であるカルバマゼピンが有効であることが見出され[10]，国際的にも認められた。さらにカルバマゼピンの有効性が確立されたことによって，バルプロ酸やラモトリジンといった他の抗てんかん薬も精神科臨床に取り入れられるようになってきている。

抗てんかん薬の向精神作用については今後解明されるべきことが多いが，てんかんと精神疾患の生物学的関係を追究しようとする際の一つの手掛かりとなることは確かであろう。

おわりに

以上に見てきたとおり，非定型精神病とてんかんの関係は単純ではないが，生物学的研究の進展によって新たな照明が当てられつつある。てんかんの精神医学的側面を考える際に，現在はほとんど無視されている「てんかん発作のないてんかん性精神病」という概念が，遅かれ早かれ再考されなければなるまい。そしてその時には非定型精神

病の概念が，より洗練された新しい姿で再登場することになるであろう．

文　献

1) 林　拓二：日本における非定型精神病の概念．臨床精神医学 32：773-778, 2003.
2) 満田久敏：精神分裂病の遺伝臨床的研究．精神経誌 46：298-362, 1942.
3) Mitsuda H：Genealogical and clinical study on the relation between schizophrenia and genuine epilepsy. Folia Psychiatr NeuroI Jpn 4：12-24, 1950.
4) Toyoda K, Yoneda H, Asaba H, Sakai T：Subclassification of atypical psychosis. Bull Osaka Med College 34：1-10, 1988.
5) 沢　政一：非定型内因性精神病における癲癇性要因．精神経誌 59：73-111, 1957.
6) Inui K, Motomura E, Okushima R, Kaige H, Inoue K, Nomura J：Electroencephalo-graphic findings in patients with DSM-Ⅳ mood disorder, Schizophrenia, and other psychotic disorders・BioI Psychiatry 43：69-75, 1998.
7) 木村　敏：非定型精神病の臨床像と脳波所見の関連に関する縦断的考察．精神経誌 69：1237-1259, 1967.
8) 木村　敏：てんかんの存在構造．木村　敏，編：『てんかんの人間学』．東京大学出版会，東京，pp. 59-100, 1980.
9) 扇谷　明，高木俊介，神尾陽子，幸田有士史：精神病状態と相関して前頭部優位に脳波異常を呈した一群の病態と治療．厚生省精神・神経疾患研究委託「難治てんかんの治療法開発に関する研究」平成5年度研究報告書, pp. 159-162, 1995.
10) Okuma T, Kishimoto A, Inoue K, Matsumoto H, Ogura A, Matsushita T, Nakao T, Ogura C：Antimanic and prophylactic effects of carbamazepine on manic-depressive psychosis. Folia Psychiatr NeuroI Jpn 27：283-297, 1973.

（初出）　深尾憲二朗：てんかんと非定型精神病．てんかん—その精神症状と行動, pp. 35-41, 新興医学出版社，東京，2004.

第2章 海外における非定型精神病の概念

Ⅰ．非定型精神病とレオンハルトの分類

はじめに

19世紀において，内因性精神病には多くの疾患単位が記載されていた。その後クレペリンは，疾患の経過を重視して早発性痴呆と躁うつ病を分離することにより，疾患学的二分法を提唱したが，このクレペリンのモデルは装いを変えて現在のDSMなどにおける精神科診断学に引き継がれている。

しかし，内因性精神病の分類に関しては，上記のクレペリン主義の流れと異なるものも存在していた。それが，ウェルニッケ―クライスト―レオンハルト学派である。ウェルニッケはクレペリンと同時代人であったが，クレペリンの二分法に否定的であり，この考えはクライストに引き継がれた。クライストは単極性と双極性のうつ病の研究を行うとともに，類循環性精神病の概念を提唱した。

クライストの疾患概念を長期間にわたる臨床的観察に基いて体系的にまとめたのが，レオンハルトである。レオンハルトによれば，「統合失調症群」は大きく3群に分類される[3]。すなわち，系統性統合失調症（systematic schizophrenia），非系統性統合失調症（unsystematic schizophrenia），類循環性精神病（cycloid psychosis）である（従来は系統性分裂病，非系統性分裂病と訳されていたが，本稿では原則として統合失調症の呼称に統一した）。本稿では内因性精神病に関するレオンハルトの分類の概略を述べるとともに，非定型精神病との関連について考察したい。

1．レオンハルトの分類

a．系統性統合失調症

系統性統合失調症は，慢性で潜行性に始まり，経過は進行性で予後不良の疾患である。遺伝負因は少なく，薬物療法への反応は乏しい。系統性統合失調症は，従来提唱されていた過程統合失調症，中核統合失調症の概念に比較的近いものである。

系統性統合失調症には様々なサブタイプに分類されるが，疾患の末期においてそれぞれの症状は明確に区別できるとレオンハルトは主張している。あるサブタイプにのみ特異的に出現する症状も存在しているという。この点は，一つのサブタイプにある一つの精神システムの障害が関与しているためであるとレオンハルトは考えた。もっとも疾患の初期の段階においては，不安，関係念慮，幻聴などの非特異的な副次症状の出現がすべてのサブタイプにおいて認められる。

系統性統合失調症は，単一型統合失調症と複合型統合失調症に二分される。単一型は単一の精神システムが障害されているもの，複合型は複数の

精神システムが障害されているものと仮定されている。

細かい疾患の定義は成書に譲るが，系統性統合失調症は以下のように分類されている。このレオンハルトの分類について，疾患を細分化しすぎではないかという批判は以前よりみられている。現時点でこの分類体系に対する確定的な評価を下すことは困難であるが，少なくとも，統合失調症群の異種性という観点からは貴重な示唆を提供している。

① 単一型系統性分裂病
- 緊張型：錯動性緊張病，衒奇性緊張病，向動性緊張病，拒絶性緊張病，即答性緊張病，渋言性緊張病
- 破瓜型：児戯性破瓜病，奇矯性破瓜病，平板性破瓜病，自閉性破瓜病
- 妄想型：心気性パラフレニー，音素性パラフレニー，散乱性パラフレニー，夢想性パラフレニー，作話性パラフレニー，誇大性パラフレニー

② 複合型系統性分裂病
- 複合型系統性緊張病
- 複合型系統性破瓜病
- 複合型系統性パラフレニー

b．非系統性統合失調症

非系統性統合失調症は，比較的急速に発症し，薬物療法が有効な統合失調症の一群である。かつては非定型統合失調症と呼ばれていたものであり，遺伝的な要因の関与が大きいことが知られている。疾患の経過は動揺性を示し，周期性に増悪したり，いったん寛解に至る例もあるが，末期には欠陥状態となる。

レオンハルトによれば，非系統性統合失調症と系統性統合失調症は本質的に関連がない。非系統性統合失調症は，むしろ類循環性精神病と関連が強いという。非系統性統合失調症は，感情負荷パラフレニー（affective paraphrenia, affect-laden paraphrenia），カタファジー（cataphasia, schizophasia），周期性緊張病（periodic catatonia）の3群に分類されている。

非系統性統合失調症の遺伝的要因に関しては，Beckmanらによる詳細な研究がある[1]。彼らは83例の周期性緊張病と56例の系統性緊張病の一級親族の家族における統合失調症の発症率を検討した。系統性緊張病の家族における発症は，父親（2%），母親（6%），同胞（3%）と低率であったが，周期性緊張病においては，父親（14%），母親（27%），同胞（16%）と有意に高い発症率を示した。この所見は，症候学的には緊張病という臨床症状を呈するにもかかわらず，周期性緊張病と系統性緊張病の生物学的背景はまったく異なることを示唆している。

c．類循環性精神病

類循環性精神病は，不安―恍惚性精神病（anxiety-happiness psychosis），興奮―制止性精神病（excited-inhibited confusion psychosis），多動―無動性精神病（hyperkinetic-akinetic motility psychosis）の3つのタイプがある。類循環性精神病は自然寛解がみられ，欠陥を残さない。安定期においては，薬物療法は不要となる。遺伝性は低く，予後は良好である。統合失調症との関連では，非系統性統合失調症との関連は大きいが，系統性統合失調症とは病像や経過がまったく異なるとレオンハルトは述べている。この3つのサブタイプはそれぞれ主として障害される領域が，情動，思考，運動性であるが，相互の重なりが大きく，病像はしばしば移行しあう。類循環性精神病は，本書のテーマである非定型精神病との関連が最も大きい

ので，もう少し詳しく述べておく。

不安―恍惚性精神病は，不安病相と恍惚病相の二極が存在するが，優勢なのは不安病相である。不安は，不信，関係念慮，心気念慮，劣等感，そしてしばしば感覚錯誤，被影響体験とともに生じる。恍惚極は，恍惚感と至福観念によって特徴づけられ，さらに関係念慮と感覚錯誤が付け加わることがある。基本の症状は，必ずしも前景にみられず，躁うつ病，錯乱精神病あるいは運動精神病の特徴を示す病像が現れることもある。これが不安―恍惚性精神病の持つ多形性である。不安―恍惚性精神病では，不安性の病相が恍惚性のそれよりも頻繁にみられ，不安精神病だけがしばしば存在し，それに対し，恍惚性精神病だけというのはまれにしかみられない。個々の疾患の状態の持続期間は，躁うつ病の場合に類似している。しかし，しばしば同じ病相の中で，不安と恍惚との間の速やかな感情の変化が生じる。

興奮―制止性錯乱精神病の基本障害は思考過程にあり，興奮病相においては思考の散乱を伴い，制止病相では思考の制止を随伴する。思考の興奮があまり激しくない時には，「主題選択の散乱」がみられる。思考の散乱は談話促迫と関係し，思考の制止は緘黙に至ることもある寡言が関連している。病的体験としては，興奮時に主として人物誤認がみられ，そのうえに，関係念慮と感覚錯誤，とりわけ聴覚性の幻覚もみられることもある。制止性の病相では，困惑，関係念慮と意味念慮，まれに幻覚が伴う。状態像で純粋なものはあまりなく，精神病の多形性に応じて，運動精神病，不安―恍惚性精神病，あるいは躁うつ病に特有な徴候が存在する。経過は動揺しやすく，疾患の一極だけが目立つこともあれば，両方の極が連続してみられることもある。

多動―無動性運動精神病は，その興奮極では運動不穏が特徴的である。それは，主として表出性の運動と反応性の運動によって構成されている。前者は，一定の精神状態との関連の中で出現し，後者は短絡運動と呼ばれるもので，感覚的印象への直接的な反応の中で生じる。反応性の運動によって，患者は多動となる。そこでは，彼らの身体，髪の毛，衣服をつかみ回り，ベッドを揺すり，マットを引き裂き，ベッドのフレームを動かし，椅子やテーブルの上によじ登り，ドアをガタガタさせ，壁を叩き，他の患者を抱くなどの行動をする。制止極では反応性の運動と表出性の運動が障害され，随意運動も，精神運動性の要素を持っている限り障害される。運動精神病の中心症状に対して，しばしば，他の両極性疾患の徴候が現れる。とりわけ，多動にはしばしば，散乱性の談話促迫が付け加わる。まとまりのない会話が断続的に行われる散乱は，すでに運動精神病自身に特有であるが，談話促迫が加わることは，錯乱精神病の徴候を示唆している。

類循環性精神病は，ICD-10の診断基準における「急性一過性精神病性障害」（F23）の中の「分裂病症状をともなわない急性多形性精神病性障害」（F23.0）と類似している[4]。「分裂病症状をともなわない急性多形性精神病性障害」の説明としては，幻覚，妄想，知覚障害があきらかであるが，きわめて多様で日々あるいは時々刻々と変化する急性精神病性障害であり，一過性の強度な幸福感と恍惚感あるいは不安と過敏性をともなう情動の混乱もひんぱんに出現し，突発性に発症して症状が急速に消退しやすく，明らかな誘因となるストレスを見ない例が多いとあり，記述の内容としては不安―恍惚性精神病に最も近く，類循環性精神病の概念を引き継いでいることがわかる。

2. 非定型精神病と類循環性精神病

これまでの記載により，類循環性精神病と非定型精神病の概念が極めて類似していることがわかる。

両者の共通点として以下のものがあげられる。
①発症は急性である。
②挿間性，あるいは周期性に経過する。
③病像が多彩で，変動しやすい。
④予後良好で，人格欠損を残さない。

一方，相違点としては，臨床症状として非定型精神病において意識障害があげられているが類循環性精神病ではこれがみられない点，発症の誘因として非定型精神病において精神的，身体的ストレスが認められるとする点があげられる。

しかし相違点よりも，両者の共通点ははるかに大きい。非定型精神病と類循環性精神病は，同一の疾患群を命名したものだと言っても過言ではないように思える。ここで留意すべき点は，内因性精神病と呼ばれる疾患群において，上記の特徴を持つ一群が確固として存在している事実である。しかしながら，ICD-10においては上記で述べた「急性一過性精神病性障害」の中にこの疾患概念が一部取り入れられているものの，DSM-Ⅳにおいてはまったく無視されている。

わが国の躁うつ病の代表的な研究者である加藤[2]は，非定型精神病に批判的な立場から，意識障害という用語の使用が不正確である点，非定型精神病という診断名の評価者間の一致度が低い点，双極性障害が非定型精神病と誤診されている場合が少なくない点などを指摘している。現在の精神科診断学の主流は加藤の指摘する流れに近いものになっているが，忘れられつつある非定型精神病の概念を再評価し再検討することが，内因性精神病の正確な理解のために求められていると思われる。

文　献

1) Beckmann H, Franzek E, Stoeber G : Genetic heterogeneity in catatonic schizophrenia : A family study. American Journal of Medical Genetics 67 : 289-300, 1996.
2) 加藤忠史：双極性障害　躁うつ病の分子病理と治療戦略. 医学書院, 1999.
3) Leonhard K : Classification of endogenous psychoses and their differentiated etiology. Second, revised and enlarged edition. Edited by Helmut Beckmann. Springer-Verlag, Wien, 1999.（福田哲雄, 岩波　明, 林　拓二, 監訳：内因性精神病の分類 医学書院, 2002.）
4) WHO : The ICD-10 classification of mental and behavioural disorders. Clinical descriptions and diagnostic guidelines. WHO, 1992.

岩波　明

II. 非定型精神病と分裂感情障害

はじめに

　原因がなお不明である内因性精神病を，分裂病と躁うつ病とのいずれかに分類しようとするクレペリン（Kraepelin E.）の立場は，今日もなお，精神病の分類体系として強固な支持を得ている。しかし，日常の臨床において，激しい分裂病症状とともに躁うつ症状をも示して発症し，完全に寛解するが，周期性に再発を示す傾向のある症例に遭遇することは稀有でない。このような「非定型」症例をどのように捉えるかについては，クレペリンの「二分律」を認めるか否かによって，大きく2つの立場に要約される。前者には，一級症状の存在を重視し，これらの症例の多くを分裂病圏に含めるシュナイダー（Schneider K.）らの立場が代表的であるが，クレッチマー（Kretschmer E.）らによる「混合精神病（Mischpsychose）」の概念もまた，分裂病と躁うつ病との遺伝的な合併によって生じると考え，2つの疾患の存在を前提にしている点で，前者の立場に含められよう。一方，後者には，分裂病と躁うつ病との間には連続した類型があるにすぎないと考え，単一精神病論を主張する千谷やクロー（Crow T.J.）などの立場と，両疾患の間には独立した第3の精神病が存在すると見なす立場が含まれる。ここには，各国・各学派でその概念に若干の相違があるものの，非定型精神病（満田）や類循環性精神病（Leonhard）が代表的なものである。

1. 分裂感情障害の概念

　近年の操作的診断では，感情病症状を重視する傾向にあり，たとえ一級症状が認められるにしても，「気分に調和しない精神病像を持つ感情障害」という診断がなされることから，これらの症例の多くが躁うつ病の側に引き寄せられて考えられるようになった。ただ，それでもなお分類困難な症例のために，DSM-Ⅲ[1]では「他のどこにも分類されない精神病性障害」という項目が設けられた。ここには，分裂病様障害，短期反応精神病，分裂感情障害，非定型精神病がその下位群として扱われている。なお，短期精神病性障害と分裂病様障害は，分裂病症状の持続期間がそれぞれ1ヵ月と6ヵ月以内という操作的な基準によって精神分裂病との境界設定が行われているにすぎず，分裂感情障害と非定型精神病とは，どこにも分類され得ない症例のための屑籠診断的な意味合いで使用されている。DSM-Ⅳになって，これらの名称はそれぞれ独立した概念として扱われるようになったが，その基本的な考えはDSM-Ⅲを踏襲している。

　国際分類であるICD-10[23]では，より積極的な診断基準のもとに急性一過性精神病が規定されている点で，ヨーロッパの伝統的な急性精神病概念の影響を感じさせるが，ここでもまた，分裂病症状と感情病症状とを併せ持つ症例のために「分裂

感情障害」なる診断項目が用意されている。

この「分裂感情障害」は，そもそも，1933年にカザーニン（Kasanin J.）[12]によって提唱された急性分裂感情病（acute schizoaffective psychosis）に由来するが，きわめて便利な呼称であるために，一般的に広く使用されている。しかし，その概念は各研究者によって異なることが多く[14]，ICDとDSMとにおいても若干の相違がある。ICD-10では，分裂病症状と感情病症状とが，同一のエピソードに同じ程度で同時に認められることが必要とされているが，DSM-IVでは，同じエピソードの中に感情病症状と分裂病症状とが併存するほかに，少なくとも2週間，著明な感情病症状なしに分裂病症状が見られることが要請されている。そこで，ICDで分裂感情障害とされる症例の多くは，「精神病症状を伴う双極性障害」などの感情病に含まれることになる。また，緊張病症状が特異的な分裂病症状から除外されたため，幻覚や妄想のみならず，緊張病症状を伴うものも感情病の中に含まれる。そこで，DSMでは感情病の概念がますます拡大し，このような中間的な症例の多くがその中に吸収されようとしている。

2. ヨーロッパにおける「非定型」精神病

分裂病とも躁うつ病とも診断されがたい症例を，独立した概念でとらえようとする立場は，心因性精神病あるいは反応性精神病という呼称が伝統的に用いられている北欧諸国においてなお一般的である。また，フランスでは，伝統的に急性錯乱（bouffée délirante）という呼称が用いられている。これは，マニャン（Magnan V.）が，ある素質的な欠陥を持つ変質者（dégénérés）には急性錯乱が現れやすいことを示し，これを慢性精神病に対立させたことに始まる。この病像の特徴は，様々な妄想内容がなんら前兆なく突然に生じ，その内容や強さが刻々と変動するが，数週間ないし数ヵ月のうちに完全な回復に至るとするものである。この変質の概念は，ウェルニッケ（Wernicke K.）の流れを汲むシュレーダー（Schröder P.）やクライストに受け継がれ，変質性精神病という名称で一群の急性精神病が記載された。シュレーダーは，このような変質によって生じる急性精神病を，ヒステリー性精神病，躁うつ病，それに変質性精神病の3群に分類し，持続状態と併せて変質病（degeneratives Irresein）として一括した。一方，クライストは循環病，パラノイア，それにてんかんという定型精神病に対して，それぞれ類循環性精神病，類パラノイア，類てんかん性精神病といった非定型精神病群を取り出し，個々の類型がそれぞれ固有な脳局在性を持ち，ある程度独立した疾患群であると考えている。このクライストの考えが，その門下であるレオンハルトに受け継がれ，また，日本における満田の非定型精神病概念にも大きな影響を与えている[6]。

レオンハルト[13]は，詳細な臨床観察と遺伝学的調査によって，内因性精神病を病相性精神病（いわゆる躁うつ病），類循環性精神病（zykloide Psychosen），非系統性分裂病（unsystematische Schizophrenien），および系統性分裂病の4群に大別したあと，さらに，類循環性精神病，非系統性分裂病を3亜型に分類し，それぞれが病因を異にする疾患であると主張している。すなわち，類循環性精神病は不安—恍惚性精神病，錯乱—制止性精神病，それに多動—無動性運動精神病に分類され，非系統性分裂病は感情負荷パラフレニー，周期性緊張病，それにカタファジーに分類される。このレオンハルトの細分類は，時間の経過によって病型が移行することも稀ではないことから，過

分類（Hyperklassification）と批判されるが，その基本的な分類は満田のそれと類似する．両者を比較してみれば，類循環性精神病と非系統性分裂病の一部とが，おおむね満田の非定型精神病に相応していると言えよう．

3. 満田による非定型精神病

日本で使用される非定型精神病の概念は，一般には満田によるものであり，疾病学的に独立した第3の精神病を考えるものである．分裂病と躁うつ病との間に，アメンチア，挿話性昏迷，周期性緊張病などの諸病型を取り出し，「非定型精神病」として一括したパウライコフ（Pauleikhoff B.）による類型学的立場[19]と混同してはならない．

満田は1941年に「精神分裂病の異種因子について」の論文を発表して以来，内因性精神病全般にわたる詳細な遺伝臨床的研究に基づき，非定型精神病の疾病学的独立性を主張している[15,18]．彼はまず，分裂病概念をいったん解体し，破瓜型や緊張型，それに妄想型分裂病をさらにいくつかの類型に分類した上で，特徴的な臨床症状と経過を考慮しながら，分裂病を定型分裂病と非定型分裂病とに分類した．さらに彼は，躁うつ病とてんかんについても同様な方法によって定型と非定型に分類し，それぞれの非定型群が同じ遺伝圏に認められる傾向を明らかにして，これらを非定型精神病と総称した．すなわち，遺伝様式の面では，分裂病の大部分が劣性遺伝を示すのに対し，非定型精神病では優性に遺伝するものがかなり多く，優性と劣性とが相半ばすること，また，家系内精神病の調査では，分裂病の家系には非定型精神病が全く見られず，他方，非定型精神病の家系内には分裂病がほとんど認められず，両者ともに同型遺伝の傾向が強いことを明らかにして，これら両疾患が遺伝的に互いに独立した疾患であるとしている．また，分裂病や躁うつ病に較べて，非定型精神病ではその家系内にてんかんの出現する頻度が高いことや，てんかん性異常脳波の出現，さらに，その症状の特徴としてあげられる意識障害などから，非定型精神病とてんかんとの密接な関係を強調している．てんかんとの関係は，満田の非定型精神病概念に特徴的であり，クライストの後継者であるレオンハルトの分類体系においては全く言及されていない．

満田自身，非定型精神病を均質なものとは考えていなかったが，なお一定のまとまりを持つ一群と考えている．そこでは，臨床症状がたとえ異なっているにしても，同一の診断名に一括されることもありうる．このようなことは，身体疾患においてはしばしば認められることであり，同一あるいは類似の遺伝型のもとに，表現型が異なる可能性は十分にあり得るのである．ただ，その表現型の偏倚にはある一定の幅があるようで，満田は家族内精神病や一卵性双生児の研究により，植物神経症や間脳症などの偽神経症状態から，躁うつ状態，そして分裂感情病や夢幻様精神病などの本格的な非定型精神病状態に至る一連の症状スペクトラム[5]を考えている．

4. 非定型精神病の病因・病態研究

満田は，遺伝型（genotype）と現象型（phenotype）とを対象に研究を行ったが，この両者を結ぶ病態発生（phenogenesis）に関する研究が，多くの学者によって，様々な方法を用いて追求されてきた[6]．鳩谷らは周期性精神病の研究から，素質としての間脳―下垂体系の機能的低格性を推測

しているが，福田ら[4]は，ESやメコリルテスト，それに脳波を用いて，非定型精神病が自律神経系の不安定性と過剰反応性並びに可逆性の特徴を有し，自生的不安定性（autochton-labil）の体質と共に，反応的不安定性（reaktiv-labil）の一面をも共有するとしている。林ら[7,11]は画像診断的あるいは精神生理学的研究を行い，分裂病と非定型精神病との間には形態的および機能的な差異が存在することを示唆してきた。とりわけSPECTによる研究[21,22]では，分裂病において^{123}I-IMPの集積低下所見を前頭領域に，一方，非定型精神病では右側視床領域に認めている。この「低下」所見は，分裂病の背後に人格の退行過程を，非定型精神病の背後に意識の障害を想定する満田の見解に符合しているように思われて興味深い。さらに，事象関連電位（P300）による研究[20]でも，平均振幅における有意な減衰を分裂病で認めたが，一方，非定型精神病では認められなかった。探索眼球運動の研究[3]では，非定型精神病は分裂病よりも有意に高い反応的探索スコアを認め，非定型精神病が分裂病とは異なる病態発生的基盤を有する可能性を指摘している。

一方，レオンハルトの分類を用いて研究を進めるフランツェック（Franzek E.）ら[2]は双生児研究を行い，一卵性と二卵性の双生児の一致率，家族負因，さらに妊娠・出産時併発症の出現数と重症度を検討している。その結果，非系統性分裂病は，明らかに遺伝に規定され，妊娠・出産時の因子はさほど重要なものとはみなされなかったが，系統性分裂病の場合，二卵性双生児はすべて不一致であり，健康であるもう一方の双生児と比べると，分裂病発症の双生児は数倍も多く重篤な妊娠・出産時併発症を有していた。さらに，類循環性精神病では，遺伝の関与とともに，妊娠・出産時併発症が重要な要因と考えられ，これらがそれぞれ病因を異にする疾患であると主張している。

おわりに

満田やレオンハルトらの臨床病理・遺伝学的研究で示唆された「非定型精神病」あるいは，「類循環性精神病」や「非系統性分裂病」は，その後に行われた様々な研究成果から見ても，内因性精神病の中で独自の位置を占める疾患群である可能性は高い。現在，DSMあるいはICDなどの操作的診断が全盛ではあるが，これらの枠の中には収まりきれない伝統的な精神病概念が存在することを忘れてはならない。生物学的研究の展開次第によっては，精神医学的診断は将来大きな変革の時期を迎えることになるかも知れないからである。

文献

1) American Psychiatric Association : Diagnostic and statistical manual of mental disorders, 3rd ed. Washington DC, APA, 1980.
2) Franzek E, Beckmann H : Die genetische Heterogenität der Schizophrenie. Nervenarzt 67 : 583-594, 1996.
3) Fukatsu N, Fukatsu E, Hayashi T : Differences of exploratory eye movements between schizophrenia and atypical psychoses. Neurol Psychiatr Brain Res, 8 : 91-98, 2000.
4) Fukuda T, Matsuda Y : Comparative characteristics of the slow wave EEG autonomic function and clinical picture during and following EST in typical and atypical schizophrenia. Int Pharmacopsychiat 3 : 13-41, 1967.
5) Fukuda T & Mitsuda H (eds) : World issues in the problems of schizophrenic psychoses. Igaku-Shoin, Tokyo, 1979.
6) Hatotani N : The concept of "atypical psychoses" : Special reference to its development in Japan. Psychiatr Clin Neurosci 50 ; 1-10, 1996.
7) Hayashi T, Watanabe T, Kitoh H, Sekine T :

Multivariate analyses of CT findings in typical schizophrenia and atypical psychosis. Jpn J Psychiatr Neurol, 46：699-709, 1992.
8）Hayashi T, Suga H：^{123}I-IMP-SPECT studies in typical schizophrenia and atypical psychosis. Neurol Psychiatr Brain Res, 1：134-142, 1993.
9）Hayashi T, Hotta N, Fukastu N, et al：Clinical and socio-demographic studies of atypical psychoses using ICD-10 criteria. Neurol, Psychiatr Brain Res, 6：147-154, 1998.
10）Hayashi T, Hotta N, Suga H, et al：Are protracted-type acute psychoses really schizophrenia? Neurol, Psychiatr Brain Res, 6：167-176, 1999.
11）Hayashi T, Hotta N, Andoh T, Mori M, Fukatsu N, Suga H：Magnetic resonance imaging findings in schizophrenia and atypical psychoses. J Neural Transm, 108（6）：695-706, 2001.
12）Kasanin J：The acute schizoaffective psychoses. Am J Psychiatry 13；97-126, 1933.
13）Leonhard K：Aufteilung der endogenen Psychosen und ihre differenzierte Ätiologie. Thieme, Stuttgart, 1995.
14）Marneros A & Tsuang MT（eds）：Schizoaffective Psychoses. Springer, Berlin, Heidelberg, 1986.
15）満田久敏：精神分裂病の遺伝臨床的研究．精神経誌 46；298-362, 1942.
16）満田久敏：内因性精神病の遺伝臨床的研究．精神経誌 55；195-215, 1953.
17）満田久敏：非定型精神病の概念．精神医学 3；967-969, 1961.
18）Mitsuda H & Fukuda T（Eds）：Biological mechanisms of schizophrenia and schizophrenia-like psychoses. Igaku-Shoin, Tokyo, 1974.
19）Pauleikhoff B：Atypische Psychosen. Versuch einer Revision der Kraepelinschen Systematik. In Huber G（Ed）：Schizophrenie und Zyklothymie. Ergebnisse und Probleme. Thieme, Stuttgart, pp87-94, 1969.
20）Sekine T, Tachibana K, Fukatsu N, Fukatsu E, Hayashi T：Differences in P300 between Schizophrenia and Atypical Psychoses（Mitsuda）. Neurol Psychiatr Brain Res, 7：（in press）, 2001.
21）Suga H, Hayashi T, Ohara M：SPECT Findings Using 123I-IMP in Schizophrenia and Atypical Psychosis. Jpn J Psychiatr Neurol, 48：833-848, 1994.
22）Suga H, Hayashi T：Atypical psychoses as distinct from schizophrenia：Results of brain imaging studies and cluster analysis thereof. Neurol Psychiatr Brain Res, 7：191-198, 2000.
23）World Health Organization：The ICD-10 Classification of Mental and Behavioural Disorders：Clinical descriptions and diagnostic guidelines. WHO, Geneva, 1992.

（初出）　林　拓二：非定型精神病と分裂感情障害．Schizophrenia Frontier, 2（3）：153-156, 2001.

III.「握り返し(Gegengreifen)」について

はじめに

「握り返し」という用語は、私がフーバー教授の教科書を翻訳した際に、日本語訳として使用したものです。原語は、レオンハルトが記載したGegengreifenという症状名であり、緊張病症状の一つとして、ドイツ語圏で用いられてきたのですが、最近、我々はこのような症状を呈した症例を経験したので、ここに報告したいと思います。

1. レオンハルトによる内因性精神病の分類

フーバーの教科書の中には、緊張病症状として、言語性や運動性の常同症として、語唱（Verbigeration：Kahlbaum）、反響言語（Echolalie）や反響動作（Echopraxie）などの命令自動症（Befehlsautomatie）の他に、型にはまった運動や自動症としての、いじくり回し（Nesteln）や握り返し（Gegengreifen）という症状を記載しています。

私は以前から、この握り返しという症状をきわめて印象深く記憶していました。それは、ボン大学の精神科病棟をフーバー教授が回診していたとき、ある患者に手を差し出すと、患者もまた手を出し、この動作を何回繰り返しても、患者が機械的に手を出すのを見て、「これがレオンハルトの言うGegengreifenだ」と若い医師たちに説明していたからです。

レオンハルトの主著である「内因性精神病の分類」を見ますと、系統性分裂病の緊張型は6型に分類され、錯動性、衒奇性、向動性、拒絶性、即答性、それに渋言性と言う名称が与えられております。そして、向動性緊張病に特徴的な症状として「握り返し」症状が記載されています。

彼の臨床の基本は、精緻な臨床症状と経過の観察であり、それに遺伝関係を考慮して内因性精神病を疾患単位に細分しようと試みているのですが、それが成功しているのかどうかは、現在でもなお、判断することは出来ないかと思います。我々は、統合失調症という大きな枠の中に、一つの原因を見出すことは困難であろうと考えるようになっています。しかし、病型として比較的まとまっている緊張型分裂病には、同じ原因が見出されるのでしょうか。おそらく、無理だと思われます。レオンハルトが指摘するまでもなく、緊張病もまた多様な病因を持ったヘテロジェーナスな一群であろうと予想されるからです。

レオンハルトは、臨床にこだわり、症状の精緻な記載を心がけて、多くの著作を残しております。その記載は現在でも、我々の臨床に大きな示唆を与えてくれます。

言うまでもなく、レオンハルトの言う系統性分裂病は、我々の言うところの定型分裂病とほぼ同じと考えられますが、彼の言う非系統性分裂病は、

感情負荷パラフレニー，カタファジー，それに周期性緊張病を含み，必ずしも我々の言う非定型精神病に重なるとは言えません。ここに取り上げた周期性緊張病に関しては，我々の言う非定型精神病の枠内で考えてよいものと思われます。すなわち，これらは潜行性に発症するものではなく，進行性の経過を示すことはほとんどありません。そして，周期性の経過を示し，双極化の傾向が認められ，遺伝負因が極めて頻繁に見られます。そこで，レオンハルトは，内因性精神病の研究において不幸であったのは，統合失調症（精神分裂病）と言う包括的な名称のもとに，周期性緊張病（非系統性分裂病）が系統性分裂病と一括されたことである，と繰り返し述べております。

繰り返しますが，レオンハルトは，系統性分裂病と非系統性分裂病とは本質的に異なる疾患であり，病因の異なるものと考えております。そして，それぞれの疾患はさらに多くの疾患に細分されると考えています。

そこで，レオンハルトは，彼の記載する「握り返し」が向動性緊張病にのみ認められ，他の緊張病との鑑別が可能であると考えていました。このような患者は，外的な刺激に対して興味を持ち，反応的に生じる奇異な動作が認められます。すなわち，物をいじくりまわし，他の人に随伴し，反応的な握り返しを行います。そして，特徴的なつぶやきが見られますが，常同的に単語を繰り返す，すなわち語唱（Verbigeration：Kahlbaum）が認められることもあります。

彼は，その後，向動性緊張病とは反対の極にある拒絶性緊張病でも，このような症状が存在することを認めてはいますが，まれなものであるとし，それぞれの症状の相違点を挙げ，鑑別診断のポイントを記載しております。

2. 症例呈示：63歳男性

ここで，我々が経験した63歳の男性の症例を御紹介します。家族歴として，母親のうつ病が記載されています。患者さんは，26歳時に躁うつ病の診断で精神科通院をはじめ，37歳時から当科の外来に通院，躁とうつが繰り返される。そして，次第に思考のまとまりがわるくなり，人格水準の低下が疑われるようになりました。

60歳時，行動のまとまりなく，大量服薬して初回の入院。不安・困惑状態は3ヵ月で軽快し退院しました。

61歳時には，行為心迫，易興奮などが見られ，2回目の入院となりました。入院後，激しい興奮状態が数ヵ月持続しまして，飲水過多による痙攣発作も見られました。幻声も存在し，時には臥床したまま動かず，疎通は不良。意味不明な言葉を繰り返すし，時に「何か変だ」，「考えがまとまらない」とも言っていました。

この間，手を差し出すと反射的に手を握ろうとする。手を引っ込めても掴みにくる。同じ動作を繰り返しても同様な反応が見られました。衝動行為や拒絶的な態度もみられ，時に自殺企図も出現。その後幾分軽快したため，約1年半後に老健施設に入所しました。

その後，62歳時，緊張病症状の出現により入院。保護室に隔離。疎通は不良。拒絶的で，食事摂取不良。不明瞭な言葉を大声で繰り返し，握り返しも認められました。

63歳時より，電気けいれん療法を開始。明らかに奏功して，病状の寛解がみられましたが，世界が壊れてしまうような感じはなくなったが，緊張感，不安感，はかなさを感じると言います。

EEGでは，てんかん性の所見は認めません。

SPECT所見では，両側頭頂―側頭葉および後頭

葉に血流低下所見あり，アルツハイマーも疑いましたが，MMSは19から30と改善し，痴呆が進行しているとは思われません。

　MRIの所見は，年齢のわりに脳室が拡大，前頭葉の萎縮，海馬の萎縮はあるが，前頭側頭葉痴呆を積極的に示唆する所見はありません。ちなみに，前頭葉に関係する反射として，把握反射（Hand grasping reflex），口とがらし反射（Snout reflex），眉間反射（Glabellar reflex）を試みましたが，所見はありませんでした。ただ，手掌おとがい反射（Palmomental reflex）でのみ，両側に陽性所見が見られました。しかし，この結果は，粗大な器質性疾患を考慮するものではないと判断されます。

　さて，この症例にはどのような診断が適当なのでしょうか。

　患者は26歳発症で，当初は躁うつ症状が繰り返されていたことから，躁うつ病と診断されていたようですが，次第に病状の変化が認められ，「話す内容にまとまりがなくなり」，「人格の崩れの存在が疑われる」との表現がなされるようになり，それまでの主治医にとっても，爽快な気分による典型的な躁状態とは認識されなくなっています。症例の記載から，あるいは分裂病かもしれないとのニュアンスがうかがわれるのですが，私が本症例をはじめて診察した時には，激しい興奮と緊張病症状，それにけいれん発作も認められたために，緊張型分裂病はもちろんのこと，身体に基盤のある精神病，すなわち症状性あるいは器質性の精神疾患，とりわけ変性疾患の可能性をも疑いました。そこで，アルツハイマー病やレビー小体病などを疑って検索をいたしましたが，これらの可能性は否定されました。そして，最終的には，やはり内因性の精神病であり，それも，我々の言う非定型精神病，あるいは，レオンハルトの言う周期性緊張病に近縁のものであろうと考えております。

　しかしながら，近年の操作的診断を用いた場合に，どのような診断になるのかを検討しておく必要があろうかと思います。まず，DSM-Ⅲでは，シュナイダーの一級症状を精神分裂病の診断に重要視しないために，躁うつ症状があれば，幻覚や妄想，あるいは緊張病症状が存在したとしても，必ずしも分裂病とは見做されず，感情障害（Affective disorder）とされます。すなわち，DSMでは分裂病を狭く限定していこうとする姿勢があり，感情障害の診断が広くなる傾向が見られます。そこで，本症例を見てみますと，緊張病症状が6ヵ月間以上持続して存在しないこと，そして躁症状が緊張病症状より先行して存在していることから，分裂病の診断は適当でなくなり，「気分と調和しない精神病像（緊張病症状）を伴う双極感情障害」に分類されるかと思われます。DSM-Ⅲの改訂版のDSM-Ⅵでは，DSM-Ⅲよりも詳細な緊張病症状の記載が見られ，「緊張病性の特徴を伴う」双極Ⅰ型障害（気分障害Mood disorder）という分類が用意されています。

　私は，このような症例が分裂病とは異なり，どちらかといえば躁うつ病に近いものであると考えており，DSMの立場と一部通ずるところがあります。しかし，分裂病と躁うつ病の境界がなお明確でない現在，このような中間的な症例を躁うつ病に含め，クレペリン以来の二分法を維持することは，内因性精神病の異種性を考慮した今後の生物学的な研究にとって益があるとは考えられません。私は，これらを分裂病とも躁うつ病とも異なる一群の疾病とし，とりあえず3つの大きな精神病群を仮定し，それぞれについての研究を行っていく必要があると考えています。

　内因性精神病の診断をめぐる現在の状況は，感情障害（あるいは気分障害）の存在が重視され，躁うつ病のインフレーションが生じているように

思われます。一方の分裂病は、その予後不良性を払拭するために、躁うつ病に近縁で予後良好な急性精神病を包含した「統合失調症」として再生を図っているかに考えられます。現在、我々の時代に行っている診断は、いかなるものであれ「根拠」に乏しく、暫定的なものであると認めざるを得ません。しかしながら、第3の疾病群として非定型群を類別するメリットを挙げれば、躁うつ病や分裂病群と比べて、非定型群がはるかに身体的な病因検索の可能性が高く、生物学的な研究を進めるのに有用な概念であると考えられることです。我々は、それぞれの疾病群もまた均質なものではなく、さらなる臨床分類が必要であると考えていますが、この点で、レオンハルトの臨床観察と内因性精神病の分類の試みが、我々に示唆するものは極めて大きいと考えています。

まとめ

「握り返し」は、レオンハルトが記載した分類体系のうち、主として系統性分裂病の向動性緊張病に認められ、たまに、拒絶性緊張病や錯動性緊張病、それに、非系統性分裂病の周期性緊張病に認められるとされる。

遺伝子研究などの生物学的研究では、均質な精神疾患による検討が必要である。そのためには、さらに精緻な症状記載による分類と診断が求められる。

レオンハルトの症状記載は、今後の臨床研究に重要な示唆をあたえるであろう。

文　献

1) 福田哲雄, 岩波　明, 林　拓二, 監訳：内因性精神病の分類. Leonhard K：Classification of endogenous psychoses and their differentiated etiology. Second, revised and enlarged edition. Edited by Helmut Beckmann. 医学書院, 東京, 2002.
2) 林　拓二, 訳：精神病とは何か―臨床精神医学の基本構造. Huber, G. Psychiatrie. Systematischer Lehrtext für Studenten und Ärzte. 新曜社, 東京, 2005.

林　拓二, 深尾憲二朗, 村本　環：第100回近畿精神神経学会（和歌山：2006）口演原稿より

第3章 診断基準における非定型精神病

I．非定型精神病と操作的診断基準

はじめに

我々はこの10数年間，CTやSPECT，さらにMRIなどの画像診断学的研究により，また近年では事象関連電位（P300）や眼球運動などの精神生理学的研究によって，非定型精神病と精神分裂病（以下分裂病）とが，病因的に異なるとする満田の見解を，おおむね支持するいくつかの所見を発表してきている。しかし，満田の非定型精神病にはDSMやICDのごとき簡明な診断基準がなく，診断における客観性・信頼性に乏しいとする批判が常につきまとってきた。そこで，この非定型精神病をICD-10で再分類して得た結果をここで紹介し，満田による分類とICD-10による診断を比較検討しておきたいと思う。

1．非定型精神病の診断

満田は，分裂病概念をいったん解体し，破瓜型や緊張型，それに妄想型分裂病をさらにいくつかの類型に分類した上で，臨床症状と経過それに遺伝様式をも考慮して分裂病を定型分裂病と非定型分裂病とに分類した。さらに彼は，躁うつ病とてんかんについても同様な方法によって定型と非定型に分類し，それぞれの非定型群が同じ遺伝圏に認められる傾向を明らかにして，これらを非定型精神病と称している[21]。このような非定型精神病概念の成立の経緯からもわかるように，非定型精神病は，内因性精神病を病因的な面から分類しようとして成立した概念である。満田は，まず非定型精神病群の存在を確認し，その上でさらに新たな疾患群を見いだそうとしていたのであり，非定型精神病という「途方もなく大胆な[22]」な名称は，内因性精神病の研究過程での一里塚として，便宜的に使用されているにすぎない。満田は，精神科診断に関するWHOの会議（東京，1971）において，満田なら必ず「非定型」精神病と診断すると期待された症例にただ一人「間脳症」という診断を下したと述べている[23]が，病因・病態を考慮せずに進められるICDの作成作業への抗議とともに，非定型精神病が，病因を異にするいくつかの疾患に分類されるべき疾患群であることを強調していたように思われる。

このように，非定型精神病は病因に基づく分類を追求する中から構想されている。そこでは，たとえ臨床症状が異なっているとしても病因が同じであれば，同一の診断名に一括されることになる。それは，遺伝型が同一でありながら表現型の異なる場合が，身体疾患において少なからず認められることからも理解されよう。ただ，その表現型の偏倚にはある特定の幅があるようで，満田は家族内精神病や一卵性双生児の研究により，植物神経症

や間脳症などの偽神経症状態から，躁うつ状態，そして分裂感情病や夢幻様精神病などの本格的な非定型精神病状態に至る一連のスペクトラム[23]を考えている。

しかしながら，病因がなお不明であるといわざるを得ない疾患においては，実際の診断では臨床症状と経過になお依拠せざるを得ない。満田[21~24]もまた，非定型精神病の診断における臨床症状と経過の重要性を指摘し，その特徴をかなり明確に記載している。すなわち，非定型精神病は急性に発症し，挿間性ないし周期性の経過をとり，予後は一般に良好である。そして，情動障害や活発な幻覚妄想体験，錯乱ないし夢幻様の体験をともなう多彩で変動しやすい臨床像が特徴的であるとしている。しかし，この記載は，現今の診断基準の明快さと較べると確かにあいまいであり，予後が「一般に」良好であるとされたり，急性発症や症状持続期間などの厳密な規定はない。そこで，Toyodaら[29]は，病相の持続を6ヵ月以内と規定し，その概念を明確にしようと努めている。しかし，基準を明確にすればするほど，その境界は人工的となり，病因的分類の理念と乖離していくように思われる。

2. 非定型精神病とICD-10

一方，近年のDSM-IV[1]やICD-10[30]などの操作的診断は，各国・各学派間での診断の不一致を解消するため，誰もが同一の診断に到達出来るように作成されている。そこでは，診断の信頼性が最も重視されるために，発症までの期間や症状の持続期間などが明確に規定され，客観的に評価可能な症状として，シュナイダー（Schneider K.）の一級症状などに基づく分類が行われている。そして，病因に関する論議からは一歩退いた類型学的な立場が堅持されている。この点が，満田による診断と操作的診断の立場との基本的な差異であろう。

操作的診断に関する議論はすでに多くの著者達によって行われ，その功罪についての冷静な判断がなされる時期にきているようである[4]。操作的診断の安易な受け入れによって，精神医学的認識が人工的で表面的なものになっていることを，我々は危惧しているが，混乱していた精神医学用語が厳密に定義しなおされ，共通言語によって各国・各学派間の研究が比較検討されうるようになった点は，大きく評価されなければならないであろう。日本で独自に発展してきた非定型精神病の概念[7]もまた，「世界標準」となったICD-10を用いることによって，他の国あるいは学派の研究対象と対比しうることが可能であり，我々もまた，非定型精神病を客観的な基準で再診断し，その輪郭を明らかにしておくことが重要であると考え，ICD-10を用いた研究を行っている。以下に，我々によるこれらの結果を紹介しておく。

3. 分裂病型障害と急性精神病の遷延型

我々の調査した対象は，1982年から1991年末までの10年間に愛知医大精神科に入院した患者である[11~14]。これらの全症例（976名）は病歴に基づいて調査され，なんらかの幻覚や妄想，あるいは精神病性の行動異常を示した360名が選択された。短期間の入院のために，十分な臨床記載がない9症例が除外されたあとの351例が，満田に倣って，198名の非定型精神病と140名の定型分裂病とに分類された。残りの症例は，妄想性精神病，妄想性うつ病あるいは躁うつ病のいずれかに分類

表1 精神分裂病と非定型精神病の ICD-10 による再分類

	精神分裂病 総数	男	女	非定型精神病 総数	男	女
精神分裂病（F20）	125	53	72	45	16	29
妄想型分裂病（F20.0）	68	22	46	31	11	20
破瓜型分裂病（F20.1）	49	25	24	0	0	0
緊張型分裂病（F20.2）	1	1	0	2	2	0
鑑別不能型分裂病（F20.3）	6	4	2	12	3	9
単純型分裂病（F20.6）	1	1	0	0	0	0
分裂病型障害（F21）	15	11	4	0	0	0
急性一過性精神病性障害（F23）	0	0	0	118	38	80
分裂病症状を伴わない急性多形性精神病性障害（F23.0）	0	0	0	30	10	20
分裂病症状を伴う急性多形性精神病性障害（F23.1）	0	0	0	54	16	38
急性分裂病様精神病性障害（F23.2）	0	0	0	25	8	17
妄想を主とする他の急性精神病性障害（F23.3）	0	0	0	2	1	1
他の急性一過性精神病性障害（F23.8）	0	0	0	7	3	4
分裂感情障害（F25）	0	0	0	29	10	19
他の非器質性精神病性障害（F28）	0	0	0	1	1	0
感情障害（F3）	0	0	0	5	1	4
総数	140	64	76	198	67	131

されている。

次に，我々はこれらの分裂病性精神病を ICD-10 によって再分類してみた。その結果は，表1に示すように，分裂病は ICD-10 でも 89％ が分裂病（F20）と診断され，残余は分裂病型障害（F21）であった。一方，非定型精神病は急性一過性精神病（F23）あるいは分裂感情障害（F25）と診断される症例を中心に構成（74％）されるが，分裂病とされる症例も少なからず認められた（23％）。これは，分裂病症状の持続期間が長いために ICD-10 では分裂病と診断されたものである。このように，満田の診断と ICD-10 による診断とにおける最も重要な相違は，分裂病型障害と急性精神病の遷延型をどこに所属させるかという点であろう。

分裂病型障害は，「単純型」分裂病と同じく，横断面での臨床症状を重視した診断基準においては常に問題となるところであった。それは，分裂病に特異的と思われる症状がほとんど認められず，非特異的な「陰性症状」が存在するだけであるからである。シュナイダー[25]は，内因性精神病の病因が今なお明らかでない現在，鑑別診断学は存在せず，あるのは鑑別類型学だけであると繰り返し述べているが，たしかに，このような観点から見れば，一級症状のように，特異的とされる体験を中心にした類型と，このような体験の欠如した症例とを同一にまとめることには異論があろう。しかし，その経過と転帰において，寡症状性分裂病と破瓜型分裂病との間には基本的な差異を認め難く，その差異は質的というよりも量的なもののように思われる。満田の臨床遺伝学的研究によれば，定型分裂病は強迫神経症や汎神経症など

の偽神経症状態，分裂病質などの偽精神病質状態と関連が深く，これらは一連の症状スペクトラム[23]と考えられるとされている。このような事実は，診断には表面的な類型を求めるだけではなく，病因あるいは病態に基づく分類を追求することが重要であることを示している。

急性精神病が遷延する病型についてもまた，満田の分類とICD-10との間にある基本的な立場の相違を明らかに示している。ICD-10では，多様なエピソードを示す非定型精神病の場合，エピソード毎に様々な診断名がつけられる。我々は「遷延性経過を示す急性精神病」として3症例を報告[15,16]して詳しい検討を行ったが，その中の第1例をこ こに再録しておく。この症例（表2）では，約20年の経過中に9回の病相を繰り返している。それぞれの病相をICD-10で診断してみると，うつ病エピソードや急性一過性精神病の診断となったり，12ヵ月持続した幻覚妄想状態では妄想型分裂病とも診断される。ICD-10では，コード番号の若い診断名を生涯診断として採用するのが率直な解釈と思われるために，この症例は分裂病とされるのであろう。しかし，初期の抑うつ状態，けいれんの出現，繰り返される錯乱状態の出現など，症状や経過を全体的に判断すると，定型の分裂病とは明らかに異なり，分裂病症状の持続期間が1ヵ月を超えるからとして診断を分裂病に変更する

表2 臨床症状と経過およびICD-10による診断症例，女性

入院	年齢(歳)	入院期間	病相期間	臨床症状	退院時の状態	ICD-10での診断
1	27	2M	1M	妄想知覚，被害関係妄想 夢幻様体験	完全寛解	分裂病症状を伴う急性多形性精神病性障害（F23.1）
2	34	2W	3D	けいれん，もうろう状態 （妊娠9M）	完全寛解	分裂病症状を伴わない急性多形性精神病性障害（F23.0）
3	35	2M	2M	抑うつ気分，被害関係妄想 罪業念慮，自殺念慮	軽うつ状態	精神病症状を伴う重症うつ病エピソード（F32.3）
4	37	3M	3M	自殺企図，興奮・錯乱 命令・指示性幻聴（約1M）	軽うつ状態	分裂病症状を伴う急性多形性精神病性障害（F23.1）
（外来）	39		短期間	軽うつ		
5	40	9M	12M	興奮・散乱，昏迷，被害・誇大妄想 命令・指示性幻声	幻声の持続	妄想型分裂病（F20.0）
（外来）	42		2W	軽躁		
6	43	3M	4M	興奮，指示性幻声	完全寛解	妄想型分裂病（F20.0）
7	44	6M	7M	興奮・錯乱，散乱，人物誤認	幻声の持続	妄想型分裂病（F20.0）
8	44	2M	2M	けいれん2回，命令・指示性幻声 拒食，拒絶症	完全寛解	分裂病症状を伴う急性多形性精神病性障害（F23.1）
9	47	5M	5M	興奮・錯乱，衝動行為 命令・指示性幻声	完全寛解（児戯的な傾向）	妄想型分裂病（F20.0）

注 M：月，W：週，D：日

にはあまりにも操作的すぎるように思われる。このような症例は、やはり「急性精神病の遷延型」として、非定型精神病の枠内で考えるのが妥当であろう。

寛解と再発とを繰り返す非定型精神病の患者の中には、病相を経るにつれ、いわゆる「欠陥状態」へと移行するものがあることは、精神病院での観察においてまれならず認められることである。満田は、このような症例を中間型として取り扱っていたが、家族内精神病の調査における遺伝様式の類似から、最終的には非定型精神病に含めている。レオンハルト (Leonhard K)[20] もまた同様に、類似の症例を非系統性分裂病 (unsystematische Schizophrenie) として定型的な分裂病から分離し、彼のいう類循環性精神病 (いわゆる非定型精神病の中核群) の悪性の親戚と見なしている。満田は、非定型精神病に見られる「欠陥」像が分裂病のそれとはやや異なり、言動の遅鈍化はあるが自閉傾向はほとんど見られず、ある意味でてんかんや他の疾患に見られる器質性痴呆に類似しているとしている。ICD-10での再診断の結果から、我々がとりあえず「急性精神病の遷延型」と呼称した症例は、満田がかつて中間型と呼び、レオンハルトが非系統性分裂病と呼称する症例から、主として構成されるのかも知れない。

4. 非定型精神病と一級症状

一級症状は、はたして分裂病に特異的な症状なのであろうか。満田はこの点に疑念を抱き、英米学派が様々な分裂病研究の診断基準として取り上げるようになったこれらの症状が、純粋な分裂病よりも非定型精神病においてこそ特徴的な症状ではないかと述べ、福田[5]もまた同様な観点から横断面での診断の問題点を指摘している。

我々の結果は、一級症状は非定型精神病にも多く認められ、分裂病に特異的な症状とは言い難いことを示している（表3）。しかし、このことは、診断基準の相違によって大きく異なる。ICD-10のように、分裂病の診断基準として一級症状を重視した診断においては、当然ながら分裂病に一級症状が多く認められる。しかし、一級症状の一つである妄想知覚は、分裂病よりも非定型精神病に比較的多く認められた。

一級症状以外では、妄想気分が分裂病よりも有意に多く非定型精神病に認められた。このことに関しては、岩井らの研究[19]が想起される。彼らは、

表3 精神分裂病と非定型精神病の臨床症状の比較

	精神分裂病 N=140	非定型精神病 N=198
一級症状	117 (83.6%)	157 (79.3%)
幻声	111 (79.3%)	140 (70.7%)
自我障害	59 (42.1%)	71 (35.9%)
妄想知覚	20 (14.3%)	40 (20.2%)
自己関係づけ体験	72 (51.4%)	99 (50.0%)
妄想気分	15 (10.7%)	55 (27.8%)**
妄想着想	48 (34.3%)	71 (35.9%)
被害妄想	89 (63.6%)	110 (55.6%)
誇大妄想	10 (7.1%)	26 (13.1%)
人物誤認	6 (4.3%)	14 (7.1%)
意識変容	0	103 (52.0%)++
幻視	8 (5.7%)	33 (16.7%)**
憑依体験	10 (7.1%)	24 (12.1%)
体感幻覚	18 (12.9%)	21 (10.6%)
緊張病症状	7 (5.0%)	26 (13.1%)*
躁症状	7 (2.1%)	58 (29.3%)**
うつ症状	15 (10.7%)	73 (36.9%)**

χ^2検定 ** $p<0.01$, * $p<0.05$ （分裂病との比較）
Fisherの直接確率 ++ $p<0.01$, + $p<0.05$
（分裂病との比較）

分裂病症状には妄想から幻覚へという長期的な変遷が見られ，とりわけ急性増悪期に妄想知覚が出現すると指摘している。彼らは単一精神病の観点から，疾患単位を考慮することなく，症状の変化を考えている。そして，急性期には妄想症状が多く，慢性化するにつれて幻覚が多く認められるようになるとし，自我障害は幻覚と密接な関係を持って出現するとしている。たしかに我々の結果でも，長期的経過を視野に入れると，分裂病と非定型精神病とは分裂病性疾患の慢性病像と急性病像とを見ているのにすぎないのかも知れない。

しかしながら，満田は繰り返し，非定型精神病と分裂病との間には「幻覚にしろ妄想にしろ，その本質的な差異が存在するはず」であり，「臨床のプロ」はそれを見つけ出さなければならないと我々に語っていた。確かに，病因的な相違と対応する精神病理学的特徴が将来，臨床観察によって明らかにされうるかも知れないが，残念ながら，診断に寄与するこのような臨床所見はいまだに見いだされてはいない。現在のところ，評者間での不一致の原因ともなり，信頼性に乏しいとされる意識の変容や人格の退行などを，臨床の場面で慎重に評価していく作業が重要であろう。ちなみに，我々の結果によれば[13]，分裂病と非定型精神病との間にある明確な差違は，意識変容体験の有無であり，その他の症状では，幻視，緊張病症状，躁うつ症状などに差異が認められている。

5. 急性精神病の亜型と非定型精神病

非定型精神病は，その概念的成立の経緯から見ても，さらにいくつかの疾患に分類される可能性がある。表4は，非定型精神病をICD-10によっていくつかの亜型に分類し，臨床データを分裂病と比較したものである。ここで注目されるのは，F23.0とF23.2の両亜型が，家族負因は少ないものの，発症の誘因がきわめて多いという類似の所見

表4 精神分裂病と非定型精神病および急性精神病亜型間の臨床データの比較

	F23.0 N=30	F23.1 N=54	F23.2 N=25	F25 N=29	急性精神病の遷延型 N=45	非定型精神病 N=198	精神分裂病 N=140
性比（女性%）	66.7%	70.4% *	68.0%	65.5%	64.4%	66.2% *	54.3%
教育歴（大卒以上%）[a]	(N=21)	(N=51)	(N=24)	(N=25)	(N=34)	(N=168)	(N=114)
	38.1%	23.5%	25.0%	32.0%	32.4%	31.0%	22.8%
結婚歴（%）	53.3%**	72.2% **	64.0%*	55.2%**	53.3%**	61.6% **	25.0%
発症年齢（平均±SD）	31.2±10.6 ##	31.2±10.0 ##	34.0±10.9 ##	30.9±12.6 ##	26.2± 9.3	30.2%±8.3 ##	23.2±8.0
男性	28.2± 7.2 #	28.1±10.2 ##	35.0± 6.3 #	23.2± 6.2	21.9± 4.8	27.1%±6.4 ##	21.9±6.4
女性	32.5±11.5 ##	32.6± 9.5 ##	33.5±12.4 ##	35.0±13.2 ##	28.6±10.3	31.9%±9.6 ##	24.2±9.6
初回発症時の誘因	73.3%**	51.9% **	76.0% **	55.2%**	24.4% **	53.0% **	9.3%
家族歴（一級親族）[a]	(N=23)	(N=47)	(N=18)	(N=26)	(N=37)	(N=164)	(N=122)
なんらかの精神障害	17.4%	51.1%**	16.7%	34.6%	32.4%	34.1%	24.6%
精神病性障害	8.7%	25.5%*	11.1%	15.4%	18.9%	17.7%	12.3%
感情障害	8.7%	6.4%	0.0%	11.5%	2.7%	6.1%	2.5%

χ^2 test： ** $p<0.01$, * $p<0.05$ （分裂病との比較）
Wilcoxon test： ## $p<0.01$, # $p<0.05$ （分裂病との比較）
[a] 病歴に記載のない患者は除外している

を示していることである。これらは、従来反応性精神病と呼称された病型を多く含むものなのであろう。一方、F23.1 は、分裂病と比べて、誘因とともに家族負因も有意に多く認められる。この結果を見ると、この病型が非定型精神病の中核群と考えられなくもない。このように、ICD-10 で亜型間の相違を見ると、急性精神病は発症に大きく心因が関与する病型と、遺伝性素因が主として関与する病型に2分されるようであり、さらには再発を繰り返しなんらかの「欠陥」を示すに至る非系統性分裂病（レオンハルト）あるいは中間型（満田）を加えると、少なくとも3つの亜型に分類されるのではないかと思われる。残念ながら、我々のこの研究は厳密な遺伝研究ではなく、豊田[29]らが試みたような、さらに詳しい遺伝負因の調査を併せて、さらなる細分類の可能性を考える必要があろう。

6. 非定型精神病の病因・病態研究

非定型精神病の診断が問題になるのは、いまだに病因・病態が不明であることに起因する。しかしながら、臨床遺伝学的研究の他にも、わずかながら非定型精神病の存在を示唆する生物学的研究のデータが蓄積されてきている。周知のように満田は、遺伝型（genotype）と現象型（phenotype）、すなわち疾患の始まりと終わりとを対象に研究を行ったのであるが、この遺伝型と現象型とを結ぶ病態発生（phenogenesis）に関する研究が、これまでも様々な方法を用いて追求されてきた。鳩谷や野村らは周期性精神病の研究[6]から、素質としての間脳-下垂体系の機能的低格性を推測しているが、福田ら[3]は、ESやメコリルテスト、それに脳波を用いて、非定型精神病が自律神経系の不安定性と過剰反応性並びに可逆性の特徴を有し、自立的不安定性（autochton-labil）の体質と共に、反応的不安定性（reaktiv-labil）の一面をも共有するとしている。我々もまた、これらの研究に続いて画像診断的あるいは精神生理学的研究を行い、分裂病と非定型精神病との間には形態的および機能的な差異が存在することを示唆してきた[17]。とりわけ SPECT による研究では、分裂病において ^{123}I-IMP の集積低下所見を前頭領域に、一方、非定型精神病では右側視床領域に認めている[27]。この「低下」所見は、分裂病の背後に人格の退行過程を、非定型精神病の背後に意識の障害を仮定する満田の見解に符合しているように思われ、興味深いものであった。さらに、我々が行っている事象関連電位（P300）の研究[26]でも、平均振幅における有意な減衰を分裂病で認め、一方、非定型精神病では認められなかった。小島らの方法に基づく探索眼球運動の研究[2]では、非定型精神病は分裂病よりも有意に高い反応的探索スコアを認めている。

我々は、非定型精神病の存在を示唆する所見が少しずつ集積していることに自信を深めながら、さらに確固とした証拠を求めて研究を続けている。そして、得られた生物学的データによってクラスター分類を行い、その結果を我々の臨床診断と比較して、常にその診断の妥当性を検討してきた。そして、内因性精神病がいくつかの疾患に分かれる可能性を指摘しながらも、現在の時点では、少なくとも分裂病と非定型精神病の2つのグループに分類しておくことが妥当であると考えている[17]。

おわりに

ICD-10 を用いて非定型精神病を再分類し、非定型精神病の臨床的特徴を検討した結果を紹介した。そして、満田の非定型精神病が病因的分類を

志向し，一方，ICD-10は類型学的分類にとどまっていることが両者の基本的な相違であることを指摘した．内因性精神病の分類に関しては，今後，生物学的研究の進展の中から新たな枠組みが呈示されることになると思われるが，そこでは，非定型精神病の研究を中心に議論がなされるであろう．

文　献

1) American Psychiatric Association：Diagnostic and statistical manual of mental disorders, 4th edn. APA, Washington DC, 1994.

2) 深津尚史，深津栄子，関根建夫，立花憲一郎，林拓二，大原　貢：精神分裂病と非定型精神病との探索眼球運動の相違について．第156回東海精神神経学会抄録集 10，1999.

3) Fukuda T, Matsuda Y：Comparative characteristics of the slow wave EEG autonomic function and clinical picture during and following EST in typical and atypical schizophrenia. Int Pharmacopsychiat 3：13-41, 1967.

4) 福田哲雄：国際シンポジウム「早発性痴呆100年」の印象．精神医学 39：895-897, 1997.

5) Fukuda T：On the diagnostic criteria of schizophrenia. In Fukuda T and Mitsuda H（Eds）：World issues in the problems of schizophrenic psychoses. Igaku-Shoin, Tokyo, pp 163-166, 1979.

6) Hatotani N, Nomura J（eds）：Neurobiology of periodic psychoses. Tokyo, 1983.

7) Hatotani N：The concept of 'atypical psychoses'：Special reference to its development in Japan. Psychiatry and Clini Neurosci 50：1-10, 1996.

8) Hayashi T, Kitou H, Kachi T Suga H, Ohara M：Multivariate analyses of brain imaging data from typical and atypical schizophrenic psychoses. In：Racagni G, Burunello N, Fukuda T（eds）Biological psychiatry. vol. 1 Elsevier, Amsterdam, pp 452-454, 1991.

9) Hayashi T, Watanabe T, Kitou H, Sekine T：Multivariate analyses of CT findings in typical schizophrenia and atypical psychosis. Jpn J Psychiatr Neurol 46：699-709, 1992.

10) Hayashi T, Suga H：^{123}I-IMP SPECT studies in typical schizophrenia and atypical psychosis. Neurol Psychiatry Brain Res 1：136-142, 1993.

11) 林　拓二，須賀英道，安藤琢弥，松岡尚子：分裂病と非定型精神病（満田）の発症年齢と性差について．精神医学 37：1255-1263, 1995.

12) 林　拓二，安藤琢弥，松岡尚子，須賀英道：分裂病と非定型精神病（満田）の負因と誘因の相違について．愛知医大誌 23：321-331, 1995.

13) 林　拓二，安藤琢弥，松岡尚子，須賀英道：分裂病と非定型精神病（満田）の精神症状と経過について．精神医学 38：27-35, 1996.

14) Hayashi T, Hotta N, Fukatsu N, Suga H：Clinical and socio-demographic studies of atypical psychoses using ICD-10 criteria. Neurol Psychiatry Brain research 6：147-154, 1998.

15) Hayashi T, Hotta N, Suga H, Andoh M, Ohara M：Are protracted-type acute psychoses really schizophrenia? Neurol Psychiatry Brain research 6：167-176, 1999.

16) 林　拓二，堀田典裕，須賀英道，安藤琢弥，大原　貢：遷延性経過を示す急性精神病について－ICD-10による3症例の検討－．臨床精神医学 28：1147-1157, 1999.

17) 林　拓二，須賀英道，堀田典裕：非定型精神病の画像診断的研究．現代医学 46：339-343, 1999.

18) Hayashi T, Hotta N, Andoh T, Mori M, Fukatsu N, Suga H：Magnetic resonance imaging findings in schizophrenia and atypical psychoses. In：Franzek E, Rüther E, Beckmann H, Ungvari GS（eds.）Progress in differentiated psychopathology. University Press, Würzburg（in press），2000.

19) 岩井一正，石原さかえ：分裂病症状の長期経過的な変遷，内因性精神病の経過力動に関する研究 2．精神医学 35：1183-1190, 1993.

20) Leonhard K：Aufteilung der endogenen Psychosen und ihre differenzierte Ätiologie. Thieme, Stuttgart, 1995.

21) 満田久敏：精神分裂病の遺伝臨床的研究．精神経誌 46：298-362, 1942.

22) 満田久敏：非定型精神病の概念．精神医学 3：967-969, 1961.
23) Mitsuda H：Some note on the nosological classification of the endogenous psychoses, with special reference to the so-called atypical psychoses. In Mitsuda H and Fukuda T (Eds)：Biological mechanisms of schizophrenia and schizophrenia-like psychoses. Igaku-Shoin, Tokyo, pp 1-9, 1974.
24) Mitsuda H：Clinical-genetic view on the biology of the schizophrenias. In：Fukuda T and Mitsuda H (Eds)：World issues in the problems of schizophrenic psychoses. Igaku-Shoin, Tokyo, pp 121-124, 1979.
25) Schneider K：Klinische Psychopathologie. Thieme, Stuttgart, 1971.
26) 関根建夫，立花憲一郎，深津尚史，深津栄子，堀田典裕，林　拓二，大原　貢：分裂病性精神病の事象関連電位（P300）について．第156回東海精神神経学会抄録集 10, 1999.
27) Suga H, Hayashi T, Ohara M：Single Photon Emission Computed Tomography (SPECT) findings using N-isopropyl-p-[^{123}I]iodoamphetamine (^{123}I-IMP) in schizophrenia and atypical psychosis. Jpn J Psychiatr Neurol 48：833-848, 1994.
28) 須賀英道，林　拓二，堀田典裕，大原　貢，安藤琢弥：内因性精神病の中での「非定型精神病」の位置づけについて－DSM-Ⅳによる診断の統計的比較から．第19回日本精神科診断学会総会予稿集，67, 1999.
29) Toyoda K, Yoneda H, Asaba H, Sakai T：Subclassification of atypical psychosis. Bull Osaka Med College 34：49-60, 1988.
30) World Health Organization：The ICD-10 Classification of Mental and Behavioural Disorders：Clinical descriptions and diagnostic guidelines. WHO, Geneva, 1992.

（初出）　林　拓二，須賀英道，堀田典裕，深津尚史，関根建夫：非定型精神病と操作的診断基準．精神科治療学 15：511-518, 2000.

II. 遷延性経過を示す急性精神病について —ICD-10による3症例の検討—

はじめに

　精神分裂病にも躁うつ病にも分類しがたい精神病症例をどのように理解するかについて，いまだに多くの議論がなされている。この中間的な症例をも分裂病か躁うつ病のどちらかに含める立場は，クレペリン（Kraepelin E）[14]以降もなお一般的であり，シュナイダー（Schneider K）[20]がその多くを分裂病に含めたのに対し，近年の操作的診断学[1,23]はこれらを躁うつ病に含めて考える傾向にあると言えよう。また，これらを両者の遺伝的な合併と見なして混合精神病との名称を使用するクレッチマー（Kretchmer E）[15]の立場もあるが，いずれにしても，内因性精神病を分裂病と躁うつ病とに2分するクレペリンの2分律を越えるものではない。しかし，満田[17,18]やレオンハルト（Leonhard K）[16]らは，それらを第3の独立した疾患と考え，非定型精神病や類循環性精神病などの名称を使用している。

　このように，非定型精神病は分裂病と躁うつ病の中間的な色彩の病像を示すものであり，発症は急性で，その経過は一過性ないし周期性であって，予後は良好であるとされる。しかし，必ずしも完全に治癒するとは限らず，なかには再燃を繰り返すにつれその病相期間が遷延化したり，また何らかの欠陥状態を示す症例もまれならず見られる。このような症例は一般には分裂病と考えられることが多く，国際分類のICD-10によれば，たとえ急性に発症しても，その分裂病症状が1ヵ月を超えて遷延し持続すれば分裂病の診断に変更される。しかし，レオンハルトによれば，周期性の経過をとる類循環性精神病に症状の持続期間は規定されておらず，周期性の経過から欠陥状態に陥る症例は非系統性分裂病として，系統性分裂病から分離している。満田はこのような症例を当初「中間型」と呼んで分裂病や非定型精神病とは区別していたが，その後，類似の遺伝様式を示すことから，非定型精神病と同一圏内の疾患とみなしている。

　我々[9,10,11]は，満田による非定型精神病の概念を再検討するために，1982年から1991年までの10年間に，精神病症状のために愛知医大精神科に入院した351名の患者を，従来診断とICD-10を用いて分類した。その結果，非定型精神病とされた198名の中で45名が，分裂病症状の遷延によってICD-10では分裂病と診断された。

　このような症例を，我々は「急性精神病の遷延型」と呼称し，その臨床的特徴について，分裂病や非定型精神病と比較検討した。さらに，性比，教育歴，結婚の有無，発症年例，初回入院時の誘因および遺伝負因の有無を検討し，この遷延型が分裂病とはかなり異なるものであることを見いだした。すなわち，分裂病よりも結婚している率が高く，発症前の全般的な社会適応状態はよい。また初回入院時に誘因を認めること多く，精神反応

性の不安定さが示唆される。家族負因については，この遷延型と分裂病との間に有意の差はないが，遷延型は分裂病に比べてやや高い精神病負因を示し，分裂病とは若干異なる遺伝傾向を示している。シュナイダーの一級症状は，分裂病よりも遷延型に多く認められたが，有意の差はなかった。しかし，妄想気分や躁うつ症状，それに意識障害で有意の差が認められた。これらは，非定型精神病の特徴と考えられるものであり，これらの症例を分裂病とするよりもやはり非定型精神病に近いと考える方が適当であろうと考えられた。

上記の結果を踏まえ，我々は具体的に3例の急性精神病の遷延型とされる症例を報告し，その臨床的特徴をさらに明らかにし，分裂病と非定型精神病の間にあるこのような症例の位置づけを検討したいと思う。なお，症例は我々が一貫して10数年の経過を観察した症例の中から選んでいる。

1. 症例

症例1，47歳，女性

家族歴：同胞は3人，兄と弟がいる。母は28歳（患者3歳時）と46歳（同21歳時）の時に精神変調をきたして精神病院に入院した。被害関係妄想や幻聴が認められ，初回は2ヵ月で寛解，2回目の入院時は奇声を発するなど精神運動性興奮が著しく，拒食が続き，身体的な衰弱から褥創を生じるほどであったが，約4ヵ月の経過で寛解した。この間，意識障害が常に疑われ，寛解後には入院時のことは覚えていないと述べている。その後，再発はみられていない。弟は定時制高校を中退した後，転々と仕事をかえたが，23歳頃から自閉的となり，空笑がみられ，精神病院に入院した。結局，4回入退院を繰り返した後，顕著な変化はないまま退院した。32歳の時，空笑・独語が激しく，また，拒食により顕著な身体衰弱に陥ったため，精神病院に入院する。入院時は昏迷状態でカタレプシーも認められた。2週間後には昏迷状態を脱したが，意欲低下，感情鈍麻の傾向が見られ，1年後に他の精神病院に転院した。44歳の時点でなお入院治療中である。その他，母親の兄弟に精神遅滞者がいる。

生活歴：病前性格はわがままで自己中心的である。田舎の女子高を卒業後，4年間店員として働き，22歳の時に結婚した。

臨床経過：27歳時，幻聴を訴えだし，「人の顔がいままでと違い，変な格好をした人がいっぱいいる」という。そして「自分も怪物になったような気分」になり，「怖い怖い」と叫びながら町中を走り回ったため，某精神病院に入院した。入院中，「現実と空想がごちゃまぜ」になっていたというが，まもなく軽快し退院している。

34歳時，妊娠9ヵ月であったが，突然，「今すぐに死のう」と夫の首を絞めようとした。しかし，その後すぐ「私，どんなこといったの，何をしていたの」と言い，全く何も覚えていないようであった。また，眼瞼の細かな痙攣が生じ，奇妙な表情を示すようになったので，産科医から鎮静剤の投与を受けた。しかし，寝るのが怖いといい，頻回にトイレに行き呆然と座っていた。そのうちに，強直―間代性の痙攣発作が出現し，口より泡を出し，血液の混入もみられた。その後も興奮が続いたため，精神科に入院した。

入院時の検査で，血液生化学的所見や脳波に異常はなかった。入院後も，困惑し呆然としているかと思うと不安状態となり，突然奇声をあげて「怖い，お化けがくる」といい，看護婦をたたいたり，急に泣いたりして落ちつかなかった。そこで，少量の抗精神薬を処方したところ，翌日には

平静となった。患者はこの時のことを「夢だったみたい」と述べている。2週間後、産科に転科して無事女児を出産した。

　35歳の時、育児に悩み、自殺しようと家出した。そこで、心配した夫に連れられて、3回目の入院となった。気分はおおむね抑うつ的であるも、「心臓が爆発する、団地が爆発する」などの奇妙な発言があり、また幻聴の存在が疑われる発言も認められた。抗うつ薬を投与したところ、症状は次第に軽快して退院となった。

　しかし、37歳時にも再び、夫が家事や育児を手伝わないといい、頻回に夫の会社に電話するようになった。そして、深夜、突然「死にたい、胸が苦しい、動悸がする、頭が狂いそうだ」といい、自殺を図ったため、4回目の入院となった。入院時、意識は清明とは思われず、思考は散乱し「地獄の3丁目、子供が産まれる」など意味不明の発言を繰り返した。このような奇妙な言動はますます激しくなり、手を大きく上に上げて、何かをつかむような仕草をしたり、喉をかきむしるような格好を続け、問いかけても反応しない。また「神様の声が聞こえる」といったり、「おじいちゃんの声やおばあちゃんの声が自分を呼んでいる」という。そして「みんなが自分をいじめる」といっては興奮する。また、突然奇声をあげ、全裸で廊下を走り回ることもあった。さらに、自分の頬を叩き続け、歯肉から出血し、後で歯が抜けるほど歯を強くくいしばった。この状態が約3ヵ月間続いたあと、次第に軽快し退院した。後の診察で、この極期のことを患者は記憶してないといい、誰かが自分の歯に薬を塗ったために歯が抜けているのだと主張していた。

　この頃から、集中力が無くなったと訴え、表面的には活発で表情も明るいが、幾分子供っぽくなってきたように思われた。

　その後も、時々変調をきたし、38歳時には、「主人に殺される」といって警察を呼んだことがあった。また、抑うつ的になることも多く、39歳時にはまた、育児に自信が無くなった、家事ができないといい、自殺念慮をほのめかしたり、子供を殺して自殺しようとしたこともあった。

　40歳時、夫が浮気していると訴えて自ら希望して入院したが、入院後、幻聴が次第に顕著となり、積極的な治療にもかかわらず幻覚に左右され、「私は救世主だ、言うことを聞かないと罰が当たるよ」と大声で怒鳴ったり、「子供が産まれたはずよ、私の子どもを返して」といって興奮状態となった。このような状態は約2ヵ月間続いたが、次第に落ち着き、「私って、よく暴れていたんだね」といって笑うようにもなった。しかし、その後も一時昏迷状態に陥ったりして不安定な状態が続き、幻聴が完全に消失することはなかった。結局、9ヵ月間とかなり長期の入院ではあったが、寛解には至らず、家庭静養が可能な状態になったにすぎなかった。その後も幻聴は持続し、時に奇妙な言動があるも家事は出来ていた。幻聴が消失したのは退院後約3ヵ月後のことであった。

　その後も、43歳、44歳、47歳に計4回の病相が見られ、前回の病像とほぼ同様な急性錯乱状態を示したが、それぞれ4ヵ月、7ヵ月、2ヵ月、5ヵ月の分裂病症状の持続の後、完全寛解している。ただ44歳時には2回のけいれん発作が認められ、脳波検査を行ったものの異常所見は見いだせなかった。この間、外来では頻回に主治医に電話したり、手紙を書き送ってきたりしてやや多動、多弁な傾向を示した時もあるが、妄想的な内容はなく、文章の崩れも認められなかった。ただ、了解の悪さや児戯的傾向は認められる。しかし、現在、幻聴は全く消失しており、日常生活には支障なく、家事もこなしながら通院を続けている。この臨床

表1 臨床症状と経過およびICD-10による診断症例1，女性

入院	年齢	入院期間	病相期間	臨床症状	退院時の状態	ICD-10での診断
1	27	2M	1M	妄想知覚，被害関係妄想 夢幻様体験	完全寛解	分裂病症状を伴う急性多形性精神病性障害（F23.1）
2	34	2W	3D	けいれん，もうろう状態 （妊娠9M）	完全寛解	分裂病症状を伴わない急性多形性精神病性障害（F23.0）
3	35	2M	2M	抑うつ気分，被害関係妄想 罪業念慮，自殺念慮	軽うつ状態	精神病症状を伴う重症うつ病エピソード（F32.3）
4	37	3M	3M	自殺企図，興奮・錯乱 命令・指示性幻聴（約1M）	軽うつ状態	分裂病症状を伴う急性多形性精神病性障害（F23.1）
(外来)	39		短期間	軽うつ		
5	40	9M	12M	興奮・散乱，昏迷，被害・誇大妄想 命令・指示性幻声	幻声の持続	妄想型分裂病（F20.0）
(外来)	42		2W	軽躁		
6	43	3M	4M	興奮，指示性幻声	完全寛解	妄想型分裂病（F20.0）
7	44	6M	7M	興奮・錯乱，散乱，人物誤認	幻声の持続	妄想型分裂病（F20.0）
8	44	2M	2M	けいれん2回，命令・指示性幻声 拒食，拒絶症	完全寛解	分裂病症状を伴う急性多形性精神病性障害（F23.1）
9	47	5M	5M	興奮・錯乱，衝動行為 命令・指示性幻声	完全寛解 （児戯的な傾向）	妄想型分裂病（F20.0）

経過は，表1にまとめておいた。

症例2，36歳，男性

家族歴：同胞7人中の第5子として出生。長姉は30歳の時に躁状態となり入院して以来，計3回の入院歴がある。多弁，多動，思考散乱の傾向を示すが，明らかな幻覚妄想は認められなかった。弟は，20歳頃より家庭内での暴力が認められ，24歳頃より不眠，独語，焦燥感が出現，26歳時には幻聴や自殺念慮が出現，拒食や昏迷様状態になることもあり，精神病院へは計6回入院している。妹もまた，幻覚妄想状態で計3回の入院歴があるが，いずれも2ヵ月以内の入院で完全寛解している。

生活歴：おとなしい性格で，調理師として熱心に仕事をしていた。

臨床経過：22歳時，交通事故で入院中に突然幻聴が出現，恐くなり2階の病室から飛び降りたことがある。23歳時にも幻聴が出現したが，治療することもなく短期間で消失している。

26歳時には，「体が宙に浮く感じ」を訴えていたが，次第に「大勢の人の声が自分に恐い内容を喋ってくる」と言い病院を受診した。外来で投薬を受けるも，突然母親の首を絞めたり，裸足で外に飛び出したりするために入院となった。入院後も奇異な言動が見られ，考えもまとまらず，呆っ

として過ごすことが約1週間ほど続いた。その後，次第に口数も増え，奇異な言動も見られなくなって退院した。この間の事を，患者は「世界で戦争が起きるような気がした。夢の中の出来事のようだった」と述懐している。

その後，通院を続けていたが，29歳の時に再び不安困惑状態となり，ほとんど喋らず，食事もとらない状態が続いた後，躁状態となり，多弁・多動となったが，命令性の幻聴も活発に認められた。この状態は約5ヵ月間続いたが，入院することなく次第に軽快した。

32歳になると，幻聴がかなり長期に持続するとともに，時に多弁・多動の軽躁状態となったり，焦燥，不安感を訴えたりするため，本人の希望で入院となった。入院後は「死ぬのが怖い」と言って，漠然とした不安感を訴えていたが，幻聴は速やかに消失した。この入院期間は3週間ほどであったが，入院前の病相を含めるとその期間は約7ヵ月に及んでいた。寛解退院後，患者は姉の主人の経営する造園会社に勤めた。

33歳時，患者は仕事中に呆っとするようになり，怪我する事が多くなったため，3回目の入院となった。入院時は亜昏迷状態で，時々質問に答えるものの，「何かが聞こえる」と言うだけで呆っとしており，食事，入浴，更衣のすべてに介助が必要であった。その後，次第に多弁となったが，幻聴はなお認められた。しかし，幻聴に左右されることはなかった。家族の希望により一時退院したが，退院後も落ち着かず，見知らぬ人に一方的に喋り続けるために，まもなく入院となった。入院時は多弁・多動の躁状態であり，落ち着きなく大きな声で喋りまわり，自分はゼネコンの社長だとか，有名になって衆議院議員になる等，誇大的な言動がみられた。しかし，これも次第に落ち着き，完全寛解して退院した。その後，37歳時にも昏迷状態で入院し，退院後まもなく躁性錯乱状態となっている。表2は，本症例の経過をまとめたものである。

表2　臨床症状と経過およびICD-10による診断症例2，男性

入院	年齢	入院期間	病相期間	臨床症状	退院時の状態	ICD-10での診断
(外来)	22	短期間		命令・指示性幻声 衝動行為，自殺企図		他の急性一過性精神病性障害（F23.8）
(外来)	23	短期間		指示性幻声		他の急性一過性精神病性障害（F23.8）
1	26	2.5M	1M	夢幻様状態，対話性幻声	完全寛解	分裂病症状を伴わない急性多形成精神病性障害（F23.0）
(外来)	29		5M	拒食，不安・困惑，思考化声 命令性幻声，支離滅裂		妄想型分裂病（F20.0）
2	32	3W	7M	軽躁・多弁，不安・困惑 思考化声，命令性幻声	完全寛解	妄想型分裂病（F20.0）
3/4	33	2.5M	6M	混迷から軽躁へ，なんらかの幻聴 多弁傾向で退院，まもなく再入院 躁状態，妄想着想，幻声	完全寛解	分裂感情障害（F25）
5/6	37	6M	6M	混迷，不安・困惑，妄想気分 退院後まもなく再燃，躁性錯乱	（入院治療中）	他の非器質性精神病性障害（F28）

症例3，29歳，男性

家族歴：同胞は3人で，姉が2人いる。長姉は中学時代の潔癖性が，次第に強迫的に手を洗うようになり，いくつかの病院で治療を受けるも改善していない。しかし，幻覚や妄想などの病的な体験は認められていない。父親の姉は，41歳時，家庭内の葛藤を契機に不安興奮状態となり精神病院に2週間ほど入院する。その後，43歳時に「観音様のお告げがいろいろ聞こえてくる」と言い，不眠，多弁，興奮状態となり入院するが，短期間で寛解している。その後も，躁状態や幻覚妄想状態のため計6回の入院歴がある。その他，父方の祖父の妹が自殺している。

生活歴：元来，明朗な性格だったが，14歳頃から粗暴な行為が目立つようになる。

臨床経過：発症は15歳。活発な幻覚妄想による興奮状態のため，某精神病院に入院，その後，関連の病院に転院している。この間，入院期間は計7ヵ月に及び，病相期間も約5ヵ月となったが，軽い不安を訴えるだけとなり退院した。

23歳時に再び精神的変調を来した。「某国のスパイに命を狙われている」「自分の周囲の様子がすっかり変わって恐ろしい」などと妄想的な内容の話を喋り，被害的な内容の幻聴も認め，3回目の入院となった。入院後は，幻覚妄想状態で興奮も強いため隔離が必要であった。硬い表情であたりをキョロキョロ見回しながら一方的に喋り続け，思考散乱の傾向を示し，理解しがたい発言が多く見られた。しかし，この病相は約3ヵ月で寛解した。

その後，アルバイトなどをして過ごしていたが，26歳時に独語，空笑が目立ち始め，家族に対しても攻撃的で興奮も著しくなったために入院した。明らかな幻聴は認めないものの，「自分が社会にいると外国のスパイが………影響が大きいので，自分は入院している」「テレビの中の人物が自分をみてびっくりした顔をする，自分に話しかけてくる」などと喋り続けた。また興奮しやすく，たびたび他の患者に暴力を振るうこともあった。しかし，その興奮も次第におさまり，約4ヵ月で退院となった。その後の診察で，患者は「夢の中の出来事のようだった」と語っている。その後も，「見られているような気がする」など訴え，27歳の時に2回入院しているが，いずれも短期間で寛解した。

しかし，28歳時には，「頭が冴える，悪くなる前のようだ」と入院を希望したため，入院して経過を見たが，次第に精神運動性興奮の著しい幻覚妄想状態に陥り，あらゆる治療もその進行を阻止し得なかった。「自分は厚生省とつながっている」「俺は超能力者」「俺は勝海舟の生まれ変わり」等の誇大的な発言が多く，易刺激的で誰かまわず罵声を浴びせ，威嚇的な態度を示した。しかし，この状態も次第に落ちつき，完全寛解で退院した。

その後，「頭に象が乗っているように重い」「イライラして仕方がない」と言ったり，「女性の声で非難されているように感じる」といって，2回入院したが，いずれも短期間で軽快，退院した。退院後は外来通院を続け，家業の手伝いをしながら生活している。この症例の経過は，表3にまとめている。

2. 考察

周知のように，国際分類であるICD-10[23]もまた，米国の診断基準であるDSM-IV[1]と同様，精神症状とその持続期間から疾病分類を行い，分裂病症状の持続が1ヵ月を超えると分裂病に診断の変更がなされるなど，きわめて機械的な処理が行

表3 臨床症状と経過およびICD-10による診断 症例3，男性

入院	年齢	入院期間	病相期間	臨床症状	退院時の状態	ICD-10での診断
1/2	15	7M	5M	興奮，支離滅裂，幻声	完全寛解（軽い不安）	妄想型分裂病（F20.0）
3	23	5M	3M	興奮，妄想気分，妄想着想 被害的幻声	完全寛解	妄想型分裂病（F20.0）
4	26	4M	4M	興奮，妄想知覚，妄想気分 対話性幻声	完全寛解	妄想型分裂病（F20.0）
5	27	2M	2M	軽躁状態，関係妄想	完全寛解（軽い不安）	妄想を主とする他の急性精神病性障害（F23.3）
6	27	9M	2W	被害・関係妄想，妄想知覚	完全寛解	妄想を主とする他の急性精神病性障害（F23.3）
7	28	6M	3M	頭が冴える，幻覚妄想状態 支離滅裂，興奮	完全寛解	妄想型分裂病（F20.0）
8	28	1M	2W	抑うつ・不安，頭重感	完全寛解	混合性不安抑うつ性障害（F41.2）
9	29	1M	1W	被害的幻声，関係妄想	完全寛解	分裂病症状を伴う急性多形性精神病性障害（F23.1）
10	31	2W	2W	不安，脅迫症状	完全寛解（軽佻な傾向）	他の混合性不安障害（F41.3）

われるために，満田による非定型精神病[17]や，あるいはレオンハルトの類循環性精神病[16]なども，ICD-10では分裂病とされる症例が少なくない。このような症例が，いかなる特徴を有しているかについては，既に，多数例での統計的な検討を行っている[13]が，本稿では，具体的な症例を呈示して，個々のエピソードと家族内精神病の検討を行った。

ICD-10は，基本的に個々のエピソードを診断するため，そのエピソードの特徴を把握するのに適している。しかし，疾病学的な立場での研究においては，疾病の全経過を視野に入れた「生涯診断」が必要であり，とりわけ我々が非定型精神病と称する急性精神病の場合，再発することが多い上に，さらにその病相ごとに病像が異なることも多いことから，エピソードごとに異なった複数の診断が得られることとなり，どのような診断名でこの症例を表現するかが問題となってくる。たしかに，ICD-10でも，患者の全体像を見渡す際の「生涯診断」について言及しているが，その明確な規定はなされていない。しかし，複数の診断がある場合は，原則的にコード番号の若い診断から記載することが提唱されており，診断に対するこのような階層構造を認めるならば，「生涯診断」もまたコード番号の若い診断によって代表させるべきなのであろう。この場合，複数の病相診断が得られた際には，うつ病エピソード（F32）よりも分裂感情障害（F25）を優先し，分裂感情障害よりも分裂病（F20）の診断を用いることとなる。このようにして，我々は症例ごとにエピソードの診断を行い，さらにその症例を代表する診断として「生涯診断」を決定した。

満田による定型分裂病は，一般に慢性進行性の経過をとって，幻覚や妄想などの分裂病症状は長期に持続することが多い。一方，非定型精神病は，発病の初期には感情病症状が認められて躁病やうつ病とされるものの，その後の疾病の経過とともに分裂病症状が出現し，ICD-10では分裂感情病，あるいは分裂病とされる症例も少なくない。このような症例は，出世魚の「ブリ」がその名称を変える様子に類似している。「ブリ」はその成熟段階や魚体の大小によって「イナダ」とか「ハマチ」と呼称されるが，本質的には「ブリ」である。「非定型精神病」もまた，疾患の経過中にその姿形を変えるにしても，その本質は「非定型精神病」であり，その時々の症状に従って診断される「躁病」や「うつ病」，あるいは「分裂感情病」，さらには「分裂病」などとは異なるものである。ここが，症状論のレベルでの診断と疾病論のレベルで行われる診断との分岐となる所であり，満田の分類は後者の立場を意図しているのである。そこでは，満田が行った詳細な臨床遺伝研究が基本にあり，定型分裂病と非定型精神病の遺伝様式や家系内の精神病の調査から，それぞれの精神病の疾病学的独立性が推測されているのである。

症例1は，9回の入院のうち妄想型分裂病（F20.0）とされる病相が4回あるために，ICD-10により一つの診断を与えるとすれば「分裂病」となろう。しかし，気分障害（F3）のエピソードが1回，急性一過性精神病（F23）もまた4回認められる。しかも，2回目の入院時では，けいれん発作が認められている。その際，脳波異常は認められず，妊娠9ヵ月でもあり子癇が疑われたが，腎機能などの身体的な異常所見は確認されなかった。さらに，第8回めの入院時にも強直間代性の痙攣発作が2回認められている。この時もまた，身体的疾患は認められず，脳波検査にも異常はな

かった。そこで，この症例ではけいれん閾値の低下が想定され，素因として「てんかん」との何らかの関係が疑われる。てんかんと非定型精神病との関連は，満田[17]や福田[4]らによってこれまでも繰り返し議論されてきた。そして，病相を繰り返すにつれ特異な性格変化を示す症例を呈示し，これらはてんかんの本態変化（Wesensänderung）に類似するとしている。我々の症例もまた，次第に児戯的傾向を強めてはいるが，分裂病性欠陥像とは趣を異にしている。レオンハルトによれば，この症例はまず非系統性分裂病と分類されるのであろう。

家族負因に関しては，症例1の母親は2回の病相が認められたがいずれも完全寛解している。初回は急性幻覚妄想状態でありICD-10では急性分裂病様精神病性障害（F23.1）とされようが，再発時の病像は興奮と昏迷を主とする緊張病症状と考えられ，その持続期間は3ヵ月以上であることから緊張型分裂病（F20.2）と解釈される。発端者の第5回目の病相時には，この母親ときわめて類似した病像が認められる点は興味深いところである。この症例の弟もまた，拒食及び顕著なカタレプシーなどの緊張病症状を呈しているが，その後の経過は母や姉とは異なり，症状の乏しい慢性の経過をとっていわゆる欠陥状態にとどまっている。診断的には緊張－破瓜型の分裂病と考えられ，ICD-10では鑑別不能型分裂病（F20.3）とされるであろう。しかし，その欠陥状態には自閉的傾向が少なく，言動が緩慢でやや児戯的な傾向を示し，満田の記載した中間型の欠陥像に似ていなくもない。このように，家族内の精神病をみると，弟の精神病が母や姉と病像の点で異なるものの，本質的には同じ疾患の表現型の相違とも見なすことが可能であろう。

症例2には，7回の病相が認められるが，その

うちの3回は入院することなく寛解している。現在なお治療中である今回の病相は，昏迷から錯乱状態へ急激に移行し，病相の長期化にかかわらず，幻覚妄想の存在は確認できなかった。そこで，ICD-10では他の非器質性精神病性障害（F28）に分類されるが，レオンハルトによれば，疑いなく類循環性精神病とされる症例であろう。この症例では，他に妄想型分裂病（F20.0）のエピソードが2回，急性一過性精神病（F23）が3回，分裂感情障害（F25）が1回認められ，ICD-10によれば分裂病となる。この症例の弟もまた，ICD-10では妄想型分裂病とされるが，頻回に入退院を繰り返し，妄想気分や人物誤認が見られ，意識清明とは言いがたい場合も認められる。また，分裂感情障害と診断されるエピソードもあり，疾病学的には，兄と同様な疾患と考えられる。姉は躁病のエピソードを繰り返し，うつ病の病相はないものの双極性感情障害（F31）と診断される。妹もまた急性一過性精神病のエピソードを繰り返しており，この家族における精神病は，共通の病因から発症すると考えられ，若干異なる病像を示すとしても，非定型精神病の表現型の相違であり，一連のスペクトルと考えてもよいであろう。

症例3の臨床経過を見れば，現在までに計10回の入院で9回のエピソードが認められている。そのうち，妄想型分裂病と診断されるものが4回認められ，また急性一過性精神病が3回と不安障害（F41）が2回数えられている。この症例もまた，レオンハルトによれば類循環性精神病と分類されよう。家族歴を見れば，父方の叔母が急性精神病にて入退院を繰り返しており，ICD-10によれば急性一過性精神病，あるいは，病相の持続が長ければ分裂病と分類されるかも知れない。いずれにせよ，これらは発端者の病像にきわめて類似していると言えよう。この症例の姉は，一般には強迫神経症とされ，ICD-10では強迫行為を主とする強迫性障害（F42.1）と見なされる。満田は，強迫神経症を定型分裂病のスペクトラムの中で考え，非定型精神病のスペクトラムとしては植物神経症を挙げているが，本症例の姉は，きわめて不安定な情動を特徴とし，爆発的な興奮を来すことも多く，性格的にはてんかん性性格に近く，強迫神経症としても周辺群に属するものと考えられる。それゆえに，この症例もまた，臨床症状の相違にかかわらず，病因的には非定型精神病との関連が充分に疑われるものであろう。

満田[18]によれば，非定型精神病の家族内精神病に定型分裂病は1例も認められず，一方，定型分裂病の家族内精神病には非定型精神病が1例も認められないと報告されている。今回，我々が呈示した症例では，たしかに，家族内精神病もその多くが急性精神病であり，分裂病症状が多少長期に持続するにせよ，本質的には非定型精神病と考えられよう。症例1の弟のように，まれではあるが分裂病に類似した者もあるが，必ずしも定型的な分裂病とは言い難い。しかし，分裂病と非定型精神病の本質的な区別は，症状のみから行うことは不可能であり，さらなる病因的な研究の発展がなければならない。我々は，これまでCTやSPECTを使用した脳の画像診断的な研究を行い，定型分裂病では前頭葉あるいは左側頭葉の器質的障害の可能性を，非定型精神病では右視床の機能的な障害の可能性を指摘してきた[6〜8,12,22]。さらに，非定型精神病の所見は，分裂病とは異なり，疾患の過程と平行する可能性をも指摘したが，脳の継時的な変化をMRIで検討した近年の研究[2,19]などとともに，両疾患の間の本質的な差異となるものかも知れない。レオンハルト学派による近年の精力的な研究[3,21]もまた，我々と同じような意図のもとに行われている。

我々がここで記載した3例を，もう一つの操作的診断基準であるDSM-Ⅳによって診断すると，症例1と2はやはり分裂病となるが，症例3は分裂病様障害とされる。この差異は，病相の持続期間の差に起因し，DSM-Ⅳでは，分裂病症状の持続が1ヵ月未満の場合には短期精神病とされ，1ヵ月以上の持続で6ヵ月を越えない場合に分裂病様障害とされ，6ヵ月以上の持続の場合に分裂病の診断が下される。しかし，この持続期間の差異は，疾患の本質にどれだけの意味があるのだろうか。ICD-10に比べて，DSM-Ⅳが，分裂病の基準として症状の持続期間をこのように長くとるのは，分裂病の概念を出来る限り狭く限定し，分裂病を純化しようとする意図ではあるが，症例1にせよ症例2にせよ，分裂病症状が6ヵ月を超えて持続しているにもかかわらず，その病像の多彩さと各病相の多様さをみた時，これを定型的な分裂病とはみなしがたい。やはり，これらの症例は，分裂病から分離し，ひとまず非定型精神病としておくのが妥当であろう。

操作的診断に関する議論はすでに多くの著者達によって行われ，その功罪についての冷静な判断がなされる時期にきている[5]。たしかに，この操作的診断学の登場により，混乱していた精神医学用語が厳密に定義しなおされ，各国各学派間での共通言語による比較検討が可能となった。また，精神疾患の診断と分類に関する臨床的な関心が引き起こされ，自然科学の一分野である医学としての精神医学においても，感性ではなく論理による分類が優先されるべきことが示された。しかし，この操作還元的な手法は，精神医学的認識を人工的で表面的なものにし，安易な受け入れによって精神医学が変質し，単純化してしまったきらいがなくもない。クレペリンが定式化を試みた成因－症状－経過－転帰－脳病理所見の一連の組合せで成立する疾患単位は，もちろん精神医学の領域においてはなお幻にすぎないが，我々精神科医を常に魅了し続ける目標ではある。我々は，操作的な手法による分類学の功績を十分に認識したうえで，それをさらに改善するためには，さらに詳細な臨床観察と精緻な症状記載，それに長期の経過観察を行い，病因的な考察を続けていくことが必要であると考えている。そのためには，満田やレオンハルトによるきわめて臨床的な疾病学的立場からの研究が必要なのであり，今なお混沌とした精神医学の領域には，彼らのような独自の視点からの研究が求められていると思われる。我々が行ってきた急性精神病の画像診断的研究は，操作的診断学の批判をしながらも[6~8]，精神疾患の分類を目指しているのであり，将来，これらの統合される時が，必ず訪れるであろうと期待しているのである。

まとめ

我々が非定型精神病と診断するものの，ICD-10では分裂病と診断される一群の症例の疾病学的位置づけを検討するため，多数例による分裂病との比較をするとともに，代表的な3症例を呈示してその特徴的所見を検討した。その結果，これらの症例では，繰り返される病相がきわめて多様であり，それぞれの病相に異なる診断が下される例も少なくなかった。また，家族内精神病には，定型的な分裂病症例がほとんど認められなかった。このような所見は，これらの症例が分裂病に類別されるよりも，やはり非定型精神病の遷延経過群として，その圏内にとどめておくほうが妥当であることを示している。

文　献

1) American Psychiatric Association : Diagnostic and

statistical manual of mental disorders, 4th edn. APA, Washington DC, 1994.
2) DeLisi LE, Sakuma M, Tew W, Kushner M, Hoff AL, Grimson R：Schizophrenia as a chronic active brain process：a study of progressive brain structural change subsequent to the onset of schizophrenia. Psychiatry Res 74：129-140, 1997.
3) Franzek E, Beckmann H：Die genetische Heterogenität der Schizophrenie. Nervenarzt 67：583-594, 1996.
4) Fukuda T：Atypical psychoses versus schizophrenia：A long-term personal follow-up results. Biol Psychiatry 42（suppl.）：196S, 1997.
5) 福田哲雄：国際シンポジウム「早発性痴呆100年」の印象．精神医学 39：895-897, 1997.
6) Hayashi T, Kitou H, Kachi T, Suga H, Ohara M：Multivariate analyses of brain imaging data from typical and atypical schizophrenic psychoses. In：Racagni G, Burunello N, Fukuda T（eds）Biological psychiatry. vol. 1 Elsevier, Amsterdam, pp 452-454, 1991.
7) Hayashi T, Watanabe T, Kitou H, Sekine T：Multivariate analyses of CT findings in typical schizophrenia and atypical psychosis. Jpn J Psychiatr Neurol 46：699-709, 1992.
8) Hayashi T, Suga H：[123]I-IMP SPECT studies in typical schizophrenia and atypical psychosis. Neurol Psychiatry Brain Res 1：136-142, 1993.
9) 林 拓二，須賀英道，安藤琢弥，松岡尚子：分裂病と非定型精神病（満田）の発症年齢と性差について．精神医学 37：1255-1263, 1995.
10) 林 拓二，安藤琢弥，松岡尚子，須賀英道：分裂病と非定型精神病（満田）の負因と誘因の相違について．愛知医大誌 23：321-331, 1995.
11) 林 拓二，安藤琢弥，松岡尚子，須賀英道：分裂病と非定型精神病（満田）の精神症状と経過について．精神医学 38：27-35, 1996.
12) Hayashi T, Suga H, Hotta N, Andoh T, Ohara M：Brain imaging approach to atypical psychoses. Biol Psychiatry 42（suppl.）：195S, 1997.
13) Hayashi T, Hotta N, Fukatsu N, Suga H：Clinical and socio-demographic studies of atypical psychoses using ICD-10 criteria. Neurol Psychiatry Brain research 6：147-154, 1998.
14) Kraepelin E：Psychiatrie：Ein Lehrbuch für Studierende und Ärzte.8 Aufl., Barth, Leipzig, 1913.
15) Kretschmer E：Körperbau und Charakter. Springer, Berlin, 1921.
16) Leonhard K：Aufteilung der endogenen Psychosen und ihre differenzierte Ätiologie. Thieme, Stuttgart, 1995.
17) 満田久敏：精神分裂病の遺伝臨床的研究．精神経誌 46：298-362, 1942.
18) Mitsuda H：Clinical-genetic view on the biology of the schizophrenias. In：Fukuda T and Mitsuda H（Eds）：World issues in the problems of schizophrenic psychoses. Igaku-Shoin, Tokyo, pp 121-124, 1979.
19) Nair TR, Christensen JD, Kingsbury SJ, Kumar NG, Terry WM, Garver DL：Progression of cerebroventricular enlargement and the subtyping of schizophrenia. Psychiatry Res 74：141-150, 1997.
20) Schneider K：Klinische Psychopathologie. Thieme, Stuttgart, 1971.
21) Strik WK：Specific P300-features in cycloid psychoses and schizophrenia.Biol Psychiatry 42（suppl.）：195S, 1997.
22) Suga H, Hayashi T, Ohara M：Single Photon Emission Computed Tomography（SPECT）findings using N-isopropyl-p-[123I]iodoamphetamine（123I-IMP）in schizophrenia and atypical psychosis. Jpn J Psychiatr Neurol 48：833-848, 1994.
23) World Health Organization：The ICD-10 Classification of Mental and Behavioural Disorders：Clinical descriptions and diagnostic guidelines. WHO, Geneva, 1992.

（初出）　林　拓二，他：遷延性経過を示す急性精神病について―ICD-10による3症例の検討―．臨床精神医学 28：1147-1157, 1999.

第4章 非定型精神病の症状学と経過研究

Ⅰ. 分裂病と非定型精神病（満田）の発症年齢と性差について

はじめに

我々はこれまで、CTやSPECTなどを用いた分裂病性精神病の画像診断学的研究を行い、非定型精神病と精神分裂病（以下、分裂病）の脳の形態学的および機能的な差異を検討し報告してきた[6,7,20]。しかし、この非定型精神病の概念は、今なお各研究者において若干の差異が見られ、必ずしも一致しているとはいい難い[21]。そこで、我々が日常的に行っている分裂病や非定型精神病の診断を、近年盛んとなっている操作的な方法を用いた分類、例えば国際分類であるICD-10[23]と対比させ、その関係を明らかにしておく必要があると思われる。そこで、我々はこの10年間に愛知医大へ入院した患者を対象に、分裂病性精神病の性比や発症年齢の性差、症状と経過、家族負因と誘因などの統計的な研究を行い、とりわけ非定型精神病の診断による差異の検討を行った。

今回報告するのは、この分裂病性精神病の性差と発症年齢の問題である。この問題については、すでに多くの著者による調査・研究がある[2,4]。それらの報告では、一般的に分裂病は男性に多いが、分裂感情障害などの非定型精神病は女性に多く見られ、それらの疾患の発症年齢は男性が女性よりも早いとしている[12,13]。しかし、少数ながらその性差は有意ではなかったとする報告もまた認められる[22]。たしかに、分裂病性精神病においては、性差が臨床症状、経過、治療への反応などに影響を与えていることは疑い得ないが、診断基準の相違によってその性差が変化する可能性も考えられよう。

この報告で我々が明らかにしたいことは以下の3点である。

1) 従来診断と日本版ICD-10による診断では、分裂病と非定型精神病の診断にどのような差異が生じるか。またそれぞれの診断によって、性比はどのように変化するのか。
2) これらの診断の相違により、発症年齢の性差にどのような差異が認められるか。
3) もし性差があるとすれば、どのような理由が考えられるのか。

以上の問題について、順次考察していきたいと思う。なお、精神症状と経過[8]や家族負因と誘因[9]については後述する。

1. 対象と方法

対象とした患者は、愛知医大精神科に1982年1月から1991年12月末までに入院した976名のうち、幻覚や妄想、あるいは精神病性の行動異常を示すものから、器質性精神病や症状性精神病、いわゆる身体に基盤がある精神病を除外した症例の

360名である．我々は，この中から，短期の入院などで病歴の詳細が不明なものを除き，最終的に351名を選択した．当然のことながら，ここには精神病症状を伴う躁病やうつ病，それに，程度の差はあれ錯乱症状を一過性に示す躁病もまた含まれている．これらの症例を，満田[16〜18]の記載に基づいた分類（以下，従来診断），ICD-10[23]および日本版ICD-10（JCM）[24]による分類を行って比較した．

ICD-10は，経過よりも横断面の症状に重点をおくシュナイダー（Schneider K）の影響を強く受けている．そのために，一級症状が1ヵ月を超えて持続すると分裂病の診断がなされるように，その分裂病診断の幅は他の多くの診断基準に比べて広くなる傾向が認められる．

日本版ICD-10は，藤縄らの厚生省精神保健医療研究「精神疾患の診断基準の作成に関する研究」班によるICD-10（JCM：Japanese Clinical Modification）第5版を使用した．この診断体系の特徴は，日本の精神科医が日常的に使用する非定型精神病を，ICD-10という操作的診断基準の中に取り込み，急性一過性精神病（F23）の主要病型と分裂感情障害（F25）とを一括して非定型精神病（JCM）としたことにある．しかし，一級症状が主たる症状である急性分裂病様精神病（F23.2）は分裂病性障害として非定型精神病（JCM）から除外されていて，従来診断の非定型精神病とは，その概念および診断の幅において若干相違するものである．

我々が日常臨床で用いる従来診断は，たしかにICD-10のような明確な診断基準を有してはいない．しかし，満田[18]あるいは福田[3]が繰り返し記載した非定型精神病の概念は，かなり明確な臨床的輪郭を持ったものである．経験ある臨床家であれば，判断に困る症例が若干あるにしても，その診断にさほどの困難を伴うことはない．そこでは，急性発症，挿間性ないし周期性の経過，一般的に良好な予後とともに，臨床像の多彩さと変動しやすさ，情動障害や活発な幻覚妄想体験，さらに錯乱ないし夢幻様の体験の混入が特徴的な臨床症状として挙げられている．我々はこのような諸特徴，すなわち横断面での臨床症状のみならず縦断面での経過などを総合的に判断しながら，分裂病と非定型精神病とを類別した．

発症年齢の確定は，患者本人のみならず，家族や知人の陳述から，幻覚や妄想，および奇異な行動異常の出現の時期をもって行った．そのため，グロス（Gross G）の述べる前哨症状群[5]や前駆症の出現時期を含んではいない．また，発症直後に必ずしも入院しているとは限らないため，初回入院年齢や初回治療年齢とは異なっている．

この報告の統計的解析には，必要に応じてウィルコクソン順位和検定を試みた．

2．結果

まず，全入院患者967名をICD-10によって分類した表を掲げておく．なお，各精神障害のあとの括弧に入れた英数字は，ICD-10のコード番号である．**表1**に見られるように，精神病性障害（F2）が352名（36.1％）と一番多く，気分障害（F3）が268名，神経症性障害（F4）が144名，器質性精神障害（F0）が99名と続いている．我々の病棟の病床数は65床と保護室2床であるが，構造上の関係から女性病床が多く，そのために，入院数も男女の比率が2：3で女性の方が多くなっている．

次に，本研究の対象患者351名をICD-10と従来診断とによってそれぞれ分類したのが**表2**と表

表1 愛知医大入院患者全資料（ICD-10による分類）

	総数	男	女
症状性を含む器質性精神障害（F0）	99 (10.1%)	43	56
薬物作用物質使用による精神および行動の障害（F1）	22 (22.5%)	16	6
精神分裂病、分裂病型障害および妄想性障害（F2）	352 (36.1%)	140	212
気分（感情）障害（F3）	268 (27.5%)	108	160
神経症性障害、ストレス関連障害および身体表現性障害（F4）	144 (14.8%)	50	94
生理的障害および身体的要因に関連した行動症候群（F5）	24 (2.5%)	2	22
成人の人格および行動の障害（F6）	25 (2.6%)	11	14
小児および青年期に通常発症する行動および情緒の障害（F9）	17 (1.7%)	7	10
神経系の障害（G）	25 (2.6%)	16	9
総計	976	393	583

表2 愛知医大入院全精神病資料（ICD-10による分類）

	総数	男	女	女/男比（修正値）
精神分裂病（F20）	170 (48.4%)	69	101	1.46 (0.98)
分裂病型障害（F21）	15 (4.3%)	11	4	0.36 (0.24)
持続性妄想性障害（F22）	5 (1.4%)	4	1	0.25 (0.17)
急性一過性精神病性障害（F23）	118 (33.6%)	38	80	2.11 (1.41)
分裂感情障害（F25）	29 (8.3%)	10	19	1.90 (1.27)
他の非器質性精神病性障害（F28）	1 (0.3%)	1	0	0.00 (0.00)
気分障害（F3）	13 (3.7%)	2	11	5.50 (3.69)
総計	351	135	216	1.60 (1.07)

表3 愛知医大入院全精神病資料（従来診断による分類）

	総数	男	女	女/男比（修正値）
精神分裂病	140 (39.9%)	64	76	1.19 (0.80)
非定型精神病	198 (56.4%)	67	131	1.96 (1.31)
妄想性疾患	5 (1.4%)	4	1	0.25 (0.17)
妄想性うつ病	6 (1.7%)	0	6	
躁うつ病	2 (0.6%)	0	2	
総計	351	135	216	1.60 (1.07)

3である．ICD-10の分類では，分裂病（F20）は170名（48.4％）と全体の約半数を占め，急性一過性精神病（F23）は118名（33.6％）となり，分裂感情障害（F25）を併せても，41.9％と分裂病より少ないが，従来診断では非定型精神病が198名（56.4％）と過半数を超え，分裂病の140名（39.9％）よりもはるかに多くなっている．

さらに注目すべきなのは両疾患の間の性比であ

る。従来診断の非定型精神病や，ICD-10の急性一過性精神病（F23）では，女性が男性の約2倍見られる。しかし，これを病棟構造により女性の入院が多くなる点を考慮に入れ，男女の総入院数により修正してみると，それぞれ1.3，1.4倍となり，女性の方が男性より多いもののその差は少なくなる。一方，従来診断の分裂病での修正値は0.8倍となり，女性よりも男性の比率がやや高くなっている。しかし，ICD-10の分裂病（F20）では男女がほぼ同数の割合となっている。

図1は，ICD-10の分類による精神障害の発症年齢を5歳毎に集計した値を図示している。分裂病（F20）は10歳台後半をピークにして20歳台では急激に減少するのに対し，急性一過性精神病（F23）は20歳台から30歳台前半までの発症が多いものの，40歳台から50歳台前半まで，なおだらかに発症の傾向が続いている。非定型精神病（JCM）もまた，ほぼ同じ傾向の発症パターンを示している。

図2は，従来診断による分裂病と非定型精神病の発症年齢を示している。ここに見られるように，非定型精神病の発症年齢は，分裂病と較べてやや遅い傾向が認められる。この図には，比較のために，ICD-10の感情障害（F3）の発症年齢を書き加えておいた。いわゆる躁うつ病やうつ病などの感情障害は，30歳台から40歳台をピークとする発症年齢を示していて，非定型精神病の発症年齢のパターンは，分裂病と感情障害の発症年齢のパターンとの中間に位置していると言えよう。これらの図に示さなかった，全精神病性疾患と感情障害（F3）の発症年齢の性差を表4にまとめておいた。ここで注目すべきなのは，感情障害には性差が認められないのに対し，精神病では，男性は女性に比べて平均年齢で約5年も発症が早く，男女の間に有意の差（$p < 0.05$）が見られることである。

表5と表6には，従来診断とICD-10の分類による各精神疾患の発症年齢を男女ごとに比較している。ここで明らかなように，非定型精神病の発症年齢は分裂病に比べると極めて遅く，分裂病にしろ非定型精神病にしろ，その発症は女性の方が極めて遅い。ICD-10による分裂病は，女性の発

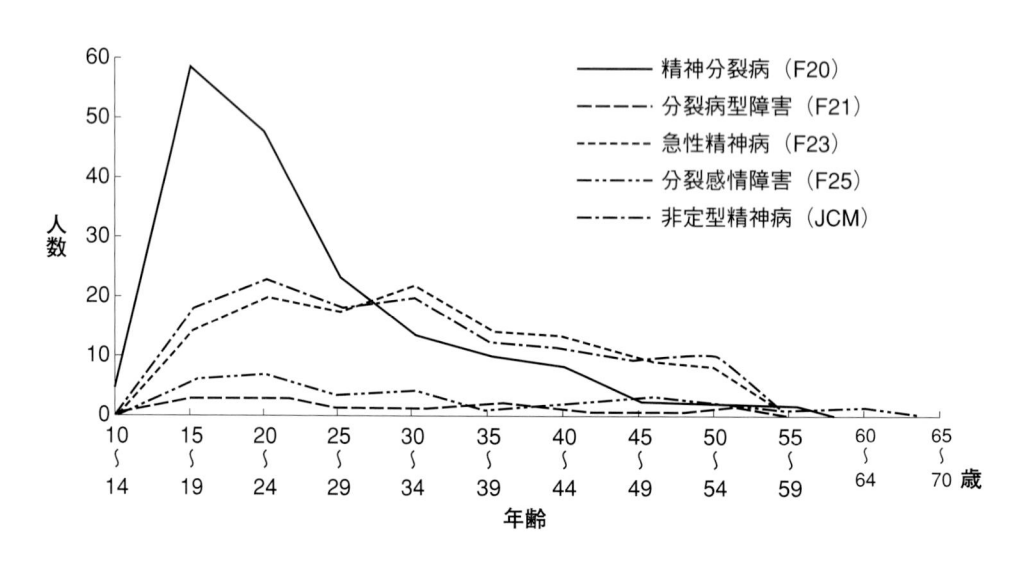

図1　精神障害の発症年齢（ICD-10による分類）

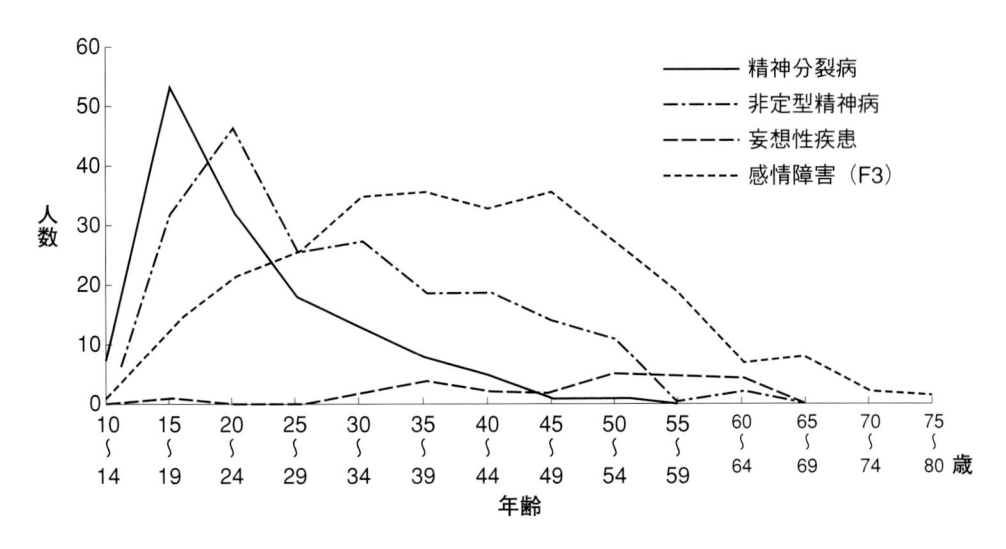

図2 精神疾患の発症年齢

表4 精神病性疾患と感情障害の発症年齢の性差

	総数	平均(歳)±標準偏差
精神病性疾患	351	27.9±11.0
男性	135	25.5±10.0*
女性	216	29.3±11.4
感情障害 (F3)	265	39.7±13.2
男性	107	39.8±11.2
女性	158	39.7±14.4

*$p < 0.05$ Wilcoxon順位和検定（男女間の比較）

表5 精神分裂病と非定型精神病の発症年齢の性差
　　―従来診断による分類―

	総数	平均(歳)±標準偏差
精神分裂病	140	23.2±8.3
男性	64	21.9±6.4
女性	76	24.2±9.6
非定型精神病	198	30.2±10.8
男性	67	27.1±9.2**
女性	131	31.9±11.2

**$p < 0.01$ Wilcoxon順位和検定（男女間の比較）

表6 精神分裂病と非定型精神病の発症年齢の性差
　　―ICD-10による分類―

	総数	平均(歳)±標準偏差
精神分裂病 (F20)	170	24.0±8.6
男性	69	21.7±5.3*
女性	101	25.6±10.0
非定型精神病 (JCM)	122	31.3±10.9
男性	40	28.0±9.8**
女性	82	33.0±11.1

*$p < 0.05$, **$p < 0.01$
Wilcoxon順位和検定（男女間の比較）

症年齢が男性と比べて有意に遅い（$p < 0.05$）が，従来診断の分裂病では，男女間に有意の差は認められない。一方，非定型精神病では，いずれの診断にしろ，男女間に明らかな有意差（$p < 0.01$）が認められた。

図3と図4は，分裂病と非定型精神病の発症年齢を，各診断において男女毎に図示している。両図を比較してわかるように，図3の分裂病が診断の差異や性の相違にもかかわらず，10歳台後半から20歳台前半をピークにしたかなり均質なカーブを描くのに対し，図4の非定型精神病では，いずれの診断にせよ，男性が20歳台前半に発症のピークを示して，なだらかな曲線を示す他に，JCMの女性の非定型精神病では30歳台前半にピークがあ

り，従来診断の女性の非定型精神病でもまた30歳台前半に第2のピークが見られ，40歳台にもかなり多くの発症が認められ，非定型精神病の女性ではかなり多様なカーブが認められる。非定型精神病における発症年齢の有意の性差は，このことを反映しているのであろう。なお，**表6**で認められるICD-10の分裂病の性差は，40歳前後に女性の発症が若干多く見られることによるものと思われる。

図5と**図6**に示したのは，遺伝負因の有無により，各精神疾患の発症年齢がどのような影響を受けるかを示したものである。ここでは，親族に精神科入院ないし通院したことがあるか，あるいは自殺したものがある場合に負因ありとした。ここ

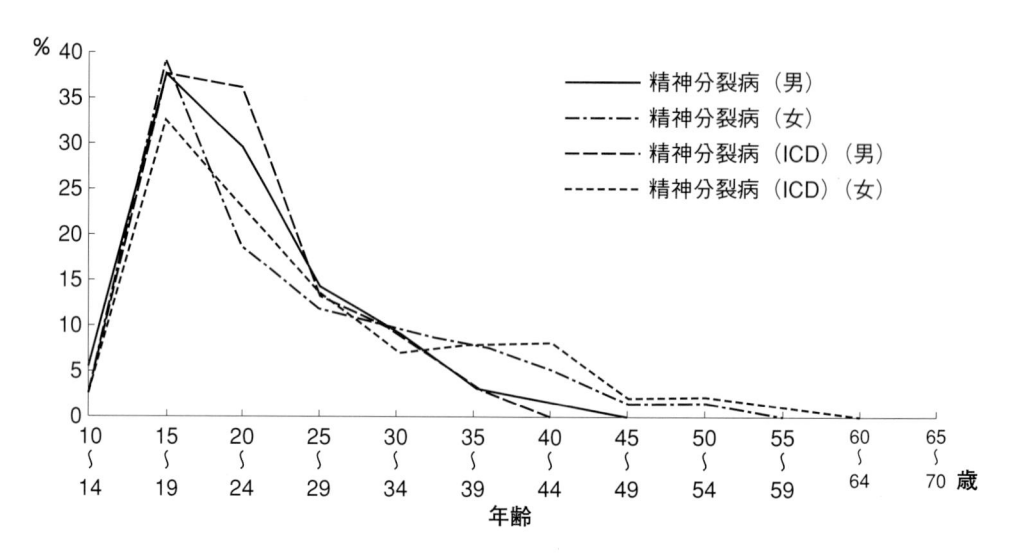

図3 精神分裂病の発症年齢の性差

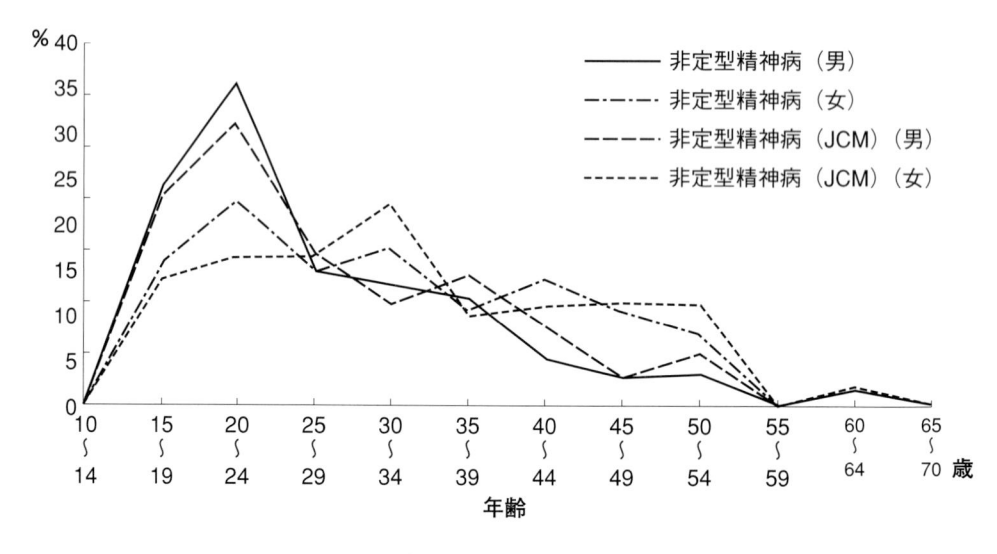

図4 非定型精神病の発症年齢の性差

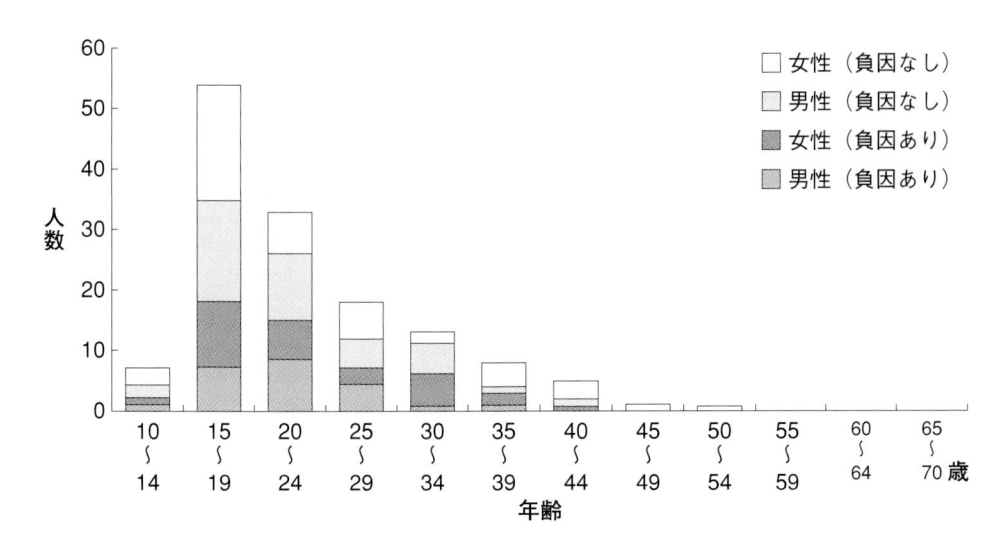

図5 精神分裂病の発症年齢（遺伝負因の有無による相違）

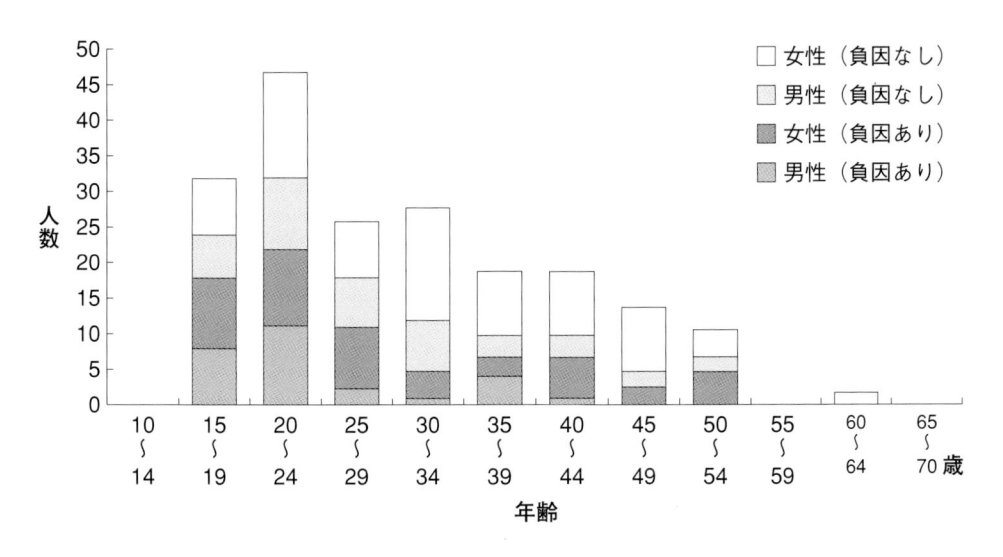

図6 非定型精神病の発症年齢（遺伝負因の有無による相違）

で明らかなのは，分裂病においては負因の有無に関わらず20歳前後に発症する（有負因群の平均発症は22.3歳，無負因群は23.5歳）ことが多いのに対し，非定型精神病では負因のない群の発症が遅く，30歳台から40歳台にかけてもまた多くの発症が見られることである（有負因群の平均発症は26.8歳，無負因群は32.0歳）。とりわけ，この年代に無負因の女性の発症が多いことは，出産と更年期のような女性に特有な発症要因が何らかの関連を有しているのかも知れない。

3. 考察

すでに述べたように，ICD-10による診断と従来診断とによる分裂病診断の相違は，前者がシュナイダーの一級症状を中心にした横断面の病像に重点をおくのに対し，後者が横断面のみならずその経過をも含めて総合的に判断し，分裂病を出来る限り純粋な中核群に限定しようとする意図に基づいていることであろう。そのため，従来診断では非定型精神病の診断が多くなることが予想されていたが，たしかに，本研究でこのような傾向が明らかに認められた。すなわち，ICD-10によれば，分裂病（F20）の170名に対し，非定型精神病（JCM）は122名と少なく，一方，従来診断では分裂病が140名であるのに対し，非定型精神病は198名と多くなっている。

分裂病は男性に多く，非定型精神病は女性に多いことは一般によく知られている。同様な傾向は我々の研究にも認められた。しかし，ICD-10の分裂病の性比については男女ほぼ同数となっている。ベルナー（Berner P）ら[2]は，種々の診断基準を用いた比較研究の中で，シュナイダーの一級症状による診断では女/男比が1.1とほぼ同数になると報告しているが，感情障害を除外する基準を含む診断を適用すると，男性の割合がかなり多くなってくるとしている。我々の研究におけるICD-10の分裂病と従来診断のそれとの関係もまた，上記のベルナーらの指摘と相応するものであろう。

クレペリン（Kraepelin E）[11]はすでに，のちにブロイラー（Bleuler E）によって「分裂病」と称されることになる「早発性痴呆」の原因と発症年齢には，何らかの関係があることを指摘し，大多数の症例が10歳台の後半から20歳台の早期に発症することを報告している。しかし，彼が「早発性」と呼んだにもかかわらず，かなりの数の症例が30歳台から50歳台にも発症していて，彼が図示した1054例の統計表から計算してみると，25歳までに発症するのは53％にすぎない。この数字は，従来診断の分裂病では67％，ICD-10では65％が25歳前に発症している我々の資料とは若干の相違がある。これを発症年齢の分布パターンからみると，Kraepelinの報告では30歳以降の発症がなお多くをしめているものの，我々の結果ではこれらは極端に少なくなっており，従来診断にしろICD-10の診断にしろ，分裂病の診断はクレペリンの「早発性痴呆」より狭く，発症がより早い症例に限定されていることを示している。すなわち，従来診断では非定型精神病が，ICD-10では急性一過性精神病や分裂感情障害が分裂病から分離され，分裂病がより純粋なものになっていると考えられる。一方，非定型精神病は，従来診断では40％が25歳前に発症し，日本版ICD-10ではそれが34％となっている。これは，診断方法により多少の差異があるものの，非定型精神病の発症年齢が分裂病よりも明らかに遅いことを示している。

マルネロス（Marneros A）ら[14]は，ケルン研究と称する分裂感情病の研究において，その性比と発病年齢を報告している。彼らの分裂感情障害は，分裂病症状と感情病症状が同時に存在するか，あるいは交代して出現するものを指していて，我々の非定型精神病とも，日本版ICD-10の非定型精神病とも若干異なる概念ではあるが，かなりの症例で重複する類似の疾患と考えられる。そこでは，我々の非定型精神病とよく似た結果が示され，その対象患者の2/3が女性である（女/男比：1.77）ことから，女性の方が男性に比べて分裂感情障害に罹患しやすいとしている。そして，感情障害もまた女性に多く見られる（我々の資料では男女ほ

ぼ同数となっているが）ことから，分裂感情障害は，分裂病よりも感情病に類似しているとしている。さらに，その発病年齢について，25歳前に発病するのは28％に過ぎず，多くの症例では25歳から35歳の間に発病するとし，54％が25歳前に発症する分裂病に比べて遅く，感情病のそれよりもやや早いため，発病年齢に関しては，分裂感情病はいわゆる2大精神病の中間に位置すると述べている。アングスト（Angst J）[1]やベルナー[2]も同様な結果を報告しているが，我々の非定型精神病に関する結果もまた，これらと類似するものであり，その発症年齢は，分裂病と感情障害の中間にあるといえよう。しかし，ベルナーも指摘するように，診断により若干の差が認められ，従来診断ではより分裂病に近く，日本版ICD-10ではより感情病に近いと言えるであろう。

　分裂病の発症年齢に性差が認められることは，多くの臨床家が一般的に認める事実であり，一つの大きな謎となってきたが，性差が認められるのは初回入院年齢であり，発症年齢に性差はないとの報告も見られる[4]。臼井ら[22]は大学病院の403例の比較的急性期の分裂病症例を検討し，初回入院年齢に性差を認めたものの，発病年齢には性差を認めなかったと述べている。しかし，清水ら[19]らによって行われた慢性分裂病の入院患者の調査（N＝2417）では，平均発病年齢が男性で23.9歳，女性で24.5歳とその年齢差は大きくないが，統計的に有意の差が認められたと報告されている。なお，これらの研究における分裂病の診断は，前者では主治医による退院時の診断の集計であり，後者ではDSM-Ⅲによる診断が使用されている。ローランジャー（Loranger AW）[13]もまた，DSM-Ⅲによる分裂病の発症年齢の検討から，男性の平均が21.4歳に比べ，女性が26.8歳と遅く，その差が有意であったと報告している。我々は，これらの

研究結果の相違が，診断が異なることによる症例選択の差による可能性を考えて，感情障害の資料を含めた検討を行った。そこでは，感情障害（F3）の発症年齢が双方とも平均40歳と男女間に差が認められなかったものの，精神病症状を示す全精神病群では，女性の平均発症年齢が29.3歳に比べ，男性は25.5歳と有意の差が認められた。この内，分裂病はたしかに女性の方が遅く発症する傾向（男性平均21.9歳，女性24.2歳）を認めるものの有意の差ではなく，一方，非定型精神病には有意の差が認められた。ICD-10による分類では，非定型精神病（JCM）のみならず，分裂病（F20）においても有意の性差が認められた。このように，分裂病診断の幅が広いICD-10と，分裂病診断を純粋な型に狭く限定しようとする従来診断の分裂病とは，その発症年齢の性差の点で対称的な結果が認められ，その性差はその診断基準によってかなり大きく変化することが示されている。

　分裂感情障害（あるいは非定型精神病）に女性が多いことを説明するのに，女性に多い感情障害がそこに多数混入している可能性が指摘されているが，我々の資料によれば，感情障害の男女比はほぼ同数であり，このような説明は困難である。たしかに，我々の非定型精神病は，日本版ICD-10の非定型精神病と同様に女性が多く含まれる。その発症年齢は男性と較べてはるかに遅く，その年齢分布パターンは20歳前半のピークの他にも，30歳前半と40歳台に多くの発症が見られ，明確ではないものの多峰性とも言いうるものであり，これらが均質なグループとは見なし難く，なお異質な群の集合と見なすことが適当なのかも知れない。あるいはクレペリン[11]がすでに指摘しているように，30歳前後と40歳以降に発症のピークは，女性特有の生殖作業，それに更年期障害と何らかの関係がありそうに思われる。遺伝負因の有無と

発症との関連を見た我々のデータにおいても，非定型精神病の無負因群には女性が多く，このグループは30歳前後から更年期にかけての発症が比較的多く認められる。この点から考えて，とりわけ女性の非定型精神病には，パウライコフ（Pauleikhoff B）[15]が唱えたような「30歳台の幻覚妄想性精神病」や「アメンチア」などの他にも，30歳台や40歳台の女性の置かれた特有の状況から発症する様々な病態が包含されている可能性も考えられ，これらをさらに詳細に類別してゆく作業が必要なのかも知れない。

おわりに

分裂病と非定型精神病の発症年齢と性差を検討して，以下の結果を得た。

1) 分裂病は，いずれの診断にしろ10歳台の後半の比較的早期に発症し，非定型精神病は20歳台から30歳台，感情病は40歳台に多くの発症が認められ，発症年齢の疾患の相違による明かな差異が認められた。

2) ICD-10の分裂病は，男性が女性よりも早期に発症し有意の差を示したが，従来診断の分裂病には有意の差が認められなかった。一方，非定型精神病は，従来診断にしろICD-10にしろ，男性よりも女性の方がはるかに遅く発症し，男女間には有意の差が認められた。

3) 分裂病の発症年齢の性差が，従来診断で認められなくなったことは，分裂病診断の幅がより狭く，より純粋なものであるためと考えられる。他方，非定型精神病には，多様な疾患が包含される可能性が窺われた。

文　献

1) Angst J : The course of schizoaffective disorders. In Marneros A., Tsuang M.T. (Eds) : Schizoaffective psychoses. Springer, Berlin, pp 63-93, 1986.

2) Berner P, Lenz G : Definition of schizoaffective psychosis. Mutual concordance and relationship to schizophrenia and affective disorder. In Marneros A., Tsuang M.T. (Eds) : Schizoaffective psychoses. Springer, Berlin, pp 31-49, 1986.

3) 福田哲雄：非定型精神病（満田）の概念．臨床精神医学 11：425-430, 1982.

4) 藤井康男：精神分裂病の性差．精神科診断学 2：11-23, 1991.

5) Gross G : Prodrome und Vorpostensyndrome schizophrener Erkrankungen. In Huber G. (Ed) : Schizophrenie und Zyklotymie, Ergebnisse und Probleme. Thieme, Stuttgart, pp 177-187, 1969.

6) 林　拓二，須賀英道：精神分裂病と非定型精神病のIMP-SPECT所見の相違について．精神医学 35：489-497, 1993.

7) 林　拓二：非定型精神病のCT所見―多変量解析法による検討―．愛知医大誌 17：609-625, 1989.

8) 林　拓二，松岡尚子，須賀英道，他：分裂病と非定型精神病（満田）の症状と経過の相違について．精神医学 38：27-35, 1996.

9) 林　拓二，安藤琢弥，松岡尚子，他：分裂病と非定型精神病（満田）の負因と誘因の相違について．愛知医大誌 23：321-331, 1995.

10) Huber G : Psychiatrie. Systematischer Lehrtext für Studenten und Ärzte. Schattauer, Stuttgart, 1981.

11) Kraepelin E : Psychiatrie, 8 Aufl. Leipzig, 1913（西丸四方，西丸甫夫，訳：クレペリン，精神分裂病．みすず書房，東京，1986.）

12) Leventhal DB, Schuck JR, Rothstein : Gender differences in schizophrenia. Journal of Nervous and Mental Disease 172：464-467, 1984.

13) Loranger AW : Sex difference in age at onset of schizophrenia. Arch Gen Psychiatry 41：157-161, 1984.

14) Marneros A, Deister A, Rhode A, et al.: Features of schizoaffective disorders, "the cases-in-between". In Marneros A, Tsuang MT (Eds) : Schizoaffective

15) Pauleikhoff B：Atypische Psychosen. Versuch einer Revision der Kraepelinschen Systematik. In Huber G. (Ed)：Schizophrenie und Zyklothymie. Ergebnisse und Probleme. Thieme, Stuttgart, 1969.（保崎秀夫，武正建一，浅井昌弘，他訳：精神分裂病と躁うつ病．医学書院，東京，pp 100-110, 1974.）

16) 満田久敏：精神分裂病の遺伝臨床的研究．精神経誌 46：298-362, 1942.

17) Mitsuda H：Some note on the nosological classification of the endogenous psychoses, with special reference to the so-called atypical psychoses. In Mitsuda H. and Fukuda T. (Eds)：Biological mechanismus of schizophrenia and schizophrenia-like psychoses. Igaku-Shoin, Tokyo, pp 1-9, 1974.

18) Mitsuda H：Clinical-genetic view on the biology of the schizophrenias. In：Fukuda T. and Mitsuda H. (Eds)：World issues in the problems of schizophrenic psychoses. Igaku-Shoin, Tokyo, pp 121-124, 1979.

19) Shimizu A, Kurachi M, Noda M, et al：Influence of sex on age at onset of schizophrenia. Jpn J Psychiat Neurol 42：35-40, 1988.

20) 須賀英道：N-isopropyl-p-[^{123}I]iodoamphetamine (IMP) を用いた Single Photon Emission Computed Tomography (SPECT) による非定型精神病の画像診断－定型分裂病との比較－．愛知医大誌 21：281-295, 1993.

21) 高橋三郎，飯田秀晴，藤縄　昭：いわゆる非定型精神病の一群の診断と分類に関する調査．精神医学 30：1107-1113, 1988.

22) 臼井　宏，永島正紀，石綿　元，他：精神分裂病患者の発症および初回入院時年齢の性差．臨床精神医学 15：625-631, 1986.

23) World Health Organization：The ICD-10 Classification of Mental and Behavioural Disorders：Clinical descriptions and diagnostic guidelines. WHO, Geneva, 1992.（融　道男，中根允文，小見山　実，監訳：ICD-10 精神および行動の障害－臨床記述と診断ガイドライン．医学書院，東京，1993.）

24) 厚生省精神保健医療研究「精神疾患の診断基準の作成に関する研究」班：JCM 第5版（1992年6月，フロッピー版），1992.

（初出）　林　拓二，須賀英道，安藤啄弥，松岡尚子：分裂病と非定型精神病（満田）の発症年齢と性差について．精神医学 37：1255-1263, 1995.

II. 分裂病と非定型精神病（満田）の精神症状と経過について

はじめに

非定型精神病の概念[4,14～16]は、満田の臨床遺伝学的研究を中核にして、わが国で独自に発展してきたものであるが、実際の臨床において、その概念が各研究者の間で一致しているとはいい難い。このような中で、WHOによるICD-10[19]が登場し、それを修正した日本版（Japanese Clinical Modification：JCM）ICD-10[20]が、とりあえず急性一過性精神病性障害（F23）（以下障害を省略）の主要病型と分裂感情障害（F25）とを一括して、非定型精神病としたことは、操作的診断の視点からその概念を見直したという点で評価できるであろう。

しかし、満田の非定型精神病と日本版ICD-10の非定型精神病の概念は、理念の上で極めて大きな相違を有している。すなわち、ICD-10などの操作的診断基準は、ひとえに信頼性を重視することから、シュナイダー（Schneider K）の一級症状などのいわゆる陽性症状を重視する傾向があり、病因に関する論議からは一歩退いた類型学的な立場を保っている。一方、満田の非定型精神病は、病因論的な分類を追求する中から構想され、とりあえずは症状と経過を類型化して分類するにしろ、精神病理学的には確認しがたい意識の変容を重視し、家族負因や脳波などの身体所見をも考慮しようとする疾病学的な立場を保持している。そこでは、簡明に診断基準で割り切ることなく、経験ある臨床医の直観に任される面も少なくない。

我々は、このような満田の非定型精神病を今一度客観的に捉え直すために、比較的多数の精神病症状を呈する症例を、満田に従った診断（以下、従来診断）とICD-10とによりそれぞれ分類して比較し、満田の非定型精神病と日本版ICD-10の非定型精神病との相違を検討してみた。我々がここで明らかにしたい点は、以下の3点である。すなわち、

1）従来診断の分裂病と非定型精神病は、ICD-10でどのように分類されるか。
2）シュナイダーの一級症状は、非定型精神病にどの程度認められ、分裂病と比較して差があるかどうか。
3）日本版ICD-10の非定型精神病から除外されている急性分裂病様精神病（F23.2）は、分裂病とはどのような点で類似し、どのような点で異なるのだろうか。

今回の報告は、主として臨床症状と経過についてであり、発症年齢と性差[7]、家族負因と誘因[8]に関しては稿をあらためて報告する。

1. 対象と方法

本研究の対象は、愛知医大精神科に1982年から1991年末までに入院した全症例976名のうち、幻

覚や妄想，あるいは精神病性の行動異常を示した351名である。なお，精神病症状を示した者は他に9名いるが，短期間の入院などで，病歴記載が不十分なため，研究対象から除外した。これらの症例は筆者らが，かつて主治医として治療するか，あるいは直接治療に関わらずとも病棟にて観察し得た者が多いが，全ての症例で診療録を確認し，その精神症状と経過とを検討した。そして従来診断，ICD-10，日本版ICD-10によって，これらの症例を類別した。

日本版ICD-10は，藤縄らによる厚生省精神保健医療研究「精神疾患の診断基準の作成に関する研究」班によるICD-10（JCM）第5版を使用した。この診断体系の特徴とするところは，日本の精神科医が日常的に使用する非定型精神病を，ICD-10という操作的診断基準の中に取り込み，急性一過性精神病の主要病型と分裂感情障害とを一括して非定型精神病としたことにあるが，シュナイダーの一級症状が主たる症状である急性分裂病様精神病（F23.2）を非定型精神病から除外している。そして，この急性精神病を，分裂病（F20）や分裂病型障害（F21）とともに，分裂病性障害としてまとめ，精神病性障害を，分裂病性障害，妄想性障害，それに非定型精神病の3グループに類別している。

非定型精神病の特徴は，言うまでもなく症状の変わり易さであって，繰り返されるエピソードが，必ずしも類似の状態像を示すとは限らない。その持続期間もまた数週間で消失するかと思えば，数ヵ月かかっても軽快せず，症例によっては1年もたって後に完全寛解することもある。当然のことながら，我々はこれらの症例を非定型精神病と診断しているが，ICD-10では，エピソード毎に，急性一過性精神病（F23）と診断したり分裂感情障害（F25）としたり，あるいは分裂病（F20）で

あったりすることになる。本研究では，その性質上，長期の経過観察からただ一つの生涯診断を必要としているために，複数のエピソードがみられるとき，感情障害－分裂感情障害－急性一過性精神病－分裂病という疾病の重症度に基づく階層を考え，コード番号の最も若いエピソードで診断名を代表させた。

精神症状の選択は，我々が観察し得たエピソードにおいて，一度でも認められた症状を評価した。シュナイダーの一級症状については，日本版ICD-10において示されているように，幻声，自我障害，妄想知覚の3グループに分けたが，フーバー（Huber G）の分類に従って若干の変更を行い[9]，幻声には思考化声，注釈性幻声と対話性幻声を，自我障害には思考奪取，思考吹入，思考伝播，それに身体・感情・欲動や意志のさせられ体験または被影響体験を包含させた。妄想知覚は，フーバーのいわゆる段階3の妄想知覚，すなわち，自己関係づけと特定の意味を持つ狭義の妄想知覚を選択した。Huberらが妄想知覚の段階1とする漠然とした妄想気分や，段階2とする明瞭な自己関係づけがあるものの特定の具体的な意味を持たない体験は，妄想知覚から除外した。そして，さらに上記の一級症状以外の症状，すなわち，妄想気分，自己関係づけ体験，妄想着想，意識変容，人物誤認，幻視，憑依体験，体感幻覚，緊張病症状，躁症状それにうつ症状の出現の有無をも調査した。

経過型は，M.ブロイラー（Bleuler M）に従って，単純経過と波状経過，どちらともとれないその他とに大別した。観察経過が2年未満の症例は，判定保留とした。

本研究での臨床診断は，筆者の一人である林が行い，統計的解析には，χ^2検定を使用したが，必要に応じてFisherの直接確率を計算している。

2. 結果

まず，本研究の対象患者351名を，従来診断とICD-10により類別してみた。従来診断では(表1)，非定型精神病が198名（56.4%）と過半数を超え，分裂病の140名（39.9%）より多くなっている。非定型精神病がこのように多いのは，我々の診断自体に起因する他に，我々の資料が大学病院に入院した新鮮症例を扱っていて，慢性例が少ないことも一因であろう。一方，ICD-10による分類では(表2)，分裂病が170名（48.4%）と過半数に近く，急性一過性精神病が118名（33.6%），分裂感情病は29名（8.3%）となった。このように，従来診断と較べて，ICD-10では分裂病の診断がかなり広くなる傾向が認められる。

次に，従来診断の分裂病と非定型精神病が，ICD-10でどの様に分類されるのかを見たのが表3と表4である。分裂病は，当然のことながら，大多数（89.3%）がICD-10でも分裂病と診断されるが，分裂病型障害が10.7%含まれている。これに対して非定型精神病は，急性一過性精神病（F23）が59.6%と多数を占めるものの，分裂病（F20）が22.7%，分裂感情障害（F25）が14.6%含まれている。これはICD-10による診断では，急性精神病でも分裂病症状の持続期間が1ヵ月を超えれば分裂病と診断の変更がなされるため，従来診断では非定型精神病とされて寛解を繰り返している症例も，病相の持続期間により分裂病と診断される症例が出てくるからである。なお，これらの分裂病は妄想型や複合型の分裂病であり，破瓜型や単純型の分裂病で非定型精神病と診断されるものはない。緊張型は，亜型としての存在を疑問視する研究者もいるように，我々の研究でもその症例はきわめて少なかった。我々の資料では，このような症例は概ね，破瓜－緊張型として存在しているが，非定型精神病に一過性に緊張病症状が出現する症例もまた多くはないが認められる。

日本版ICD-10（JCM）による非定型精神病は，すでに述べたように，急性一過性精神病と分裂感情障害とで構成されるが，急性一過性精神病に含まれる急性分裂病様精神病が除外されるために，結局のところ122名，全精神病の34.8%が非定型精神病（JCM）と診断されるに過ぎない（表5）。

表6は，分裂病と非定型精神病の精神症状の出現率を比較したものである。非定型精神病は，分裂病に比べてSchneiderの一級症状の出現が少ないものの，有意の差は認められなかった。しかし，幻声と自我障害は分裂病に多く認められるが，妄想知覚の場合は非定型精神病に若干多く認められることが注目される。それは，妄想気分が非定型

表1 愛知医大入院全精神病資料(従来診断による分類)

	総数	男	女
精神分裂病	140	64	76
非定型精神病	198	67	131
妄想性疾患	5	4	1
妄想性うつ病	6	0	6
躁うつ病	2	0	2
総計	351	135	216

表2 愛知医大入院全精神病資料(ICD-10による分類)

	総数	男	女
精神分裂病(F20)	170	69	101
分裂病型障害(F21)	15	11	4
持続性妄想性障害(F22)	5	4	1
急性一過性精神病性障害(F23)	118	38	80
分裂感情障害(F25)	29	10	19
他の非器質性精神病性障害(F28)	1	1	0
気分障害(F3)	13	2	11
総計	351	135	216

表3 精神分裂病（従来診断）の ICD-10 による分類

	総数	男	女
精神分裂病（F20）	125	53	72
妄想型分裂病（F20.0）	68	22	46
破瓜型分裂病（F20.1）	49	25	24
緊張型分裂病（F20.2）	1	1	0
鑑別不能型分裂病（F20.3）	6	4	2
単純型分裂病（F20.6）	1	1	0
分裂病型障害（F21）	15	11	4
総数	140	64	76

精神病に多く認められ，分裂病と比べても有意の差が認められることと相応する所見のようにも思われる．その他に，非定型精神病に多く認められ，分裂病との間に有意の差が認められる症状は，意識変容や幻視などの意識障害との関連が疑われる症状や，緊張病症状と躁やうつの感情病症状であった．一方，日本版 ICD-10 の非定型精神病は，従来診断の非定型精神病に比べて，一級症状の出現は少なく，分裂病との間に有意の差が認められた．これは，急性分裂病様精神病が非定型精神病

表4 非定型精神病（従来診断）の ICD-10 による分類

	総数	男	女
精神分裂病（F20）	45	16	29
妄想型分裂病（F20.0）	31	11	20
破瓜型分裂病（F20.1）	0	0	0
緊張型分裂病（F20.2）	2	2	0
鑑別不能型分裂病（F20.3）	12	3	9
急性一過性精神病性障害（F23）	118	38	80
分裂病症状を伴わない（F23.0）	30	10	20
分裂病症状を伴う（F23.1）	54	16	38
急性分裂病様精神病性障害（F23.2）	25	8	17
妄想を主とする他の急性精神病性障害（F23.3）	2	1	1
他の急性一過性精神病性障害（F23.8）	7	3	4
分裂感情障害（F25）	29	10	19
他の非器質性精神病性障害	1	1	0
感情障害（F3）	5	2	3
総計	198	67	131

表5 非定型精神病（ICD-10, JCM）

	総数	男	女
急性一過性精神病性障害（F23）	93	30	63
急性多形性精神病性障害			
分裂病症状を伴わない（F23.0）	30	10	20
急性多形性精神病性障害			
分裂病症状を伴う（F23.1）	54	16	38
妄想を主とする他の急性精神病性障害（F23.3）	2	1	1
他の急性一過性精神病性障害（F23.8）	7	3	4
分裂感情障害（F25）	29	10	19
総計	122	40	82

表6 精神分裂病と非定型精神病の臨床症状

	精神分裂病 N＝140	非定型精神病 N＝198	非定型精神病 (JCM) N＝122
一級症状	117 (83.6%)	157 (79.3%)	87 (71.3%)*
幻声	111 (79.3%)	140 (70.7%)	76 (61.3%)**
自我障害	59 (42.1%)	71 (35.9%)	37 (30.3%)*
妄想知覚	20 (14.3%)	40 (20.2%)	20 (16.4%)
自己関係づけ体験	72 (51.4%)	99 (50.0%)	51 (41.8%)
妄想気分	15 (10.7%)	55 (27.8%)**	33 (27.0%)**
妄想着想	48 (34.3%)	71 (35.9%)	41 (33.6%)
被害妄想	89 (63.6%)	110 (55.6%)	53 (43.4%)**
誇大妄想	10 (7.1%)	26 (13.1%)	16 (13.1%)
人物誤認	6 (4.3%)	14 (7.1%)	8 (6.6%)
意識変容	0	103 (52.0%)++	79 (64.8%)++
幻視	8 (5.7%)	33 (16.7%)**	24 (19.7%)**
憑依体験	10 (7.1%)	24 (12.1%)	18 (14.8%)*
体感幻覚	18 (12.9%)	21 (10.6%)	14 (11.5%)
緊張病症状	7 (5.0%)	26 (13.1%)*	20 (16.4%)*
躁症状	7 (5.0%)	58 (29.3%)**	43 (35.2%)**
うつ症状	15 (10.7%)	73 (36.9%)**	52 (42.6%)**

χ^2検定　**p＜0.01, *p＜0.05（分裂病との比較）
Fisherの直接確率　++p＜0.01, +p＜0.05（分裂病との比較）

から除外されたために，急性多形性精神病などの錯乱状態を示す症例の比率が相対的に高くなることに起因していると思われ，事実，意識変容や幻視，憑依体験や緊張病症状の出現率が多くなっている．他の症状については，従来診断の非定型精神病とほぼ同様な出現頻度を示している．

日本版ICD-10で非定型精神病から除外された急性分裂病様精神病と他の急性精神病の各亜型を，分裂病と比較してみたのが表7である．ここでも，複数の異なるエピソードが見られた場合には，コード番号の若い方をICD-10の診断として代表させたため，分裂病症状を伴わない急性多形性精神病にも一級症状が若干認められることになっている．ICD-10の急性精神病各亜型は，その特徴的な臨床症状による分類のために，当然のことながら，急性多形性精神病の2病型には意識変容症状が多く認められ，分裂感情障害には躁うつ症状が有意に多く見られる．そして，急性分裂病様精神病には全例に一級症状が認められている．しかし，他の病型，すなわち，分裂病症状を伴う急性多形性精神病や分裂感情障害にも一級症状が分裂病よりも高頻度に認められている．

表8は，分裂病と非定型精神病の経過を，M.ブロイラーに従って分類したものである．罹病期間は，残念ながら分裂病で平均9.8±6.6年，非定型精神病で10.1±7.1年と，さほど長いものではないが，だいたいの傾向は捉えられているものと考えられる．すなわち，分裂病の経過が主として単純経過を示すのに対し，非定型精神病の経過は周期性あるいは挿間性を示すとされるように，すべての症例で波状経過を示していて，日本版ICD-10の非定型精神病もまた，すべての症例で波状の

表7 ICD-10における代表的な急性精神病各亜型の臨床症状

	分裂病症状を伴わない急性多形性精神病 (F23.0) N=30	分裂病症状を伴う急性多形性精神病 (F23.1) N=54	急性分裂病様精神病 (F23.2) N=25	分裂感情障害 (F25) N=29	精神分裂病 N=140
一級症状	1 (3.3%)++	53 (98.1%)+	25 (100 %)+	28 (96.6%)	117 (83.6%)
幻声	1 (3.3%)++	47 (87.0%)	24 (96.0%)+	24 (82.8%)	111 (79.3%)
自我障害	1 (3.3%)++	28 (51.9%)	10 (40.0%)	8 (27.6%)	59 (42.1%)
妄想知覚	1 (3.3%)+	12 (22.2%)	9 (36.0%)**	6 (20.7%)	20 (14.3%)
自己関係づけ体験	8 (26.7%)*	24 (44.4%)	18 (72.0%)	14 (48.3%)	72 (51.4%)
妄想気分	8 (26.7%)*	18 (33.3%)**	8 (20.0%)**	7 (24.1%)	15 (10.7%)
妄想着想	8 (26.7%)	22 (40.7%)	8 (32.0%)	10 (34.5%)	48 (34.3%)
被害妄想	12 (40.0%)**	24 (44.4%)*	22 (88.0%)+	12 (41.4%)*	89 (63.6%)
誇大妄想	3 (10.0%)	9 (16.7%)*	2 (8.0%)	4 (13.8%)	10 (7.1%)
人物誤認	2 (6.7%)	5 (9.3%)	2 (8.0%)	1 (3.4%)	6 (4.3%)
意識変容	25 (83.3%)++	40 (74.1%)++	3 (12.0%)++	10 (34.5%)++	0
幻視	6 (20.0%)**	16 (29.6%)**	2 (8.0%)	2 (6.9%)	8 (5.7%)
憑依体験	3 (10.0%)	13 (24.1%)**	0	2 (6.9%)	10 (7.1%)
体感幻覚	0+	9 (16.7%)	2 (8.0%)	4 (13.8%)	18 (12.9%)
緊張病症状	8 (26.7%)**	10 (18.5%)**	0	2 (6.9%)	7 (5.0%)
躁症状	12 (40.0%)**	9 (16.7%)*	1 (4.0%)	21 (72.4%)**	7 (5.0%)
うつ症状	13 (43.3%)**	14 (25.9%)*	3 (12.0%)	22 (75.9%)**	15 (10.7%)

χ^2検定　**p＜0.01，*p＜0.05（分裂病との比較）
Fisherの直接確率　++p＜0.01，+p＜0.05（分裂病との比較）

表8 精神分裂病と非定型精神病の経過

	精神分裂病 N=140	非定型精神病 N=198	非定型精神病（JCM） N=122
Ⅰ 単純経過	104 (74.3%)	0	0
1．急性発症で慢性状態へ	1 (0.7%)	0	0
2．慢性発症で重篤な慢性状態へ	21 (15.0%)	0	0
3．急性発症で比較的軽度の慢性状態へ	6 (4.3%)	0	0
4．慢性発症で比較的軽度の慢性状態へ	76 (54.3%)	0	0
Ⅱ 波状経過	23 (16.4%)	174 (87.9%)	105 (86.1%)
5．波状経過で重篤な慢性状態へ	5 (3.6%)	1 (0.5%)	1 (0.8%)
6．波状経過で軽度の慢性状態へ	18 (12.8%)	13 (6.6%)	3 (2.5%)
1）単発型	(4)	(0)	(0)
2）再発型	(14)	(13)	(3)
7．波状経過の後寛解	0	160 (80.8%)	101 (82.8%)
1）単発型	0	(45)	(26)
2）再発型	0	(115)	(75)
Ⅲ その他	4 (2.9%)	0	0
Ⅳ 判定保留	9 (6.4%)	24 (12.1%)	17 (13.9%)

経過を示している。

3. 考察

a. 従来診断とICD-10による診断

我々が日常使用している分裂病と非定型精神病が，代表的な操作的診断であるICD-10ではどのように分類されるのだろうか。本論文でまず明らかにしたいのはこの点であった。我々の結果では，従来診断の分裂病はICD-10でも89％が分裂病（F20）と診断され，残余は寡症状性の分裂病型障害（F21）であった。一方，非定型精神病は急性一過性精神病（F23）あるいは分裂感情障害（F25）と診断される症例を中心に構成されるが（74％），分裂病とされる症例も少なからず認められる（23％）。これは，我々のいう非定型精神病の遷延型であり，分裂病症状の持続期間が長いためにICD-10では分裂病として分類されたものである。このように，従来診断とICD-10による診断とにおける最も重要な相違は，寡症状性のいわゆる「単純型」分裂病と非定型精神病の遷延型をどこに所属させるかという点であろう。

ICD-10の分裂病型障害を含めた「単純型」分裂病は，横断面での臨床症状を重視した診断基準において常に問題となるところであった。それは，分裂病に特異的と思われる症状が認められず，診断に使用されうる症状が，いわゆる非特異的な「陰性症状」となるからである。Schneider[17]は，内因性精神病の病因が今なお明らかでない現在，鑑別診断学は存在せず，あるのは鑑別類型学だけであると繰り返し述べているが，たしかに，このような観点から見れば，一級症状のような特異的な体験を中心にした類型と，このような体験の欠如した症例とを同一にまとめることには異論があ

ろう。しかし，その経過と転帰において，単純型分裂病と破瓜型分裂病との間には基本的な差異は認め難く，その差異は質的というよりも量的なもののように思われる。この病型は，あるいは我々のいう分裂病の頓挫型であるのかもしれない。満田は，家族内精神病や，とりわけ一卵性双生児の分裂病兄弟の研究から，定型分裂病のスペクトラムを示し，強迫神経症や汎神経症などの偽神経症状態，分裂病質などの偽精神病質状態と分裂病との関連を指摘している[15]。診断を単なる類型に求めるのではなく，疾患単位を意図する限りにおいて，これらの指摘はとりわけ重要であり，留意すべきものであろう。

非定型精神病の遷延型をめぐる問題もまた，従来診断とICD-10との間にある基本的な立場の相違を明らかにしている。ICD-10では，多様なエピソードを示す非定型精神病の場合，エピソード毎に様々な診断名がつけられる。我々が報告した「非定型精神病の遷延型」の一症例[6]では，繰り返される病相ごとに，うつ病エピソード，急性一過性精神病の診断が下され，そして9ヵ月持続した幻覚妄想状態では妄想型分裂病とも診断されている。ICD-10では，生涯診断としてコード番号の若い診断名を採用するのが率直な解釈と思われ，この患者は分裂病と診断されるのであろう。しかし，初期の抑うつ状態，けいれんの出現，繰り返される錯乱状態の出現など，症状や経過を全体的に判断すると，定型の分裂病とは明らかに異なり，分裂病症状の持続期間が1ヵ月を越えるからとして診断を分裂病に変更するにはあまりにも操作的すぎるように思われる。このような症例はやはり，「非定型精神病の遷延型」とするのが適切と思われる。

寛解と再発とを繰り返すために非定型精神病と診断されていた患者の中には，病相を経るにつれ，

いわゆる「欠陥状態」へと移行するものがあることは，精神病院での臨床において，まれならず認められることである．満田は，このような症例を中間型，俗称「非定型くずれ」として取り扱っていたが，家族内精神病の調査における遺伝様式の類似から，最終的には非定型精神病に含めている．同様に，レオンハルト[13]もまた類似の症例を非系統的分裂病（unsystematische Schizophrenie）として定型的な分裂病から分離し，彼のいう類循環性精神病（非定型精神病の一型）の悪性の親戚と見なしている．非定型精神病に見られる「欠陥」像について，満田は分裂病とはやや異なっていると述べ，言動の遅鈍化はあるが自閉傾向はほとんど見られず，ある意味で，てんかんや他の疾患に見られる器質性痴呆に類似している[4]としている．この病態はむしろ「本態変化（Wesensänderung）」と呼ぶのが適当なのかも知れない．

b．シュナイダーの一級症状について

　一級症状は，はたして分裂病に特異的な症状なのだろうか．満田[16]はこの点に疑念を抱き，英米学派が様々な分裂病研究の診断基準として取り上げるようになったこれらの症状が，純粋な分裂病よりも非定型精神病においてこそ特徴的な症状ではないかと述べ，福田[3]もまた同様な観点から横断面での診断の問題点を指摘している．そこで，これを実証的に検討しようと試みたのが本研究である．

　我々の結果では，一級症状は非定型精神病にも多く認められ，分裂病に特異的な症状とは言い難いことを示している．しかし，このことは，診断基準の相違によって大きく異なるものであり，ICD-10のように一級症状を重視した診断においては，当然ながら分裂病に一級症状が多く認められることになる．しかし，日本版ICD-10の非定型精神病においても，妄想知覚はむしろ分裂病よりも多く認められた．従来診断でも，非定型精神病に比較的多く認められるのは妄想知覚であり，一級症状以外では妄想気分が分裂病と比べ有意に多く認められた．このことは，分裂病症状には妄想から幻覚へという長期的な変遷が見られ，とりわけ急性増悪期には妄想知覚が出現すると指摘したヤンツァリク（Janzarik W）[12]や岩井ら[10]の研究が想起される．彼らは単一精神病の観点[11]から，診断による相違を考慮せず，急性期には妄想症状が多く，慢性化するにつれて幻覚が多く認められるようになるとし，自我障害は幻覚と密接な関係を持って出現するとしている．そして，長期的経過を視野に入れると，「静止的に思考された分裂病類型は横断面観察に基づく幻想である[12]」と言い切っている．たしかに我々の結果でも，分裂病と非定型精神病とは分裂病性疾患の慢性病像と急性病像とを見ているにすぎないのかも知れず，両者を類別するのに一級症状は大きな意味を持ってはいなかった．しかし，このことから精神症状による両者の類別が不可能であるとは思われない．満田[15]は幻嗅体験を例示して，その可能性に言及している．すなわち，幻嗅の出現頻度は両疾患の間でいかなる差異も認められないが，その臭いの発生を身体の「内部から」と「外部から」とに分けたとき，両者の間には有意の差が認められるという．すなわち，非定型精神病の際は，鈎回発作（uncinate fit）の幻嗅に類似して「外部から」感じられ，分裂病の際は「内部から臭われる」とされている．我々はなお，幻嗅以外の症状において，このような類別を可能とする知見を得てはいないが，さらに詳しい精神病理学的な検討によって，両疾患を明確に区別しうる特徴的な所見を見いだすような努力を続ける必要があると思われる．

c. 急性分裂病様精神病の位置づけ

　さて，次に問題となるのは，急性一過性精神病の亜型である急性分裂病様精神病（F23.2）の位置づけである。この病型は，日本版ICD-10では他の急性一過性精神病が非定型精神病に含まれるとしたのに対し，非定型精神病から削除され，分裂病群の中に包含されている。臨床的特徴からすれば，この病型には非定型精神病が「非定型」の接頭語を冠するに至った錯乱性（意識障害性－てんかん性）の要素も，感情精神性（躁うつ病性）の要素も少なく，急性精神病のうちでは分裂病性の要素の強い病型ではあるが，発症が急性で病相期は短期間，そして転帰の完全寛解という特徴は，定型の分裂病とは大きく異なるものである。また，家族負因と誘因に関する我々の調査[8]でも，職場や過程における問題を誘因にして発症することがきわめて多く，家族負因もまた分裂病と比べて少なかった。このような面から考えても，横断面での臨床症状にとらわれて，これらを分裂病の圏内に包含することには慎重であらねばならず，分裂病類似の症状を呈するにしろ，分裂病とは区別して考えるのが妥当であるように思われる。

　我々はこの数年間，分裂病性精神病の病態に関する研究として，CT[5]やSPECT[18]を用いた画像診断学的研究を行い，満田の分類による分裂病と非定型精神病との間には形態的および機能的な差異が存在し，両者は病因を異にする疾患である可能性を示唆してきた。とりわけ，SPECTの所見は興味深いものである。すなわち，^{123}I-IMPの集積増加は基底核で認められたが，この所見は幻聴の存在と密接な関連が疑われ，両疾患グループの差にかかわらず，幻聴の見られる際に出現する状態依存性の所見と考えられた。言うまでもなく，ここで取り上げられた幻聴とは幻声のことであり，Schneiderにより一級症状とされているものであ

るが，我々の結果から見れば疾患に本質的な症状ではないように思われる。むしろ，疾患に特異的な所見と考えられるのは^{123}I-IMPの集積低下であり，この所見は分裂病の場合には前頭領域に，非定型精神病では右側視床領域にそれぞれ認められた。この「低下」所見は，分裂病の背後に人格の退行過程を，非定型精神病の背後に意識の障害を規定する満田の見解[16]に符合しているように思われて興味深い。最近，Andreasen[1]らが分裂病者と正常対照群のMRIによる脳画像を比較し，分裂病脳の右側視床および前頭葉の白質部に異常があることを指摘している。視床は，意識に関与する網様賦活系と前頭前野などの大脳皮質とを連絡する感覚情報の主要な中継点と考えられ，その障害により様々な分裂病症状の出現が推測されている。我々にとっては，この対象となった分裂病が中核群のみなのか，それとも「中間型」あるいは「非系統的」な，いわゆる「非定型」分裂病を含んでいるかどうかに興味がもたれる。ともあれ，分裂病性精神病がいくつかのグループに分類されるにしても，どのような差異が存在し，臨床的に類別されるかについては，なお多くの生物学的な研究とともに臨床精神病理学的な研究の発展が必要であり，さらに両者を総合する視点もまた必要であろう。我々はなお，充分な臨床観察に基づいて，症状の中に隠された疾患の本質をとらえ，生物学的に均一な疾患群を取り出してゆく必要があると思われる。

まとめ

　愛知医大に入院した351名の分裂病性精神病の患者を，従来診断とICD-10により分類し，次の結果を得た。

1) 非定型精神病は，ICD-10では急性一過性精神病（F23）と分裂感情障害（F25）を中心

に構成され，日本版ICD-10とはかなりの症例で重なり合うが，分裂病（F20）や精神病症状を伴う感情障害（F3）をも含み，日本版ICD-10ではそこから除外されている急性分裂病様精神病（F23.2）をも含んでいる。

2）一級症状は，非定型精神病にも多く認められ，分裂病に特異的な症状とは言い難い。妄想知覚は，分裂病よりも非定型精神病に多く認められた。一級症状以外では，妄想気分が非定型精神病に有意に多く認められた。日本版ICD-10の非定型精神病もまた同様な傾向を示したが，幻声と自我障害の出現頻度は有意に低かった。

3）ICD-10の診断はなお一級症状に大きく依存している。しかし，分裂病と非定型精神病との差異は，幻声などの一級症状にではなく，発症や経過の様式の他に，もっと生物学的な意識の障害や人格の退行過程に求められるべきであろう。

文献

1) Andreasen NC, Arndt S, Swayze V, et al.：Thalamic abnormalities in schizophre-nia visualized through magnetic resonance image averaging. Science 266：294-298, 1994.
2) Bleuler E：Lehrbuch der Psychiatrie. 15 Auf. Umgearb. von Bleuler M. Springer, Berlin, 1983.
3) Fukuda T：On the diagnostic criteria of schizophrenia. In Fukuda T and Mitsuda H（Eds）：World issues in the problems of schizophrenic psychoses. Igaku-Shoin, Tokyo, pp 163-166, 1979.
4) 福田哲雄：非定型精神病（満田）の概念．臨床精神医学 11：425-430, 1982.
5) 林　拓二：非定型精神病のCT所見―多変量解析法による検討―．愛知医大誌 17：609-625, 1989.
6) 林　拓二，大原　貢：非定型精神病の遷延経過例について．精神科症例集 4, 躁うつ病II・非定型精神病．中山書店, 1994.
7) 林　拓二，須賀英道，安藤琢弥，他：分裂病と非定型精神病（満田）の発症年齢と性差について．精神医学 37：1225-1263, 1995.
8) 林　拓二，安藤琢弥，松岡尚子，他：分裂病と非定型精神病（満田）の負因と誘因の相違について．愛知医大誌 23：321-331, 1995.
9) Huber G：Psychiatrie. Systematischer Lehrtext für Studenten und Ärzte. Schattauer, Stuttgart, 1981.
10) 岩井一正，石原さかえ：分裂病症状の長期経過的な変遷，内因性精神病の経過力動に関する研究 2. 精神医学 35：1183-1190, 1993.
11) 岩井一正，石原さかえ：長期経過から見た中間領域の位置づけ，内因性精神病の経過力動に関する研究 3. 精神医学 35：1311-1318, 1993.
12) Janzarik W：Der Aufbau schizophrener Psychosen in der Längsschnittbetrachtung. Nervenarzt 34：58-61, 1963.
13) Leonhard K：Aufteilung der Endogenen Psychosen. Akademie-Verlag, Berlin, 1980.
14) 満田久敏：精神分裂病の遺伝臨床的研究．精神経誌 46：298-362, 1942.
15) Mitsuda H：Some note on the nosological classification of the endogenous psychoses, with special reference to the so-called atypical psychoses. In Mitsuda H and Fukuda T（Eds）：Biological mechanismus of schizophrenia and schizophrenia-lile psychoses. Igaku-Shoin, Tokyo, pp 1-9, 1974.
16) Mitsuda H：Clinical-genetic view on the biology of the schizophrenias. In：Fukuda T and Mitsuda H（Eds）：World issues in the problems of schizophrenic psychoses. Igaku-Shoin, Tokyo, pp 121-124, 1979.
17) Schneider K：Klinische Psychopathologie. Thieme, Stuttgart, 1971.
18) 須賀英道：N-isopropyl-p-[123I]iodoamphetamine（IMP）を用いたSingle Photon Emission Computed Tomography（SPECT）による非定型精神病の画像診断―定型分裂病との比較―．愛知医大誌 21：281-295, 1993.

19) World Health Organization : The ICD-10 Classification of Mental and Behavioural Disorders : Clinical descriptions and diagnostic guidelines. WHO, Geneva, 1992（融　道男，中根允文，小見山　実，監訳：ICD-10 精神および行動の障害．―臨床記述と診断ガイドライン．医学書院，東京，1993.）
20) 厚生省精神保健医療研究「精神疾患の診断基準の作成に関する研究」班：JCM 第5版（1992年6月，フロッピー版），1992.

（初出）　林　拓二，安藤琢弥，松岡尚子，須賀英道：分裂病と非定型精神病（満田）の精神症状と経過について．精神医学 38：27-35, 1996.

III．分裂病と非定型精神病（満田）の負因と誘因の相違について

はじめに

我々はこの数年間，CT や SPECT，それに MRI などの画像診断学的研究[1〜3]によって，精神分裂病（以下分裂病）と非定型精神病との間には，脳の器質的あるいは機能的な相違が存在する可能性を指摘してきた。しかし，この「非定型精神病」は，満田の臨床遺伝学的研究[4]に基づき我が国で独自に発展してきた概念ではあるが，高橋らの調査[5]でも明らかなように，日本の研究者の間で概念的な一致をみているとも言い難い。

分裂病と躁うつ病との間に位置するこのような「中間」例は，内因性精神病全般に関わる病因論の混乱を反映して，各国・各学派によって様々に呼称されてきた[6]。近年では，欧米において，類似の症例を「分裂感情障害」と呼ぶことも多い[7,8]が，国際分類である ICD-10[9]では，分裂感情障害（F25）とともに「急性一過性精神病性障害（F23）」という新たな名称を用いるようになっている。そこで，ICD-10 を日本の精神科臨床で使用するために，日本版（Japanese Clinical Modification：JCM）ICD-10[10]が藤縄らの厚生省精神保健医療研究「精神疾患の診断基準の作成に関する研究」班によって作成されている。ここでは，「非定型精神病」は分裂感情障害と急性一過性精神病性障害（以下障害を省略）の主要病型とを一括したものとしている。このような試みは，我が国で日常使用されている非定型精神病の概念を操作的診断学の視点から見直したという点で，一定の評価が与えられるべきものであろう。

しかし，満田の非定型精神病と日本版 ICD-10 の非定型精神病の概念とは理念の上で，極めて大きな相違を有している。すなわち，ICD-10 などの操作的診断基準は，ひとえに信頼性を重視することから，Schneider の一級症状などのいわゆる陽性症状を重視する傾向があり，病因に関する論議からは一歩退いた類型学的な立場を保っている。一方，満田の非定型精神病は，病因論的な分類を追求する中から構想され，とりあえずは症状と経過を類型化して分類するにしろ，精神病理学的には確認しがたい意識の変容を重視し，家族負因や脳波などの身体所見をも考慮しようとする疾病学的な立場を保持している。そこでは，簡明に診断基準で割り切ることなく，経験ある臨床医の直観に任される面も少なくない。

そこで，我々はこのような満田の非定型精神病を今一度客観的に捉え直すために，比較的多数の分裂病症状を呈する症例を，満田に従った診断（以下従来診断）と ICD-10 による診断とによりそれぞれ分類して比較し，満田の非定型精神病と日本版 ICD-10 の非定型精神病との相違を検討してみた。

我々はすでに発症年齢と性差[11]，臨床症状と経過[12]について報告した。そこでは，我々の「分裂病」診断が，純粋な中核群に限定しようとする一

方で,「非定型精神病」の概念が逆に広がり, 多様な疾患を包含するものになっている可能性が窺われた。そして, 非定型精神病には女性が多く, その発症年齢の分布パターンは男性と若干異なり, 30歳代前半や40歳代にも多いことから, 女性に特有な生殖作業や更年期障害などとの関連が考えられる一群が含まれている可能性があり, この非定型精神病はさらに詳細な亜型分類が必要であることを指摘しておいた。また, 分裂病の症状として特異的と考えられている一級症状は, 非定型精神病にも多く出現し, その存在を理由に分裂病と診断することが必ずしも妥当とは思われないことが示された。そして, ICD-10では, 症状の持続期間が長くなることにより分裂病と診断される遷延経過症例や, 日本版ICD-10において, 急性一過性精神病の亜型でありながら非定型精神病から除外されている「急性分裂病様精神病(F23.2)」については, さらに詳細な検討を要することを指摘した。

今回の報告は, 上記の報告に引き続いて行われた負因と誘因に関する報告であり, 従来診断とICD-10による診断間の相違を検討し, さらに, いわゆる「非定型精神病」群に含まれる急性精神病の亜型分類を行って, それらの病型の位置づけについて検討を加えている。

1. 対象と方法

本研究の対象は, 愛知医大精神科に1982年から1991年末までに入院し, 幻覚や妄想, あるいは精神病性の行動異常を示した351名である。これらの症例は, 筆者らがかつて主治医として治療するか, あるいは直接治療に関わらずとも病棟にて観察し得た者が多いが, 全ての症例で外来及び入院の診療録を調査し確認した。そして, その精神症状と経過を検討した上で, 満田による分類を行い(表1), ICD-10による診断(表2)と比較した。表3には, 従来診断の非定型精神病がICD-10によるとどのように分類されるかが示されている。

今回, 報告する家族負因については, 外来あるいは入院治療中に, 患者本人あるいは家族から聞き得た内容を統計処理したものである。調査の性質上, 第一級親族（親子兄弟）での負因の確認が不確実と見られる症例は統計から除外された。負因としては, 幻覚や妄想の存在が示唆され, 分裂病や非定型精神病などの分裂病性精神病と考えられるものを精神病負因とし, 躁うつ病などの感情病負因と類別した。さらに自殺者を取り出し, 神経症やアルコール嗜癖で通院や入院歴があるものをすべてその他として一括した。もちろん, 精神病負因は, 分裂病と非定型精神病とに類別すべき

表1 愛知医大入院全精神病資料(従来診断による分類)

	総数	男	女
精神分裂病	140	64	76
非定型精神病	198	67	131
妄想性疾患	5	4	1
妄想性うつ病	6	0	6
躁うつ病	2	0	2
総計	351	135	216

表2 愛知医大入院全精神病資料(ICD-10による分類)

	総数	男	女
精神分裂病(F20)	170	69	101
分裂病型障害(F21)	15	11	4
持続性妄想性障害(F22)	5	4	1
急性一過性精神病性障害(F23)	118	38	80
分裂感情障害(F25)	29	10	19
他の非器質性精神病性障害(F28)	1	1	0
気分障害(F3)	13	2	11
総計	351	135	216

表3 非定型精神病（従来診断）のICD-10による分類

	総数	男	女
精神分裂病（F20）	45	16	29
妄想型分裂病（F20.0）	31	11	20
破瓜型分裂病（F20.1）	0	0	0
緊張型分裂病（F20.2）	2	2	0
鑑別不能型分裂病（F20.3）	12	3	9
急性一過性精神病性障害（F23）	118	38	80
分裂病症状を伴わない（F23.0）	30	10	20
分裂病症状を伴う（F23.1）	54	16	38
急性分裂病様精神病性障害（F23.2）	25	8	17
妄想を主とする他の急性精神病性障害（F23.3）	2	1	1
他の急性一過性精神病性障害（F23.8）	7	3	4
分裂感情障害（F25）	29	10	19
他の非器質性精神病性障害	1	1	0
感情障害（F3）	5	2	3
総計	198	67	131

であろうが，今回の調査は厳密な遺伝研究ではなく，このような方法は取り得なかった。

誘因については，愛知医大への初回入院時の発病状況と誘因に関する聴取内容から，発症に関して最も関連があると我々が判断したものを選択した。そして，精神的な誘因を恋愛問題，家庭問題，近隣とのトラブル，職場でのトラブルの4項目に分類し，身体的な問題を含めて5項目に類別した。身体問題としては，出産と育児がほとんどを占め，手術でのストレスや姑の介護が数例あるに過ぎなかった。その他には複合的な要因がありいずれとも判断しがたいものや，宗教的なトラブルが含められている。

統計的な解析は，必要に応じてt検定およびχ^2検定とFischerの直接確率検定を使用した。

2. 結果

分裂病と非定型精神病，さらに日本版ICD-10の非定型精神病（JCM）の家族負因を比較するに

表4 親族における精神疾患の有無—男女による比較

	男性対象患者 N=113	女性対象患者 N=177
負因あり	49 (43.4%)	82 (46.3%)
（一級親族）	31 (27.4%)	56 (31.6%)
精神病	35 (31.0%)	49 (27.7%)
（一級親族）	18 (15.9%)	27 (15.3%)
感情病	8 (7.1%)	8 (4.5%)
（一級親族）	5 (4.4%)	8 (4.5%)
自殺者	8 (7.1%)	8 (4.5%)
（一級親族）	6 (5.3%)	3 (1.7%)
その他	11 (9.7%)	23 (13.0%)
（一級親族）	6 (5.3%)	19 (10.7%)

χ^2検定：両群に有意の差を認めず

あたり，非定型精神病が分裂病と比べて女性の割合が多く，30歳以降にも発症する例が多いことから[11]，男女差（表4），発症年齢による差（表5）を調べた。また，一級親族の数に差がある場合，単純な比較ができないために，兄弟数の比較（表6）を行った。しかし，いずれの場合にも有意の差は認められず，これらが，疾患群の間の差異に影響する要因とは見なし得なかった。

各精神疾患の発端者における家族負因の調査結果を示しているのが表7である。いずれの診断にしろ非定型精神病の家族負因は，分裂病のそれと比べてやや多い傾向が認められるも有意の差ではなかった。しかし，一級親族では負因がかなり多く認められ（分裂病：24.6％，非定型精神病34.1％），とりわけJCMの非定型精神病では分裂病と比べて有意に多かった（39.4％）。また感情病の負因も分裂病（2.5％）と比べて，非定型精神病（6.1％）に多く認められた。JCMの非定型精神病では，この傾向は一層強くみられ（8.7％），分裂病との間に有意の差が認められた。

表8は，ICD-10による急性精神病の各亜型における負因をそれぞれ示したものであるが，日本版ICD-10において非定型精神病から除外されている急性分裂病様精神病（F23.2）は，分裂病と比べても負因が少なく，感情病負因は全く認められなかった。一方，同じ分裂病症状を示す「分裂病症状を伴う急性多形性精神病（23.1）」は精神病負因が多く認められ，一級親族に関しては分裂病との間に有意の差が認められた。なお，分裂感情障害では，分裂病と比べて感情病負因が有意に多く認められたが，精神病負因も分裂病におとらず多く認められている。

精神疾患の発症における誘因に関しても，まず

表5　親族における精神疾患の有無——発症年齢との関係

	29歳以下での発症 N=191	30歳以上での発症 N=98
負因あり	92 (48.2%)	38 (38.8%)
（一級親族）	54 (28.3%)	33 (33.7%)
精神病	61 (31.9%)	22 (22.4%)
（一級親族）	28 (14.7%)	17 (17.3%)
感情病	13 (6.8%)	3 (3.1%)
（一級親族）	10 (5.2%)	3 (3.1%)
自殺者	18 (9.4%)	6 (6.1%)
（一級親族）	9 (4.7%)	5 (5.1%)
その他	23 (12.0%)	11 (11.2%)
（一級親族）	17 (8.9%)	11 (11.2%)

χ^2 検定：両群間に有意の差を認めない

表6　各精神疾患患者の兄弟数の比較

	発端者	平均±標準偏差
精神分裂病	121	2.97±1.53
非定型精神病	158	3.24±1.91
非定型精神病（JCM）	99	3.35±2.06

t検定：各疾患群に有意の差は認めず

表7　精神分裂病と非定型精神病の家族負因

	精神分裂病 N=122	非定型精神病 N=164	非定型精神病 (JCM) N=104
負因あり	52 (42.6%)	78 (47.6%)	52 (50.0%)
（一級親族）	30 (24.6%)	56 (34.1%)	41 (39.4%)*
精神病	36 (29.5%)	47 (28.7%)	30 (28.8%)
（一級親族）	15 (12.3%)	29 (17.7%)	20 (19.2%)
感情病	3 (2.5%)	13 (7.9%)+	10 (9.6%)+
（一級親族）	3 (2.5%)	10 (6.1%)	9 (8.7%)+
自殺者	8 (7.4%)	15 (9.1%)	11 (10.6%)
（一級親族）	3 (2.5%)	11 (6.7%)	8 (7.7%)
その他	15 (12.3%)	19 (11.6%)	13 (12.5%)
（一級親族）	12 (9.8%)	16 (9.7%)	11 (10.6%)

χ^2 検定　*$p<0.05$（分裂病との比較）
Fisherの直接確率　+$p<0.05$（分裂病との比較）

表8 ICD-10の代表的な急性精神病各亜型における家族負因

	分裂病症状を伴わない急性多形性精神病 (F23.0) N=23	分裂病症状を伴う急性多形性精神病 (F23.1) N=47	急性分裂病様精神病 (F23.2) N=18	分裂感情障害 (F25) N=26	精神分裂病 N=122
負因あり	8 (34.8%)	27 (57.4%)	4 (22.2%)	12 (46.2%)	52 (42.6%)
（一級親族）	4 (17.4%)	24 (51.1%)**	3 (16.7%)	9 (34.6%)	30 (24.6%)
精神病	4 (17.4%)	16 (34.0%)	3 (16.7%)	7 (26.9%)	36 (29.5%)
（一級親族）	2 (8.7%)	12 (25.5%)*	2 (11.1%)	4 (15.4%)	15 (12.3%)
感情病	2 (8.7%)	3 (6.4%)	0 (0.0%)	4 (15.4%)+	3 (2.5%)
（一級親族）	2 (8.7%)	3 (6.4%)	0 (0.0%)	3 (11.5%)	3 (2.5%)
自殺者	1 (4.3%)	4 (8.5%)	0 (0.0%)	5 (19.2%)*	8 (7.4%)
（一級親族）	0 (0.0%)	4 (8.5%)	0 (0.0%)	3 (11.5%)	3 (2.5%)
その他	1 (4.3%)	9 (19.1%)	1 (5.6%)	2 (7.7%)	15 (12.3%)
（一級親族）	0 (0.0%)	8 (17.0%)	1 (5.6%)	2 (7.7%)	12 (9.8%)

χ^2検定 　**$p<0.01$, *$p<0.05$（分裂病との比較）
Fisherの直接確率 　+$p<0.05$（分裂病との比較）

表9 発症における誘因の有無―男女による比較

	男性対象患者 N=135	女性対象患者 N=216
誘因あり	36 (26.7%)	85 (39.4%)*
恋愛問題	9 (6.7%)	22 (10.2%)
家庭問題	5 (3.7%)	29 (13.4%)**
近隣問題	2 (1.5%)	5 (2.3%)
職場問題	14 (10.4%)	13 (6.0%)
身体問題	1 (0.7%)	13 (6.0%)+
その他	5 (3.7%)	3 (1.4%)

χ^2検定：**$p<0.01$, *$p<0.05$
Fisherの直接確率：+$p<0.05$

表10 発症における誘因の有無―発症年齢との関係

	29歳以下での発症 N=219	30歳以上での発症 N=131
誘因あり	62 (28.3%)	59 (45.0%)**
恋愛問題	25 (11.4%)	6 (4.6%)*
家庭問題	10 (4.6%)	24 (18.3%)**
近隣問題	1 (0.5%)	6 (4.6%)+
職場問題	13 (5.9%)	14 (10.7%)
身体問題	9 (4.1%)	5 (3.8%)
その他	4 (1.8%)	4 (3.1%)

χ^2検定：**$p<0.01$, *$p<0.05$
Fisherの直接確率：+$p<0.05$

男女差と発症年齢による影響を検討した。表9で示されるように，誘因は女性患者で有意に多く（$p<0.05$）認められる。それを詳しくみると，女性に多い誘因は家庭問題と身体問題であり，女性のおかれている社会的立場と妊娠・出産などの女性に特有な発症状況を反映していると思われる。表10は，誘因と発症年齢との関連を示している。ここでは，発症年齢が高くなるほど誘因と考えられる事柄が多く認められ，とりわけ家庭問題が年齢とともに多くなる傾向が示されている。しかし，30歳を境にその前後で2つのグループに分けて検討するとき，30歳以降に発症するグループに有意に多く認められる誘因は家庭・近隣問題だけであり，恋愛問題は，20歳代に一番多く認められた。

表11は，各精神疾患における誘因の有無を示している。この表で注目すべきことは，精神分裂病には誘因があまり認められない（9.3%）のに対し，非定型精神病には約半数（53.0%）に誘因と

表11 精神分裂病と非定型精神病の発症における誘因の有無

	精神分裂病 N=140	非定型精神病 N=198	非定型精神病 (JCM) N=122
誘因あり	13 (9.3%)	105 (53.0%)**	70 (57.4%)**
恋愛問題	4 (2.9%)	27 (13.6%)++	18 (14.8%)++
家庭問題	3 (2.2%)	28 (14.1%)++	23 (18.9%)++
近隣問題	0 (0.0%)	7 (3.5%)	5 (4.1%)+
職場問題	2 (1.4%)	25 (12.6%)++	12 (9.8%)++
身体問題	2 (1.4%)	12 (6.1%)+	8 (6.6%)+
その他	2 (1.4%)	6 (3.0%)	4 (3.3%)

χ^2検定　**$p<0.01$, *$p<0.05$（分裂病との比較）
Fisherの直接確率　++$p<0.01$, +$p<0.05$（分裂病との比較）

表12 ICD-10の代表的な急性精神病各亜型の発症における誘因の有無

	分裂病症状を伴わない急性多形性精神病 (F23.0) N=30	分裂病症状を伴う急性多形性精神病 (F23.1) N=54	急性分裂病様精神病 (F23.2) N=25	分裂感情障害 (F25) N=29	精神分裂病 N=140
誘因あり	22 (73.3%)**	28 (51.9%)**	19 (76.0%)**	16 (55.2%)**	13 (9.3%)
恋愛問題	7 (23.3%)++	7 (13.0%)+	4 (16.0%)+	4 (13.8%)+	4 (2.9%)
家庭問題	5 (16.7%)++	7 (13.0%)++	5 (20.0%)++	9 (31.0%)++	3 (2.2%)
近隣問題	0 (0.0%)	4 (7.4%)++	1 (4.0%)	1 (3.4%)	0 (0.0%)
職場問題	5 (16.7%)++	5 (9.3%)+	8 (32.0%)++	1 (3.4%)	2 (1.4%)
身体問題	4 (13.3%)++	3 (5.6%)	1 (4.0%)	1 (3.4%)	2 (1.4%)
その他	1 (3.3%)	2 (3.7%)	0 (0.0%)	0 (0.0%)	2 (1.4%)

χ^2検定　**$p<0.01$（分裂病との比較）
Fisherの直接確率　++$p<0.01$, +$p<0.05$（分裂病との比較）

考えられる何らかの生活上の出来事が認められることであり，JCMによる非定型精神病では誘因がさらに多く（57.4％）認められた．これは，非定型精神病は分裂病と比べて女性が多く，30歳以降にも発症することが多いことから，その影響と考えられないこともないが，単にそれだけに帰すことはできない．すなわち，我々は分裂病と非定型精神病を，男女別々に，また発症年齢別に比較したが，両群の間にはそれぞれ明らかに有意の差（$p<0.01$）が認められた．さらに，誘因を詳しく見ると，性差や発症年齢による影響が考えられる家庭問題や身体問題のみならず，これらの影響の見られない職場の問題もまた，非定型精神病の方に有意に多く認められた．

この非定型精神病を構成する急性精神病の各亜型を，それぞれに比較して見たのが**表12**である．ここでもまた，男女，発症年齢別に，それぞれ分裂病との比較を行ったが，いずれにしても有意の差を認めた．

この表で注目されるのは，「分裂病症状を伴わない急性多形性精神病（F23.0）」と，日本版ICD-10では非定型精神病から除外された「急性分裂病

様精神病」とが，70％を超えるとりわけ高い頻度の誘因を認めていることである。このように，同じく分裂病症状を伴う「分裂病症状を伴う急性多形性精神病」と「急性分裂病様精神病」とが，遺伝負因と誘因とにおいて対称的な結果を示していることは極めて興味深い。「分裂病症状を伴う急性多形性精神病」が，非定型精神病の定型的なグループであるとすれば，「急性分裂病様精神病」は，非定型精神病としては非定型的なものであろう。

3. 考察

本研究の目的は，我々が日常使用している「非定型精神病」の概念を今一度客観的に見直すために，操作的方法を用いた国際分類であるICD-10によって診断を行い，比較検討することであった。そのために，我々は特別な選択をすることなく，ある一定の期間内に我々の病院に入院した全ての患者を研究対象として，症例数と性別，発症年齢，発症時の状況，精神症状，それに経過を検討した。今回報告する家族負因についても，このような研究の一環として行われたものである。我々のデータは主として外来及び入院時の診療録によるものであるが，家族歴の聴取というかなり微妙な問題は，医師患者関係に信頼が得られてはじめて可能となるものだけに，診療録の記載には症例によりかなりの差が認められた。そこで，今回の報告では，記載の不十分な症例は統計から除外されている。このように，本研究は本格的な遺伝研究をめざしたものではなく，多数例に基づく統計的研究として行われたものである。このような事情から，発端者の親族に見られる精神疾患を病型別に類別する確認作業は行っておらず，残念ながら，内因

性精神病は分裂病性精神病と感情病とに類別されたに過ぎなかった。

非定型精神病が分裂病の一型に過ぎないのか，それとも感情病の一型であるのか，あるいは，それらとは異なる独立した臨床単位であるのかについて，既に多くの遺伝研究が行われている。満田[4]はその臨床遺伝学的研究において，家族内精神病の調査から定型分裂病，非定型精神病，それに躁うつ病の発端者の親族には，それぞれ分裂病，非定型精神病，それに躁うつ病の患者が多く認められるとする同型性（homotypia）の傾向を指摘し，それぞれが遺伝的に互いに独立した疾患であろうと推測している。このような研究は，使用する疾患名は異なるにせよ，類似の症例を取り扱っているレオンハルト（Leonhard K）（類循環性精神病や非系統性分裂病）[13]，マックカーベ（McCabe MW）（反応性精神病）[14]，ペリス（Perris C）（類循環性精神病）[15]の研究などがあり，マックカーベとペリスは，一級親族内の精神病における同質性を認め，そこでは分裂病や感情病の発病危険率は極めて低かったと報告し，その疾患学的な独立性を示唆している。しかし，ツェルビン・ルディン（Zerbin-Rüdin E）[16]は，多くの遺伝研究を紹介したうえで，分裂感情病者の親族には，分裂病者の親族と較べ，精神疾患の見られる率が高いということは一般的に認められるとしているが，家族内精神病に同じ分裂感情病が出現する可能性は低いことを指摘している。

アングスト（Angst J）ら[17]は，分裂感情病の親族を調査し，分裂感情病は遺伝的な見地からは，分裂病と感情病との間の中間的な位置を占めていると結論している。そして，分裂病者の親族に見られる精神疾患で最も多いのが分裂病であり，感情病の場合では感情病であったが，分裂感情病の場合には，分裂感情病の割合は少なかったと報告

している．マルネロス（Marneros A）ら[7]もまた，分裂感情病に関する研究において，分裂病者では親族に分裂病が多く見られるものの，分裂感情病や感情病はほとんど認められず，感情病の親族には，分裂病や分裂感情病に比べて感情病の発症が多く認められたと報告している．一方，分裂感情病の親族には，分裂感情病よりも分裂病の方を多く認めており，さらに最も多く認められたのが感情病であったと記載している．彼らはこの結果から，分裂感情病は分裂病スペクトラムに含まれるものではなく，また，おそらくは独立した疾患単位ではないこと，そして均一なグループではないようで，おそらくは，内因性精神病を分裂病から感情病へと連なる連続体の一部を構成しているようだと推測している．

しかし，ここにはなお多くの問題を含んでいるように思われる．マルネロスら[7]の報告では，分裂感情病の親族に見られる精神疾患で一番多いのは確かに感情病であり，次に多いのが分裂病ではあるが，データを仔細に見れば，ここで一番多く認められるのは詳細不明の精神疾患である．このように，分裂感情病における家族内精神病の特徴として，精神疾患の多様な変異を挙げることができよう．アングストら[17]の報告もまた，分裂感情病は極めて多様な家族内精神病を示し，分裂感情病との密接な関連が推測される緊張型分裂病も比較的多く認められている．既に満田[18]は，一卵性双生児の不一致例の研究から，神経症症状から精神病症状までを含む幅広い表現変異を非定型精神病スペクトラムとして指摘しているが，ある遺伝的に同一な疾患がかなり広い表現変異を示すことはよく知られた事実であり，分裂感情病の親族に典型的な分裂感情病がさほど認められないからと言って，その疾病学的な独立性を疑う必要は必ずしもないように思われる．

我々の結果をみると，非定型精神病の一級親族には，分裂病の場合よりも精神疾患の発症が多い傾向を認め（分裂病：25％，非定型精神病：34％），とりわけ日本版ICD-10の非定型精神病（39％）の場合は有意の差が認められた．その内容を詳しく検討すると，非定型精神病の親族に多く認められる精神疾患は分裂病性精神病ではあるが，分裂病に比べて有意に多く認められたのは感情病であった．同型性の有無については，家族内精神病を定型的な分裂病と非定型精神病とに区別していない我々のデータからは論ずることができなかった．しかし，分裂病者の親族に感情病の発症が少ないことは，分裂病が感情病とは互いに異なった疾患であることを示しており，この「分裂病」という診断名のもとに比較的純粋な症例が選択されているとは言えるであろう．一方，非定型精神病者の親族には比較的多くの感情病や自殺者が認められ，非定型精神病が，いずれの診断にしろ，感情病と密接な関連を有していることを示している．

発症時の誘発因子の存在と良好な予後との関係は，多くの分裂病の研究で指摘されてきた所見である．この場合の「分裂病」は，いわゆる「予後の良い」分裂病を含む広義のものであり，分裂病を細分類し，非定型精神病などのいわゆる「中間例」を取り出した研究がさらに行われてきた．ペリス[15]は，類循環性精神病に関する研究で30％に誘因を認めているに過ぎないが，マックカーベ[14]による反応性精神病の研究では，その診断自体が発症とストレスとの関連を規定していることから，すべての症例で何らかの誘因を認めている．ペリスのように，誘因と見なす出来事を3ヵ月以内に限定したとしても，彼の数値は83％と計算される．分裂感情病の研究では，ベルク（Berg E）ら[19]は45％に誘因を認め，ツァン（Tsuang TM

ら[8]もまた60％に誘因を認めたと報告している。マルネロスら[7]の報告によれば，分裂病の24％に誘因が見られるのに対し，分裂感情病に誘因が認められたのは51％であったとしている。このように，非定型精神病に類似した症例には誘因を認めることが多く，分裂病と比べて明らかな差異が認められている。同様な結果は，我々の初回入院時の調査でも認められた。我々の調査では，誘発因子が分裂病では9％しか認めないのに比べ，非定型精神病では従来診断で53％，ICD-10では57％と多くの症例に認められた。この結果は，分裂病とは対照的に，非定型精神病の発症においては，体質的な要因とともに反応性の要因が大きく関与していることを示している。なお，2回目以降のエピソードについては，我々は統計的な結果を出していないものの，ペリスやマルネロスらが指摘するように，次第に発症の際の誘因が少なくなる傾向を認めている。

既に非定型精神病の画像研究[1]や統計的な研究[11,12]において指摘されているように，非定型精神病は均質なものではなく，病因を異にする様々な疾患群から構成される可能性が考えられている。そこで，我々はICD-10による診断を用いて，急性精神病を亜型毎に類別しその負因と誘因とを検討した。ここでは，急性一過性精神病に含まれる「分裂病症状を伴わない急性多形性精神病」と「分裂病症状を伴う急性多形性精神病」，それに「急性分裂病様精神病」の3型と，分裂感情障害とを取り上げ，従来診断の分裂病と比較した。ICD-10の分裂感情障害は，分裂病症状と感情病症状とが同じ程度の強さで同時に存在することが必要であり，分裂病症状だけが持続するエピソードがあれば分裂病と診断され，分裂病と感情の2つの症状が同時ではなく交代して見られる場合も分裂感情障害とは見なされないことから，マルネロスらの分裂感情病とは若干異なるものである。彼らの分裂感情病は，分裂病症状と感情病症状との同時存在，あるいは，分裂病と感情病のエピソードの交代を挙げており，そのエピソードの回数，順序，割合は問わないとしている。このようなことから，ICD-10の分裂感情障害は，マルネロスらの分裂感情病よりも狭い概念となっている。我々のデータによれば，このICD-10の分裂感情障害には感情病や自殺者の負因が多くみられ，急性精神病の中では感情病との関連を最も疑わせるグループであった。しかし，精神病負因もかなり多く認められるため，これが感情病の単なる変異とは必ずしも言えなかった。急性多形性精神病の2型を比べると，「分裂病症状を伴う急性多形性精神病」に負因が多く認められ，その存在は急性精神病亜型の中でひときわ顕著であり，とりわけ多くの精神病負因が認められた。一方，「分裂病症状を伴わない急性多形性精神病」では，家族負因が認められる症例は「急性分裂病様精神病」に次いで少なかった。従来診断と日本版ICD-10とによる非定型精神病の負因の調査で，従来診断よりもICD-10のほうに負因が多く認められたことは，日本版ICD-10の非定型精神病から，負因を有する割合の最も少ない「急性分裂病様精神病」が除外されたためによるものと思われる。

たしかに，「急性分裂病様精神病」と「分裂病症状を伴わない急性多形性精神病」とは，家族負因の少ないことと誘因の多いことにおいて類似したグループであり，「分裂病症状を伴う急性多形性精神病」に家族負因が多く，誘因が比較的少ないことと好対照を示している。「急性多形性精神病」の2型は，意識の何らかの変容を伴う錯乱性症状を主にしたものであることから，非定型精神病とてんかんとの関連を指摘した満田の観点よりすれば，これらの類型こそが非定型精神病の定型

的なグループといえるであろうが，分裂病症状の有無でこれらの2型に分類したとき，両者にはかなり明確な相違が認められる。症状と経過，それに発病状況と家族負因を見れば，分裂病とも感情病とも異なる，疾患学的な意味で典型的と考えられる「非定型精神病」は，この「分裂病症状を伴う急性多形性精神病」であるといえるのかも知れない。他方の「分裂病症状を伴わない急性多形性精神病」は，同じ急性錯乱状態に陥るにしても，より原始反応的な意味あいを持った病型であると考えられる。一方，「急性分裂病様精神病」は，錯乱性症状や感情病症状が見られないことから，てんかんとも感情病とも関連が薄く，分裂病に近縁な類型とも考えられるが，その急性発症と反応性要因の存在，それに完全寛解へと至る経過様式をみれば，これを分裂病と同一と見なすことはできず，これらの病型は，環境の影響を受けて発症しやすく，従来から一般に，心因反応あるいは反応性精神病と呼ばれている一群なのであろう。

精神疾患の遺伝負因と誘因を調査した今回の我々の研究もまた，非定型精神病が必ずしも均質なグループとは考えられず，ICD-10の急性精神病の各亜型に類別して比較すると，かなり多様な疾患群を包含している可能性を示している。なかでも，分裂病症状はかなり広い範囲の病型において出現するため，分裂病症状の出現と持続期間によって，「分裂病」概念を拡大し平均化してゆく方向は，「分裂病」という名のもとに，なにものをも意味しない結果になりかねない。分裂病研究が目指す方向としては，むしろ分裂病をできうる限り中核群に限定していき，残余の非定型精神病を細分類してゆく方向により実り多い成果が得られるのではないかと考えられる。パウライコフ（Pauleikhoff B）[20]が述べたように，たしかに分裂病という名称が今日引き起こしている無秩序は，それが作り上げた秩序よりも大きいが，非定型精神病の導入によっても，精神医学に新しい秩序をもたらしたとはいい難い。我々は臨床実践を基に，精神病理学的研究とともに生物学的研究の成果を生かしながら，さらに詳細な疾患分類を試みる必要があると思われる。ツェルビン・ルディン[16]の言に倣うならば，「もっと良い診断体系が得られるまで，現在の我々の分類体系を使い続けるにしても，この体系は決して触れてはならない聖域ではない」のである。

まとめ

1982年からの10年間に，精神病症状を伴って愛知医大に入院し治療を受けた内因性精神病の351名を対象に，従来診断とICD-10を用いた分類を行い，その家族負因と誘因の有無を比較検討して，以下の結果を得た。

1) 非定型精神病では，分裂病の場合と比べて一級親族に負因を認めるものが多かった。ICD-10（JCM）の非定型精神病では，家族負因が分裂病よりもはるかに多く見いだされ，とりわけ，感情病負因で有意の差が認められた。

2) 非定型精神病のいずれの診断でも，誘因は分裂病より有意に多く認められた。

3) 急性精神病を亜型毎に検討すると，「急性分裂病様精神病」は，他の急性精神病や分裂病と比べて負因は少なく，誘因は多く認められ，とりわけ，分裂病と比べると有意に多かった。一方，「分裂病症状を伴う急性多形性精神病」は，負因が極めて多い一方で，誘因は少なく，この二つのグループは急性精神病の中で対称的な位置を占めていた。

本研究においても，非定型精神病が分裂病とは明らかに異なる疾患であることが示された。また，

非定型精神病が均質なものとはいい難いことから，さらに詳細な検討が必要であると思われる．

文　献

1) 林　拓二：非定型精神病のCT所見－多変量解析法による検討－．愛知医大誌 17：609-625, 1989.
2) 林　拓二, 須賀英道：精神分裂病と非定型精神病の IMP-SPECT 所見の相違について．精神医学 35：489-497, 1993.
3) Suga H, Hayashi T, Ohara M：Single photon emission computed tomography (SPECT) findings using N-isopropyl-p-[^{123}I]iodoamphetamine (^{123}I-IMP) in schizophrenia and atypical psychosis., Jap. J. Psychiat. Neurol., 48：833-848, 1994.
4) 満田久敏：精神分裂病の遺伝臨床的研究．精神経誌 46：298-362, 1942.
5) 高橋三郎, 飯田秀晴, 藤縄　昭：いわゆる非定型精神病の一群の診断と分類に関する調査．精神医学 30：1107-1113, 1988.
6) 福田哲雄：非定型精神病（満田）の概念．臨床精神医学 11：425-430, 1982.
7) Marneros A, Deister A, Rhode A：Affective, schizoaffective und schizophrene Psychosen., Springer, Berlin, 1991.
8) Tsuang MT, Simpson JC, Fleming JA：Diagnostic criteria for subtyping schizoaffective disorder., In：Marneros, A., Tsuang, MT. (eds), Schizoaffective Psychoses., pp.50-62, Springer, Berlin, 1986.
9) World Health Organization：The ICD-10 Classification of Mental and Behavioural Disorders：Clinical descriptions and diagnostic guidelines., WHO, Geneva, 1992.（融　道男, 中根允文, 小見山　実, 監訳：ICD-10 精神および行動の障害－臨床記述と診断ガイドライン. 医学書院, 1993.）
10) 厚生省精神保健医療研究「精神疾患の診断基準の作成に関する研究」班：JCM 第5版（1992年6月, フロッピー版), 1992.
11) 林　拓二, 須賀英道, 安藤琢弥, 他：分裂病と非定型精神病（満田）の発症年齢と性差について．精神医学 37：1255-1263, 1995.
12) 林　拓二, 松岡尚子, 須賀英道, 他：分裂病と非定型精神病（満田）の症状と経過の相違について．精神医学 38：27-35, 1996.
13) Leonhard K：Aufteilung der Endogenen Psychosen. Akademie-Verlag, Berlin, 1980.
14) McCabe MW：Reactive psychoses. a clinical and genetic investigation., Acta Psychiatr. Scand. [Suppl.] 259, 1975.
15) Perris C：A study of cycloid psychoses., Acta Psychiatr Scand. [Suppl.] 253, 1974.
16) Zerbin-Rüdin E：Schizoaffective and other atypical psychoses：the genetic aspect. In：Marneros, A., Tsuang, M.T. (eds), Schizoaffective Psychoses., pp.225-231, Springer, Berlin, 1986.
17) Angst J, Scharfetter C：Subtypes of schizophrenia and affective disorders from a genetic viewpoint. In：Obiols, J., Ballus, C., Gonzales Monclus, E. et al. (eds), Biol Psychiatry Today., Elsevier, Amsterdam, 1979.
18) Mitsuda H：Some note on the nosological classification of the endogenous psychoses, with special reference to the so-called atypical psychoses. In Mitsuda, H. and Fukuda, T. (Eds)：Biological mechanismus of schizophrenia and schizophrenia-like psychoses., Igaku-Shoin, Tokyo, pp 1-9, 1974.
19) Berg E, Lindelius R, Petterson U, et al.：Schizoaffective psychoses：a longterm follow-up., Acta Psychiatr. Scand., 67；389-398, 1983.
20) Pauleikhoff B：Atypische Psychosen. Versuch einer Revision der Kraepelinschen Systematik. In Huber G (Ed)：Schizophrenie und Zyklothymie. Ergebnisse und Probleme. Thieme, Stuttgart, 1969（保崎秀夫, 武正建一, 浅井昌弘, 他訳：精神分裂病と躁うつ病. 医学書院, 東京, pp 100-110, 1974.）

（初出）林　拓二, 安藤琢弥, 松岡尚子, 須賀英道：分裂病と非定型精神病（満田）の負因と誘因の相違について．愛知医大誌 23：321-331, 1995.

Ⅳ．非定型精神病と「系統性」分裂病の長期予後

　本稿は，最長40年近くの間，大阪のある私的な精神科病院で個人的に観察することができた症例をまとめたものである。ここに取り上げた症例は，非定型精神病（満田）の11例と，系統性分裂病（レオンハルト）の10例である。追跡調査の開始時には，それぞれの群は倍近くの症例数であったが，種々の理由により，転院・遠隔地への家族の転居などによる脱落もあって，若干少ない症例数となった。

　「系統性」分裂病（レオンハルト）は，満田の定型分裂病と一致すると言ってよい。しかし，非定型精神病（満田）に該当するのは，言うまでもなく，レオンハルトによる類循環性精神病の3型であり，必ずしも「非系統性」分裂病（レオンハルト）のすべてを包含するものではない。この点で，非定型精神病（満田）と非系統性分裂病（レオンハルト）とを混同してはいけない。レオンハルトの分類体系は徹底した病型分類であって，大脳病理学を前提としたものであることにも注意しておく必要がある。

　表1と表2に，それぞれの症例を簡略にまとめている。例外はあるが，初発で初診であったものだけにしぼり，各11例と10例である。1997年ニースでの世界大会の際に組織したシンポジウムで報告したものの一部であるが，以後も現在（2005年）も継続しているので，経過年数はプラス8年となるなど，細かい数字の訂正が必要だが，全体としての影響はほとんどない。

　際立っているのは，2つの表の予後の相違であろう。**表1**では，総じて予後良好であるのに対し，**表2**では例外なく末期の欠陥病像を示している。欠陥病像が比較的早期に発現するもの（破瓜病と緊張病）とやや遅いもの（妄想病）があるが，10～15年あたりから，際立った病像の変動は見られないようになっている。一方，予後の良い**表1**の中には，再発を繰り返すうちに本態変化（Wesensänderung）と呼べる性情の変化が前景に出るようになり，手を焼くものもあるが（"非定型くずれ"と我々は呼んでいる），てんかんもしくは類似の脳器質性変化を疑わせる（この点に関する吟味も行ったが，この小文では簡明を期して割愛させて頂く）。

　非定型群に関しては，従来からかなりのデータがそろっていて，頭記のニースでのシンポジウムをはじめ，病態生理を中心とする知見が大幅に蓄積されて来ている。本書のなかでも広汎多岐に亘る最新の情報が提供されている。一方，定型群に関しては，最新の機器や統計の類を駆使したおびただしい数の報告が世界の各地から報告されているが，今日までのところ，めぼしい収穫は得られていない。残念ながら，「脳研究の10年」とか，「脳の世紀」とかの謳い文句と共に，特に「定型群」を標的に据えている筈の諸研究が，今ひとつ冴えない。そういう現状の主因を「定型群」の診

表1 非定型精神病（満田）

症例	性	学歴	結婚歴	発症年齢（発症年度）	経過年数	入院回数	在院年数（'98年現在）	予後
1	女性	大卒		17 =（'62）	27	5	0.6	自殺（'89）
2	女性	専卒	後妻	26 =（'62）	39	4	0.1	完全寛解（'75以降）
3	女性	高卒	＋	＜29 =（'62）	37	2	0.5	完全寛解
4	女性	修士		22 =（'65）	35	14	0.1	（W）
5	女性	大卒		19 =（'67）	34	8	＜0.3	不完全寛解
6	女性	大卒		17 =（'68）	33	4	＞5.4	不完全寛解
7	女性	高卒		＜27 =（'70）	31	(2)	13.0	社会的入院
8	女性	高卒		22 =（'68）	33	5	1.8	完全寛解
9	女性	高卒		18 =（'73）	28	16	＜0.3	完全寛解
10	男性	高卒		18 =（'66）	35	8	＜0.5	（W）
11	男性	高卒		＜21 =（'74）	27	(2)	11.0	病的体験あり

女性症例が男性症例より多い。
症例7と11は，現在入院の施設で初診するまでに他院の入院歴あり。
症例1は，初診時高校3年発症，短期で寛解して進学，再発4回，5回目の入院時，週末外泊期間中，入水自殺（'89年7月）。症例2は癌で病死。
（W）はWesensänderung，生来の性格傾向の先鋭化など。自閉傾向はない。（W）の中には，言動の遅鈍化・頑固，爆発性などの類テンカン質を思わせるものもある。

表2 精神分裂病（系統性分裂病：レオンハルト，定型分裂病：満田）

症例	性	学歴	結婚歴	発症年齢（初診）	経過年数	入院回数	在院年数（'98現在）	欠陥像
1	男性	高校中退		17 =（'67）	31	1	29.0	Sp.K.
2	男性	大学中退		20 =（'73）	25	3	＞8.1	L.H.
3	男性	高卒		18 =（'74）	24	1	＞2.3	Ph.P.（病死）
4	男性	高卒		19 =（'74）	24	2	＞9.4	F.H.
5	男性	中卒	＋	33 =（'75）	23	3	＞6.4	V.H.
6	男性	中卒		26 =（'76）	22	7	＞2.6	F.H.
7	女性	高卒	＋	? =（'65）	33	2	＞2.0	L.H.
8	女性	高卒		＜30 =（'66）	29	2	14.5	A.H.
9	女性	高卒		20 =（'70）	28	2	＜13.5	F.H.
10	女性	高卒		22 =（'70）	28	1	＜2.0	A.H.

男性症例が女性症例より多い。学歴は非定型群よりも低い傾向にあり，社会経済レベルもほぼそれに比例している。
症例7は，初診時近親者も居らず，既往歴，正確な年齢も不明のまま生活保護の患者として在院したもの。欠陥が高度で在院を続ける。
症例8は，初診時に既往の病歴が把握できないまま，欠陥分裂病状態で入院したもの。
(1) Sp.K. 即答性緊張病。(2, 6) L.H. 児戯性破瓜病。(3) Ph.P. 音素性（言語幻覚性）パラフレニー。(4, 9) F.H. 平板性破瓜病。(5) V.H 奇矯性破瓜病。(8, 10) A.H. 自閉性破瓜病。

断ミスによるとする，つまり，真の定型を捉える診断基準が成立していないとする批判がある。筆者も，その声に賛意を表するものの一人である。こういう事態を克服して「定型」の病態生理の解析を容易にする途を示していると思われるのが，満田の絶筆となった1977年の論文の末尾に引用し

た，故レオンハルトの発言である（1967年ドイツ精神神経学会〔会長，Fr. Panse翁〕における，「慢性内因性精神病の問題・治療・リハビリ」と題したシンポジウム：満田もシンポジストの一人であった）

"K. シュナイダー以来，分裂病の一級症状を重視する人たちは少なくない。しかし，シュナイダー自身が認めているように，そのどれ一つとして，分裂病に特異的なものは無い。他方，分裂病の末期になって見られる多くの症状こそ，分裂病以外では見られない「一級症状」である（邦訳：筆者）。"「欠陥分裂病の病像」から出発して（1936年），その後の半世紀余にわたって各病像の追跡確認を続けた彼と，その主張に共鳴する満田とは長年の交友の間柄であった。出発点ではシュナイダーを用いた後継者のフーバーは，シュナイダーがやらなかった経過と転帰をも取り上げている。正確な病像はレオンハルトの詳細な記載には遠く及ばないが，彼は早くから（1970年前後），欠陥（Defekt）を"純粋（reiner, pure）"，典型的分裂病性（typically schizophrenic），混合性（mixed）の3つのタイプに分けている。より最近に発表された経過，予後調査の結果が，邦訳されている[8]。データバンクによって処理されたものだが，502例の分裂病患者の22.4年経過後に見られる"特徴的残遺状態"と名付けられた症例は34.7％であり，4型に分類されており，その内の典型的分裂病性欠陥精神病と名付けられたものは，10.8％とある。厳密な対比は，レオンハルト流の明確な病型（名）とでは到底不可能であるが，現象学派の立場からも，このように末期症状の把握が試みられている点では評価すべきであろう。因みに，DSM-Ⅲに先がけてセントルイス・クライテリアとも呼ばれたRDCが出た頃，WHOのIPSSにも参加したイエール大（現・メアリーランド大）のカーペンター（Carpenter, Jr）が，その当時，すでにシュナイダーの一級症状の"一級性"を批判していたのを想い出す。その彼は，先頃，確かバイオロジカル・サイカイアトリー（Biol. Psychiat）誌の論文の中で，いくつかのスケールがDSM-Ⅲ-R時代に出揃っているが，欠損（deficit）スケールが無いのはおかしいという意味のことを言っていたのを思い出す。症例を集める時，その均質性が最優先されるのは，とりわけ，各種の生物学的検索には至上課題である。前世紀以来の分裂病研究（特に生物学的な）の不毛も，分裂病というもの自体の底知れなさもあろうが，主因の一つに定型群・非定型群の"分別未遂"をあげるのは行き過ぎであろうか？

　症例数は多くないが，30有余年におよんだこの経過追跡が行われたのは，Y病院においてである。Y病院は，この5月で創立満42年になる。初めは，80〜90床の単科精神病院であった（数年前から，オーナーが変わっている）。近隣の都市のI病院でパート医であった筆者が，Y病院創立時に転勤を命じられ，以降，今日まで主としてパート医として続いている。海外出張などの公務出張が多かった10余年間などもあったりして，継続観察が難しい事態も多々あった。それ故に，責任ある管理医師，常勤医（精神科）諸氏の存在に負うところ甚大なのは云うまでもない。この小文を上梓する機会にご尊名を列記させて頂いて心から御礼申し上げる次第である。
堺ミユキ（故人），大塚文雄，堺章（敬称略，順不同）

文　献

1) Fukuda T & Mitsuda H (eds)：World issues in the problems of schizophrenic psychoses. Igaku-Shoin, Tokyo, New York, 1977.

2) Fukuda T：On the diagnostic criteria of schizophrenia. In：Fukuda T & Mitsuda H (eds)：World issues in the problems of schizophrenic psychoses. Igaku-Shoin, Tokyo, New York, 1977.

3) 福田哲雄：非定型精神病2．疾病学的位置づけ．現代精神医学体系12巻，pp. 129-156，中山書店，東京，1980.

4) 福田哲雄：非定型精神病（満田）の概念．臨床精神医学11巻：425-430, 1982.（特集／非定型精神病，その概念と診断基準）

5) Fukuda T：Clinical and neurobiological heterogeneity of schizophrenic psychoses（abstract）In：Racagni, G., Brunello, N. and Fukuda, T.（eds），pp. 449-451, vol 1, Proc. of 5th world Congress of Biol. Psychiat, Florence, 1991.

6) 福田哲雄：「非定型精神病」の50年．第16回生物学的精神医学会特別講演，神戸，1994.

7) Fukuda T：Atypical Psychoses versus Schizophrenia. A long-term follow-through results. Biol.Psychiat. 42：1S-297S, 196S 66-5, 1997（Proc. of 6th World Congress of Biol. Psychiatry, Nice）

8) Huber, G. Gross, G. & Schüttler, R：Long-term development of schizophrenia. In：Fukuda T & Mitsuda H（eds）：World issues in the problems of schizophrenic psychoses. Igaku-Shoin, Tokyo, New York, pp. 15-32, 1977.

9) Leonhard K：内因性精神病の分類（福田・岩波・林，監訳）．医学書院，2002.

10) Mitsuda H：Clinical View on the Biology of the schizophrenias. In：Fukuda T & Mitsuda H（eds）：World issues in the problems of schizophrenic psychoses. Igaku-Shoin, Tokyo, New York, pp 121-126, 1977.

福田哲雄

V．非定型精神病の長期経過・転帰研究— 20 年以上の経過観察より—

はじめに

　DSMを代表とする操作的診断基準の登場以後，生物学的研究対象の診断として，非定型精神病という呼称が用いられることは，今やほとんど無くなろうとしている。それは，非定型精神病が，操作的診断では多くの診断に分散され，生物学的な研究を行うにしては曖昧な概念となっているからであろう。こうしたことから，非定型精神病の概念について，まず概観しておく必要がある。

　クレペリン（Kraepelin E）[7]が内因性精神病を早発性痴呆と躁うつ病に分けて以来，彼の2分法の妥当性については，様々な問題が出現したものの，その後の精神医学の主流であったことは誰しもが認めるところである。しかし，この2分法によって生じた中間群に対して，その解釈の違いから各学派においてさまざまな立場が取られてきた。その中で，積極的に第3の独立した疾患群を認める立場として，レオンハルト（Leonhard K）[8]による類循環性精神病（zykloide Psychose）や，満田による非定型精神病がある。満田[11, 12]によれば，非定型精神病とは，統合失調症や躁うつ病，真性てんかんを含めた3大内因性精神病群の交錯する領域に，独立した疾患群として位置づけられるものである。満田の分類は，症状（症状群）と経過の類似性に基づいて臨床単位を確定しようというもので，統合失調症性疾患は定型群と周辺群に分類され，周辺群はさらに非定型群，中間型，およびパラフレニーに分類された。満田はこれらの臨床単位の遺伝様式を調査し，中間型を除いて，それぞれが異なる疾患である可能性を示している。そして，非定型精神病と定型統合失調症との臨床的特徴の差異として，定型統合失調症が慢性かつ推進性に経過し，自閉的な生活態度をとるのに対して，非定型精神病は急性・亜急性の発症，相性・周期性の経過，活発な幻覚や妄想体験を伴った錯乱ないし夢幻様状態を呈し，比較的良好な予後を示すとされている。その後，満田門下の研究者を中心にして，さらに自然な生物学的分類を確立すべく，病前性格や発病状況の検討のみならず，脳波，内分泌，画像，さらに誘発電位や眼球運動などの研究が引き続き行われてきた。このような非定型精神病に関する生物学的指標を求める研究については，別稿[15]を参照して頂きたい。

　DSMなどの操作的診断では，横断面での精神症状と持続期間を基準とするため，非定型精神病は多くの診断に分散される。また，非定型精神病が多彩な病像と周期性経過を特徴としているため，操作的診断では観察時期によって異なった診断が下され，その生涯には複数の診断名を持つこととなる。しかしながら，病像や病相が異なるにしても，同じ患者においてそれらが認められれば，同じ疾患に基づく表出と考えられよう。精神疾患は，縦断的な観察を行ってのみ，その「病」の全貌が捉えられると考えられる。この意味で，長期

経過・転帰研究が必要であり，非定型精神病の概念の有用性が試される．確かに，非定型精神病という呼称が今なお臨床家に重用されるのは，予後の予測や治療の選択のためには，きわめて有用な臨床単位とみなされているからであろう．

このような点により，非定型精神病の長期経過と転帰について検討したが，まず最初に，非定型精神病の残遺・欠陥状態について検討しておく必要があろう．

非定型精神病の残遺・欠陥状態とは，再発を繰り返すにつれて病相期間が遷延化したり，欠陥状態に至る症例で，満田が当初，中間型として，定型と非定型の間に位置づけたが，遺伝様式より非定型精神病に含めたものである．この状態は，鳩谷の記載[4]によると，病前に比して能動性低下と感情平板化が表出するが，現実指向的で対人接触も良好な点が統合失調症の欠陥状態とは異なるとされている．レオンハルト[8]も，これらの症例が欠陥状態に至ることから類循環性精神病とは区別されるが，系統性統合失調症（systematische Schizophrenie）とは明確に異なるものとして，非系統性統合失調症（unsystematische Schizophrenie）としている．林ら[5]は，この残遺・欠陥状態に関連して，遷延型という呼称の症例報告をしているが，この遷延型は，精神症状が1ヵ月以上続くことから，ICD-10で統合失調症と診断されるものである．本研究においては，この遷延型の規定にあたって，病相の遷延化をより明確にするために，精神症状が6ヵ月以上続くこととした．これは，DSM-IVを用いた場合には統合失調症と診断されるものである．

以上より本研究では，20年以上の長期経過の調査に基づいて，まず，非定型精神病の長期経過と転帰については，統合失調症や躁うつ病と比較した．次に，予後予測の指標としての有効性を示すために，非定型精神病の経過と転帰を類型化して検討した．

1. 対象

まず，調査対象として，1992年から1996年末までの5年間に，愛知医科大学付属病院精神科にて入院治療を受けた内因性精神病患者を選択した．そこでの診断は，既述した満田の記載に基づいて2回目の入院時点で行われており，その内訳は，統合失調症125名，非定型精神病118名，躁うつ病40名であった．その際，非定型精神病の診断には2回以上の病相があることを条件とした．また，その後の長期経過と転帰に影響を与えると考えられる脳器質疾患（脳外傷，脳腫瘍，脳血管性障害，痴呆疾患，パーキンソン病など）や，重篤な身体疾患（重度の呼吸・循環器系疾患など）を合併するもの，および精神遅滞を持つ者は除外された．次に，長期経過の追跡期間として，マックグラハン（MacGlashan TH）[10]が指摘するように，20年以上の追跡期間と疾患の転帰予測との関連に基づき，2003年4月の時点で発症後20年以上の経過をもつ者を対象とした．それ故，今回は，内因性精神病患者283名のうち86名が該当し，内訳は，統合失調症32名，非定型精神病34名，躁うつ病20名であった（表1）．

対象患者において，操作的診断との対比を示すために，1992年から1996年末までの5年間に入院治療を受けた時点におけるDSM-IV診断を表2に示しておく．この5年間に2度以上の入院がある患者については，最終時の診断を選択した．

また，非定型精神病の残遺・欠陥状態について考える上で，病相の遷延化がみられるもの（遷延型）とみられないもの（非遷延型）とを区分した

表1 対象

	統合失調症 N=32	非定型精神病 N=34	躁うつ病 N=20
年齢（mean±S.D.）	48.7±13.5	51.4±10.2	60.8±11.4*
罹病期間	26.1± 8.2	25.5± 6.6	27.1± 9.2
発症年齢	22.5± 8.9	25.9± 8.7	33.7±11.0*
入院回数	4.4± 3.1	5.6± 3.5	6.9± 6.7*
女性比率（%）	66	74	75
家族負因（一級親族）	22	35	15#
誘因	13	39	20#
結婚	50	76	100##
子供保有	38	71	95##
大卒以上	31	26	20
中学・尋常小卒	13	12	30#
中退	16	3	5##

Kruskal-Wallis test　*p＜0.05
Chi-square test　##p＜0.01,　#p＜0.05

表2 対象患者のDSM診断との対比　1992から1996年末の期間におけるDSM-Ⅳによる再分類

		統合失調症 N=32	非定型精神病 N=34	躁うつ病 N=20
295.XX	Schizophrenia	30	6	0
295.40	Schizophreniform Disorder	1	6	0
295.70	Schizoaffective Disorder	0	8	0
298.8	Brief Psychotic Disorder	0	6	0
298.9	Psychotic Disorder, NOS	0	1	0
296.3X	Major Depressive Disorder	0	3	0
296.4X	Bipolar I Disorder, Manic	0	3	12
296.5X	Bipolar I Disorder, Depressive	0	0	8
300.00	Anxiety Disorder, NOS	0	1	0
301.22 (V71.09)	Schizotypal Personality Disorder	1	0	0

が，ここでは，病相が6ヵ月以上続くものを遷延型とし，それ以外のものを非遷延型とした。よって，遷延型の場合，この期間内に行ったDSM-Ⅳの診断は統合失調症と診断されることとなる。

2. 方法

調査方法としては，2003年4月時点において，通院中の患者は73名（84.9%）で，面談および外来・入院カルテから情報を得た。転院や，既に治療を受けていない患者13名（15.1%）に対しては，電話にて調査した。なお，調査データの使用については，研究目的についての説明をした上で患者

より同意が得られている。長期経過の転帰は，症状改善度と社会適応度の2面から数量化した。症状改善度は，何ら症状のないものを0点，自律神経症状を中心とした神経症症状のみみられるものを1点，精神症状のあるものを3点とした。社会適応度は，就労あるいは家事ができ，さらに一人で外出や買い物のできるものを0点，家事は手伝いのみで，外出や買い物に家族の同伴を必要とするものを1点，家事もできず，外出や買い物が困難な場合を2点とした。そして，総得点が，0点のものをⅠ：完全寛解，1～2点のものをⅡ：不完全寛解，経過において一度は完全寛解があるものの調査時点で3点以上のものをⅢ：再発，経過において一度も完全寛解がなく調査時点で3点以上のものをⅤ：持続性，さらに3点であっても症状として陰性症状のみであるものをⅣ：欠陥状態とした。完全寛解については，服薬中であるか，無服薬であるかについても調べた。また，調査時点で死亡か，不明であるものをⅩ：その他とした。これらの転帰類型について，入院回数，家族負因，誘因，学歴，病前性格，初発状態，および病相パターンとの関連を解析した。統計評価では，適時Kruskal-Wallis testやWilcoxon rank-sum test，chi-square testを行い比較した。

3. 結果

表3に示されるように，統合失調症では完全寛解が1例もみられず，不完全寛解が15.6％，欠陥状態が21.9％，持続性が50.0％であった。躁うつ病では完全寛解が1例（5.0％），不完全寛解が75.0％，再発が15.0％で，欠陥状態や持続性は1例もみられなかった。一方，非定型精神病では持続性が1例もみられず，欠陥状態が5.9％，再発が5.9％であり，不完全寛解が20.6％，さらに，完全寛解が50.0％で，その中でも現在服薬していない患者が3例（8.8％）みられた。このように，完全寛解や欠陥状態および持続性について，3群間に明らかな有意差（p＜0.001）が得られた。次に，非定型精神病の中での遷延型をみてみると，非遷延型28例と遷延型6例であった。そして，非遷延型では，完全寛解が60.7％，不完全寛解が17.9％，再発1例（3.8％）であり，欠陥状態は1例もみられなかったのに対して，遷延型では，完全寛解は1例もなく，不完全寛解が33.3％，再発1例（16.7％），欠陥状態が33.3％といった相違が認められた。

入院回数については，非定型精神病では，1回きりのもの（8.8％）が少なく，6から9回のもの

表3 転帰の比較

		統合失調症 N＝32（％）	非定型精神病 N＝34（％）	躁うつ病 N＝20（％）
Ⅰ	完全寛解	0（0）	17（50.0）	1（5.0）***
Ⅰa	服薬無し	0（0）	3（8.8）	0（0）
Ⅰb	服薬有り	0（0）	14（41.2）	1（5.0）
Ⅱ	不完全寛解	5（15.6）	7（20.6）	15（75.0）*
Ⅲ	再発	0（0）	2（5.9）	3（15.0）**
Ⅳ	欠陥状態	7（21.9）	2（5.9）	0（0）***
Ⅴ	持続性	16（50.0）	0（0）	0（0）***
Ⅹ	その他	4（12.5）	6（17.6）	1（5.0）

Chi-square test ***$p<0.001$ **$p<0.01$ *$p<0.05$

(26.5%)が統合失調症(9.4%)や躁うつ病(20.0%)に比して多くみられた(p<0.05)。非遷延型と遷延型については、非遷延型では2から5回(57.1%)が最も多く、完全寛解が多かったのに比して、遷延型では6から9回(66.7%)が最も多く、不完全寛解ないしは再発、欠陥状態がみられた。一方、入院回数が2から5回のものでも、統合失調症では持続性が多く、躁うつ病では不完全寛解に多いといった違いがあった。

家族負因は、一級親族についてその内因性精神病の有無を比較したが、非定型精神病では35.3%、統合失調症21.9%、躁うつ病15.0%と有意差(p<0.05)がみられた(**表1**)。

誘因としては、統合失調症では、入院に直接関連し、非定型精神病や躁うつ病では病相に直接関連するようなライフイベントを評価し、その有無を各群について比較した。その結果、非定型精神病では、39.1%、統合失調症12.5%、躁うつ病20.0%と有意差(p<0.05)が認められた(**表1**)。転帰との関連では、統合失調症で不完全寛解や欠陥状態のものに誘因がみられたが、持続性では1例もみられなかった。

学歴については、高校、大学といずれも中退しているものが、統合失調症で多く(p<0.01)(**表1**)、転帰も持続となっているほかは、特に特徴はみられなかった。

病前性格については、非定型精神病に限定して、熱中型、几帳面、頑固、内向の4つの性格と転帰の関連を調べた。それによると、熱中型(12例)や几帳面(9例)では完全寛解がそれぞれ11/12、7/9と最も多く、頑固(5例)では完全寛解3/5と欠陥状態2/5、内向(12例)では完全寛解5/12、不完全寛解4/12、欠陥状態2/12といった差がみられた。次に、遷延型における性格変化であるが、非定型精神病で病相が繰り返されるにつれて特異な性格変化が示されることは、てんかんの本態変化(Wesensänderung)との関連でこれまでも指摘されてきた[3〜5]。本研究でも遷延型6例中の5例にみられ、性格変化としては、わがまま、爆発性、児戯性といったものが、欠陥状態や再発例に特に顕著にみられた。

次に、初発状態と長期経過の転帰の関連をみると、統合失調症では、幻覚・妄想や陰性症状を初発とし、欠陥状態や持続性となるものが多かった。一方、非定型精神病では、錯乱状態を初発とする場合(12例)でも完全寛解のもの(6例)とそうでないもの(6例)がみられた。そこで、初発状態のそれぞれを、その後の病相経過を中心に表にまとめてみた。

まず、錯乱状態を初発とする12例である(**表4-1**)。最初の6例が完全寛解のもので、次の6例が不完全寛解3例と再発2例、欠陥状態1例である。病相の回数では、完全寛解のものが他に比べてかなり少ないのがわかる。また、完全寛解のものでは病相回数に占める錯乱状態の割合が多かった。一方、不完全寛解あるいは再発のものでは、病相回数が10回以上であり、躁うつ状態の割合が多くみられた。家族負因では、8例、誘因でも7例と高率にみられた。また、遷延型については、Case A-11で、病相回数が12回と多く、病相内容も錯乱状態、興奮・昏迷状態、幻覚・妄想状態、躁うつ状態の他けいれんも2回みられており、非常に多彩な症状がみられ、調査時点では欠陥状態であった。これとは異なり、Case A-12では、錯乱状態にて発症後、1ヵ月で完全寛解し、5年後に幻覚・妄想状態として再発し、その後15年以上にわたって幻聴、関係妄想の持続する症例である。

次に、昏迷状態にて発症した4例をあげる(**表4-2**)。2例が完全寛解、1例が不完全寛解であったが、完全寛解のものでは病相回数に占める昏迷

表4-1 錯乱状態を初発とした12例
1病相に多彩な病像を示す症例もあり，病相回数と病像の合計は必ずしも一致しない。

症例	性	転帰 （2003年時点）	病相回数	錯乱	興奮/昏迷	幻覚/妄想	躁うつ	けいれん
A-1	F	完全寛解	3	3	0	0	0	0
A-2	M	完全寛解	4	4	0	0	0	0
A-3	F	完全寛解	5	4	1	0	0	0
A-4	F	完全寛解	5	3	0	2	0	0
A-5	F	完全寛解	5	2	2	1	1	0
A-6	M	完全寛解	6	2	2	2	1	0
A-7	F	不完全寛解	10	2	2	3	5	0
A-8	M	不完全寛解	11	2	5	2	2	0
A-9	M	不完全寛解	11	1	2	3	5	0
A-10	F	再発	10	2	2	6	6	0
A-11	F	欠陥状態（遷延型）	12	5	2	6	6	2
A-12	F	再発（遷延型）	2	1	0	1	0	0

表4-2 昏迷状態を初発とした4症例

症例	性	転帰 （2003年時点）	病相回数	錯乱	興奮/昏迷	幻覚/妄想	躁うつ
B-1	F	完全寛解	5	0	3	3	0
B-2	F	完全寛解	12	0	6	10	5
B-3	M	不完全寛解	16	1	2	1	12
B-4	M	自殺（遷延型）	9	0	3	6	1

表4-3 躁うつ状態を初発とした5例

症例	性	転帰 （2003年時点）	病相回数	錯乱	興奮/昏迷	幻覚/妄想	躁うつ
C-1	F	完全寛解	4	0	1	2	4
C-2	M	完全寛解	6	0	3	1	6
C-3	F	完全寛解	10	0	3	2	10
C-4	F	不完全寛解	3	0	0	1	3
C-5	F	自殺	3	0	0	2	3

状態の割合が多く，不完全寛解の症例では躁うつ状態の割合がかなり多くみられた。そして，家族負因が2例，誘因が2例と高率にみられた。また，B-4では初発後，昏迷，幻覚・妄想，躁うつが反復され，幻覚・妄想状態が長期化した際に遷延型に類別されたが，その後自殺の転帰をとった。

躁うつ状態にて発症したものは5例（表4-3）であるが，いずれも躁うつ状態の病相が反復されている。そして，幻覚・妄想状態が時々併発しているが，さらに，興奮・昏迷状態をきたすもの（3例）では完全寛解となっている。家族負因はみられず，誘因も1例であった。

幻覚・妄想状態を初発とする11例（表4-4）では，5例が完全寛解，3例が遷延型，他3例が転院

表4-4 幻覚/妄想状態を初発とした11例

症例	性	転帰 (2003年時点)	病相回数	期間（月）	錯乱	興奮/昏迷	幻覚/妄想	躁うつ
D-1	F	完全寛解	2	1	0	0	2	0
D-2	F	完全寛解	2	1-2	0	0	2	0
D-3	F	完全寛解	4	1-2	0	0	4	2
D-4	F	完全寛解	5	1-2	0	0	3	2
D-5	F	完全寛解	9	1-2	0	0	7	0
D-6	F	不完全寛解（遷延型）	5	1-36	1	1	3	0
D-7	F	不完全寛解（遷延型）	8	1-36	1	2	6	4
D-8	F	欠陥状態（遷延型）	11	1-36	2	3	6	4
D-9	F	転院	2	1-2	0	0	2	0
D-10	M	転院	4	1-2	0	0	4	0
D-11	F	転院	7	1-3	1	0	3	3

であった。完全寛解のものでは，1～2ヵ月の短期間の周期で幻覚・妄想状態が反復されている。しかし，遷延型では，初回が幻覚・妄想状態であっても，その後，1～36ヵ月の期間を持つ多くの病相が繰り返され，その病相内容も錯乱状態，興奮・昏迷状態，幻覚・妄想状態，躁うつ状態と多彩にわたっており，そのうち1例は，欠陥状態となっている。また，家族負因も誘因もそれぞれ1例しかみられなかった。

4. 考察

クレペリンが，内因性精神病を早発性痴呆と躁うつ病に区分したのは，予後の良不良を指標として，理念としての疾患単位へ発展させようとしたことにある。このような経緯の中で，中間群の存在が問題になり，その解釈として症状論から疾病論，さらには，その命名にまで，さまざまな議論が行われてきた。非定型精神病は，疾患単位を求める立場から，第3の独立した疾患を構想して考えられた概念であるが，こうした中間群に対する予後・転帰については，これまでも少なからず報告され[1,2,9,13,14]，統合失調症よりも明らかに予後はよいものの，一部には不良なものがあることが示されてきた。しかし，長期予後予測に関与する因子についての報告はあまり見られない。マックグラハン[10]は疾患の転帰予測との関連について，9年未満では患者の病前機能が反映され，10～19年で表出精神症状や家族関係との関わりがあり，20年以上で疾患そのものの遺伝傾向が関与することを指摘している。そこで，本研究では方法論的解釈もふまえ，追跡期間を20年以上とし，長期経過・転帰と何らかの因子との関連を調べた。

その結果，非定型精神病では完全寛解が50.0％で，持続性がみられず，欠陥状態が5.9％であったことに対して，統合失調症では完全寛解はみられず，欠陥状態21.9％，持続性50％と大きな相違がみられた。これらは，これまでの報告[2,9]を支持するものといえる。さらに元来，周期性の精神病は予後が良いともいわれることから，今回は躁うつ病との比較もした。躁うつ病では，持続性，欠陥状態はみられなかったが，完全寛解よりも不完全寛解が多かった。これは続発する病相としてうつ病相が主体となり，何らかの気分変調を遷延しているか，社会生活においても家事手伝いにと

どまることが考えられた。

　また，非定型精神病では，入院回数と転帰の関連において，2～5回に完全寛解が多いことや，10回以上で不完全寛解や再発，欠陥状態がみられることが示された。こうした不完全寛解，再発については病相回数が多いことや病相間隔の短いことで，調査時点で完全に仕事や家事に復帰できないまま評価されることが多いためと考えられる。ペリス（Perris C）[14]も長期経過研究の中で再発を繰り返すごとに病相間隔が次第に短くなることを報告している。また，病相回数が多くなるにつれて欠陥状態に至るといった遷延型の報告[5]もある。

　非定型精神病における残遺・欠陥状態については，鳩谷[4]が，統合失調症の欠陥状態との相違点として，病前に比して能動性低下と感情平板化が表出化するが，現実指向的で対人接触も良好な点を指摘している。本研究では，このような特徴を持つ欠陥状態が2例（5.9％）であったが，これはいずれも遷延型に属していた。このことは反復される病相で回復に時間のかかるものが転帰に影響のあることを示す。藤井の報告[2]でも，欠陥状態が6％にみられているが，高茶屋病院では藤井以前に欠陥状態として，4.5％，13.5％といった報告がされ，てんかんの本態変化に類似するとされた。こうした本態変化について，福田[3]も非定型精神病11例を平均30年間観察していく中で，4例にみられるとともに，てんかん因子との関連を指摘した。林ら[5]も45例の遷延型において，児戯的傾向が強まるものの多いことを指摘したが，また，このタイプでは多彩な病相が繰り返され，初発時の誘因が多く，家族負因の高いことも加えて指摘している。今回の遷延型でも，6例中5例にわがまま，児戯性，爆発性といった性格変化がみられている。さらに，Case A-11では，病相が多彩で12回と数多くある中で，けいれんもみられている

ことから，福田のいうてんかん因子との関連も示唆される。

　病前性格では，非定型精神病と循環性格や執着気質との関連についてこれまでも多く報告され[16]，執着性格に完全寛解が多いこと[2]や，循環気質では病相が多くても完全寛解を示すこと[3]などが指摘されてきた。今回も，熱中型，几帳面，頑固，内向（心配性）が多くみられたが，転帰との関連では，熱中型や几帳面をもつものに完全寛解が多くみられた。さらに，経過と共に性格変化のみられることが，遷延型に多かった。

　誘因としては，北欧圏の反応性精神病（reactive psychosis）の概念に示されるように，予後の良さとの関連はこれまでも指摘されている。今回も非定型精神病では，統合失調症や躁うつ病と比較して誘因が多くみられたが，転帰との関連については，完全寛解が多いにせよ明らかな関連はみられなかった。また，同様な結果は，家族負因についても示された。つまり，統合失調症や躁うつ病より非定型精神病に家族負因が多くみられたが，転帰との関連がみられなかった。このことは，誘因や家族負因が単独に関連するよりむしろ他の要因との相互関連を示唆しているといえる。

　次に，初発状態と転帰との関連についてである。全体では非定型精神病の完全寛解が50％であったが，初発状態とその経過類型で区分すると，いくつかのばらつきがみられることがわかる。そこで次の5つの経過類型に分け転帰との関連をみてみた。

　I：錯乱あるいは昏迷状態を初発とし，同様な状態が反復されるもので，ほとんど完全寛解となっている。そして，誘因や家族負因が多くみられ，病前性格として，熱中型が目立った。これは，藤井の経過研究[2]との関連では，1型に該当してい

るといえよう．

Ⅱ：錯乱あるいは昏迷状態を初発とするが，反復されるうちに躁うつ症状が目立つようになるもので，不完全寛解となるものが多い．ここでも，誘因や家族負因は多くあるが，病前性格では，内向で心配性のものが多くみられた．これは藤井の挙げた2型に該当し，大塚ら[13]の指摘する躁うつ病近縁型ともいえる．

Ⅲ：躁うつ症状を初発とし，幻覚妄想を伴いながら同様な状態が反復されるもので，完全寛解が多い．誘因や家族負因は少なく，病前性格に熱中型や几帳面が多くみられた．

Ⅳ：幻覚妄想状態を初発とし，1から2ヵ月の短期間の病相が反復されるもので，完全寛解が多い．ここでも，誘因や家族負因はほとんどなく，病前性格に熱中型や几帳面が多くみられた．ここで挙げた，タイプⅢとⅣは，マルネロス（Marneros A）のいう統合失調感情障害のうち予後の良いものと考えられる．

Ⅴ：錯乱や幻覚妄想状態を初発とするものの，その後多彩な病相が反復され，次第に病相期間が長くなり，遷延するもので，欠陥・残遺状態になるものがみられる．この特徴は，林の遷延型についての報告[5]にみられるように，誘因や家族負因の高いもののほか，マルネロスの統合失調感情障害のうち非特徴的残遺状態に至るものが含まれている．

本研究では，非定型精神病を臨床単位として再評価して，その有用性を検討するものである．非定型精神病の研究では，生物学的に自然な分類を確立するべく，遺伝学から，脳波，内分泌，画像，そして精神生理学的な諸検査を用いて，生物学的な指標が追究されてきた．しかし，現時点でもなお，統合失調症とは異なる，独立した疾患単位とするエビデンスには乏しいといわざるを得ない．このことは，非定型精神病そのものが，病因的に異なる疾患の集まりであり，クレペリンが内因性精神病を2分した時，その中から中間群の問題が浮かび上がったと同じく，内因性精神病を3分してもなお，そこには収まりがたい症例が浮上し，際限なく細分せざるを得なくなるのであろう．こうした病因に基づくカテゴリーの追究は，今後も生物学的な検査技術の発展と共に進められるべきではある．しかし，これまでの臨床経験によるだけでも，非定型精神病の概念は，予後予測や治療の選択に関して再評価する時，その臨床単位としての有用性は大きい．統合失調症と明確に境界づけることで，実際に，再発予防を目的とした長期服薬についても，薬の選択と服用期間の決定から最小限のものとすることが可能となろう．レオンハルト[8]は，類循環性精神病は急性状態のみに精神薬理的治療がなされるべきであり，服薬が中断されていれば健康であった患者が，長期に服薬が持続されることで，中毒性の疾病状態に至っているのは悲惨なことであるともいっている．

非定型精神病に対する現時点でのとらえ方として，最近，山岸[17]は，実在する疾患単位に固執するよりむしろ，実用のために考案された「つくりもの Konstrukt」として，その有用性の再考を示唆している．その有用性は，非定型精神病という枠組みによって，長期予後の予測ができることにある．予後予測因子については，カプラン[6]が発症・症状・経過などの病像や周産期状況，家族負因，誘因，病前状況，結婚・仕事などの社会的役割といった多次元における予後の良・不良との関連を指摘している．今回は，初発状態とその経過類型から転帰との関連を指摘したが，それぞれの類型の中で家族負因，誘因，病前性格がさらに予後の良さに関連することも示された．こうしたこ

とから，非定型精神病においても，多次元における因子の解析が，今後の臨床的活用に継がるものであると思われる。

おわりに

非定型精神病は，初発状態とその後の経過・転帰に基づいて5つの経過類型に分けられ，それぞれの特徴が見いだされた。このことから，精神疾患の長期経過と転帰を予測する上で，この非定型精神病という臨床単位を用いることが有用な手段となると考えられた。

文　献

1) Cutting JC, Clare AW, Mann AH：Cycloid psychosis：an investigation of the diagnostic concept. Psychol Med 8：637-648, 1978.
2) 藤井洋男：非定型精神病研究―長期経過と予後．三重医学 26：150-176, 1982.
3) Fukuda T：Long term personal follow-through investigation of atypical psychotic and schizophrenic patients：evidence of an epileptic component in atypical psychosis. In Franzek E, Ungvari GS (Eds)：Progress in Differentiated Psychopathology. International Wernicke-Kleist-Leonhard Society, Würzburg, pp217-222, 2000.
4) Hatotani N：The concept of 'atypical psychoses'：Special reference to its development in Japan. Psychiatry and Clinical Neurosciences 50：1-10, 1996.
5) 林　拓二，堀田典裕，須賀英道，他：遷延性経過を示す急性精神病について―ICD-10による3症例の検討．臨床精神医学 28：1147-1157, 1999.
6) Kaplan HI & Sadock BJ：Schizophrenia. In：Synopsis of psychiatry, 5th Edition. Williams & Wilkins, Baltimore, pp253-269, 1988.
7) Kraepelin E：Psychiatrie. Ein Lehrbuch für Studierende und Ärzte. 8 Aufl. Barth, Leibzig, 1913.
8) Leonhard K：Einleitung. Aufteilung der endogenen Psychosen und ihre differenzierte Ätiologie. 7.Aufl, George Thieme Verlag Stuttgart, New York, 1995.
9) Marneros A, Rohde A, Deister A, et al.：Features of schizoaffective disorders：The "cases-in-between." In Marneros A, Tsuang MT (Eds) Schizoaffective psychoses. Springer, Berlin Heidelberg New York Tokyo, pp143-154, 1986.
10) McGlashan TH：Predictors of short-, medium-, and long-term outcome in schizophrenia. Am J Psychiatry 143：50-55, 1986.
11) 満田久敏：精神分裂病の遺伝臨床的研究．精神経誌 46：298-362, 1942.
12) Mitsuda H：Problems in nosological classification. In Mitsuda H (Ed) Clinical Genetics in Psychiatry. Igaku-Shoin, Tokyo, pp3-21, 1967.
13) 大塚公一郎，加藤　敏，阿部隆明，他：非定型精神病の長期経過類型―平均20年間の長期経過観察8症例をもとにして．精神経誌 104：1069-1090, 2002.
14) Perris C：The case for the independence of cycloid psychotic disorder from the schizoaffective disorders. In Marneros A, Tsuang MT (Eds) Schizoaffective psychoses. Springer, Berlin Heidelberg New York Tokyo, pp272-308, 1986.
15) 須賀英道：非定型精神病の生物学的研究．精神経誌 106：349-355, 2004.
16) 高木俊介：非定型精神病の病前性格と状況論．精神科治療学 15：585-591, 2000.
17) 山岸　洋：非定型精神病の概念について―クレペリン・ヤスパースの世紀の遺物？．精神経誌 106：338-341, 2004.

（初出）　須賀英道：非定型精神病の長期経過・転帰研究―20年以上の経過観察より―．臨床精神医学 34：1453-1461, 2005.

VI. データマイニングによる非統合失調症性精神病群の幻聴所見の検討
―満田の非定型精神病からの考察

はじめに

統合失調症や気分障害に分類するのが困難な、精神病性気分障害や急性一過性内因性精神病に対し、わが国では満田[13,14]の非定型精神病という疾病概念が定着している。その意義として、第一に家族内精神病が寛解性分裂病や躁うつ病など異型表現を示す疾患群を指摘したこと、第二に急性・亜急性に発症し、一過性・周期性の経過を示す疾患群と位置付けたこと、第三に意識変容を伴う多彩な病像を示す疾患群を記載したことが挙げられる。

ところが、非定型精神病は診断基準による客観的定義が難しく、現在の診断体系から姿を消しつつある。われわれは、画像診断学的研究や精神生理学的研究から、満田の非定型精神病を境界付ける、生物学的指標を検討してきた[20]。また、一方で、精神医学の疾病分類そのものが実用性のために考案された人工的な構築物であり、自然に実在する単位ではないという山岸の指摘[24]もある。確かに、統合失調症と気分障害の間に自然な境界線を引くことは困難であるが、中間群というべき症例が存在するのも事実である。そのため、まずは分類困難な中間群の臨床的な全体像を大局的に概観することが必要である。

データマイニングは、統計的方法で大規模なデータを探索的に分析し、有益な情報や隠れたパターンを引き出す手法である[18]。今回、幻聴症状に注目し、意識混濁を伴う気分障害や急性一過性内因性精神病といった非統合失調症性精神病群などの半構造化面接所見をデータマイニングし、類型分類を試みた。そして、類型分類の妥当性を検証するために、先哲達の精神病理学的記載と照合した。

1. 対象と方法

a. 対象

現在または過去に幻聴があり、ECT治療歴、薬物依存歴、他の脳器質性疾患のない精神疾患患者54例を対象とし、研究の趣旨と方法を説明し同意を得た。表1（a）に、対象をICD-10[25]によって診断した結果を示した。

今回、統合失調症（Schizophrenia：F20）を満たした28例（男性10例、女性18例）を統合失調症とした。また、非統合失調症性精神病群として、急性一過性精神病性障害（Acute and Transient Psychotic Disorders：F23）、分裂感情障害（Schizoaffective Disorder：F25）、精神病症状をともなう気分障害（Mood Disorders：F3）を満たした計22名（男性6例、女性16例）を取り上げ、表1（b）で、統合失調症の臨床所見と比較した。この群は、意識混濁を伴う精神病性気分障害や急性一過性内因性精神病から構成されている[4]。

表1 (a) 患者群のICD-10による診断

	統合失調症 (n=28)		非統合失調症性精神病群 (n=22)		その他の疾患 (n=4)	
	男性	女性	男性	女性	男性	女性
F06.2 器質性妄想性障害	0	0	0	0	1	0
F20 統合失調症	10	18	0	0	0	0
F23 急性一過性精神病性障害	0	0	5	7	0	0
F25 統合失調感情障害	0	0	1	2	0	0
F30.2 精神病症状を伴う躁病	0	0	0	3	0	0
F31.2 双極感情障害，現在精神病症状を伴う躁病エピソード	0	0	0	4	0	0
F44 解離性障害	0	0	0	0	1	2
計	10	18	6	16	2	2

表1 (b) 統合失調症と非統合失調症性精神病群の臨床所見の比較

	統合失調症 (n=28)	非統合失調症性精神病群 (n=22)
ICD-10診断	F20	F23, F25, F3
年齢（歳）	38.3±11.8	40.6±13.4
発症年齢（歳）	22.9±6.5	32.6±13.7 #
性差（男性：女性）	10：18	6：16
家族歴（1度親族：%）	17.9%	36.4%
結婚歴（%）	21.4%	54.5% #
抗精神病薬投与量 （CP換算：mg/day）	701±454 #	429±262
SIAH所見		
悪口	21/28 (75.0%) #	9/22 (40.9%)
同じ内容の反復	16/28 (57.1%) #	7/22 (31.8%)
数十回以上の体験	17/28 (60.7%) ##	5/22 (22.7%)
数時間以上の持続	15/28 (53.6%) #	4/22 (18.2%)
思考への侵入性	23/28 (82.1%) #	12/22 (54.5%)
理由がわかる	9/28 (32.1%)	16/22 (72.7%) ##

Mann-Whitney検定　# p＜0.05　## p＜0.01

いわゆる内因性精神病以外の4名は，解離性障害3例（男性1例，女性2例），側頭葉てんかん発作後精神病1例（男性1例）だった。

b. 幻聴の臨床類型を検討した先行研究

多変量解析から幻聴の臨床類型を検討した先行研究として，林[5,6)]は，精神疾患58例の半構造化面接所見を数量化Ⅲ類により解析した。その結果，思考性⇔知覚性，幻聴からの被影響性⇔幻聴への影響性，親近性⇔侵襲性の三軸を抽出し，パラノイド型幻聴・自我侵襲型幻聴・自我親近型幻聴・単純型幻聴の四類型に対象を分類した。

また，石垣[7)]は，幻聴調査のための質問紙SIAHを作成し，精神疾患64例の半構造化面接所見を数量化Ⅲ類により解析した。その結果，親近性⇔侵襲性，自他境界不明瞭⇔自他境界明瞭の二軸を抽

出し，自我障害型患者群・感覚型患者群・思考型患者群の三類型に分類している。

c．半構造化面接の方法

石垣のSIAH（幻聴に対する半構造化面接：Semi-structured interview for Auditory Hallucination）に従って，半構造化面接を施行したが，表2にはその質問項目を呈示した。SIAHは，PANSSやSADSなど14のアセスメント法から，幻聴の包括的評価に必要な43項目が取り出してあり，評定者間信頼性および再検査信頼性も検討されている[7]。

ただし，次の三点の変更を加えた。
① 調査時の幻聴の有無にかかわらず，対象の幻聴が最も著しい時の所見を調査した。
②「耳に感知」の項目を，「左耳に感知」，「右耳に感知」，「両耳に感知」の三項目とし，質問項目を全部で45項目とした。
③ Schneider[17]の一級症状を評価するために，「考想吹入」「考想奪取」「させられ体験」の三項目を自我障害，「考想化声」「自分の行動や思考への注釈・批判」「自分に関する批判的な噂話」の三項目を特有の形式の幻声，「幻聴の目的がわかる」，「理由がわかる」，「何が原因かわかる」の三項目を妄想的解釈（妄想知覚）として加算し，3点満点でスコア化した。

d．多変量解析の方法

質問項目の解答パターンが類似した対象をグループ化する多変量解析法として，SPSS 11.0J for Windows categoriesの等質性分析（homogeneity analysis by means of alternating least squares）[8]を

表2　SIAHの質問項目

内容
1.命令，2.脅迫，3.悪口，4.自分の行動や思考への注釈・批判，5.叱責，6.自分の名前，7.安心感を与える内容，8.忠告，9.助言，10.(性的)誘惑，11.自分に関する批判的噂話，12.要素性幻聴，13.音楽性幻聴

形式
14.考想化声，15.幻聴との交信，16.同じ内容が反復，17.耳に感知，18.1日に数十回以上の体験，19.数時間以上の持続，20.普通の話し声と異なる明瞭度，21.普通の話し声と異なる大きさ，22.発生源がはっきりわかる，23.体の外から聞こえる，

思考的側面
24.誰が声を伝えるかわかる，25.幻聴の目的がわかる，26.理由がわかる，27.何が原因かわかる，28.他の人も体験している，29.確信度，30.没入度，31.行動への影響性，32.思考への侵入性，33.操作可能性，

自我障害症状
34.考想吹入，35.考想奪取，36.させられ体験

発生時状況
37.一人でいるとき，38.ぼんやりしているとき，39.疲れたりいらいらしているとき

惹起される感情
40.聞こえてくると嫌な気持ちがする

対処行動
41.無視する，42.消すために何かする

二次的感情
43.行動を起こすことで気持ちが楽になる

用いた．この手法は数量化Ⅲ類と同様，主成分分析の変形法である．

まず，SIAH 所見の等質性分析から対象の三つのオブジェクトスコアを計算し，得られたスコアを Ward 法によりクラスター分析した．抽出した類型の特徴を検討するため，統合失調症と非統合失調症性精神病群の分布，スコア化した一級症状を比較し，Kruskall-Wallis 検定から類型に有意な質問項目を取り出した．

2．結果

a．疾患の各クラスター（Cluster）群への分布

抽出した五つのクラスター群を表3に示した．

クラスターⅠ（n＝13）は，統合失調症 10 例，非統合失調症性精神病群 2 例，解離性障害 1 例から成り，統合失調症が多かった．クラスターⅡ（n＝9）は，統合失調症 6 例，非統合失調症性精神病群 3 例から成り，統合失調症がやや多かった．クラスターⅢ（n＝9）は，統合失調症 2 例，非統合失調症性精神病群 7 例から成り，非統合失調症性精神病群が多かった．クラスターⅣ（n＝10）は，統合失調症 5 例，非統合失調症性精神病群 5 例，クラスターⅤ（n＝13）は，統合失調症 5 例，非統合失調症性精神病群 5 例，解離性障害 2 例，発作後精神病 1 例から成っていた．

b．各クラスター群の一級症状の分布

Kruskall-Wallis 検定で各クラスター群に有意差

表3 (a) 各クラスター群のオブジェクトスコアと一級症状の比較

	クラスターⅠ (n=13)	クラスターⅡ (n=9)	クラスターⅢ (n=9)	クラスターⅣ (n=10)	クラスターⅤ (n=13)
統合失調症	10	6	2	5	5
非統合失調症性精神病群	2	3	7	5	5
幻聴の臨床類型	自我体験型	自我障害型	対象体験型	夢幻様型	単純型
オブジェクトスコアⅠ	0.09±0.38	−1.33±0.36	−0.35±0.55	−0.13±0.63	1.17±0.57
オブジェクトスコアⅡ	1.06±0.52	−0.10±0.66	0.12±0.35	−1.42±0.48	0.03±0.45
オブジェクトスコアⅢ	−0.80±0.63	−0.01±0.37	1.52±0.33	−0.76±0.54	0.34±0.43
幻声のスコア	1.0±0.6	2.3±0.4	1.9±0.8	1.6±0.9	0.8±0.8
自我障害のスコア	1.0±1.1	2.4±0.7	1.7±0.7	2.2±0.8	0.7±0.9
妄想的解釈のスコア	0.3±0.5	2.2±0.9	2.6±0.7	2.4±0.7	0.7±1.0
特有の形式の幻声					
考想化声	2/13 (15.4%)	5/9 (55.6%)	3/9 (33.3%)	5/10 (50.0%)	2/13 (15.4%)
注釈・批判**	3/13 (23.1%)	8/9 (88.9%)	7/9 (77.8%)	7/10 (70.0%)	5/13 (38.5%)
噂話（対話性幻聴）	8/13 (61.5%)	8/9 (88.9%)	7/9 (77.8%)	4/10 (40.0%)	4/13 (30.8%)
自我障害					
考想吹入**	3/13 (23.1%)	8/9 (88.9%)	5/9 (55.6%)	8/10 (80.0%)	3/13 (23.1%)
考想奪取	4/13 (30.8%)	6/9 (66.7%)	4/9 (44.4%)	6/10 (60.0%)	3/13 (23.1%)
させられ体験**	6/13 (46.2%)	8/9 (88.9%)	6/9 (66.7%)	6/10 (60.0%)	3/13 (23.1%)
妄想的解釈					
目的がわかる**	2/13 (15.4%)	8/9 (88.9%)	8/9 (88.9%)	10/10 (100%)	3/13 (23.1%)
理由がわかる**	2/13 (15.4%)	6/9 (66.7%)	7/9 (77.8%)	8/10 (80.0%)	3/13 (23.1%)
原因がわかる**	0/13 (0 %)	6/9 (66.7%)	8/9 (88.9%)	7/10 (70.0%)	3/13 (23.1%)

Kruskall-Wallis 検定　＊p＜0.05，＊＊p＜0.01
20％以下の質問項目に下線，80％以上の質問項目に囲み

を得た一級症状は，「自分への行動・思考への注釈や批判」，「考想吹入」，「させられ体験」，「幻聴の目的がわかる」，「理由がわかる」，「何が原因かわかる」（p＜0.01）の6項目で，表3（a）に示した。クラスター群の特徴として，クラスターⅠは一級症状が少なく，クラスターⅡは一級症状が多く認めた。クラスターⅢは妄想的解釈を，クラスターⅣは自我障害と妄想的解釈を認め，クラスターⅤは一級症状を認めなかった。

c．一級症状以外の有意な質問項目

Kruskall-Wallis検定で有意差を得た一級症状以外の質問項目は，「脅迫」，「安心感を与える内容」，「忠告」，「助言」，「同じ内容が反復」，「数十回以上の体験」，「数時間以上の持続」，「異なる明瞭度」，「異なる大きさ」，「没入度」，「行動への影響力」，「思考への侵入性」，「嫌な気持ち」（13項目p＜0.01），「命令」，「悪口」，「性的誘惑」，「幻聴との交信」，「右耳に感知」，「両耳に感知」，「体の外から」（7項目p＜0.05）で，表3（b）に示した。

d．各質問項目によるカテゴリ負荷

対象の三つのオブジェクトスコアから散布図（図1）を作成し，Ⅰ～Ⅲ軸に対する各質問項目のカテゴリ負荷（オブジェクトスコア）を表4に示し，各軸の意味を解釈した。

Ⅰ軸では，「確信度」のみ正のカテゴリ負荷を，「左耳に感知」，「性的誘惑」，「数時間以上の持続」，

表3 (b) 一級症状以外の有意差を認めた質問項目

	Cluster Ⅰ (n=13)	Cluster Ⅱ (n=9)	Cluster Ⅲ (n=9)	Cluster Ⅳ (n=10)	Cluster Ⅴ (n=13)
統合失調症	10	6	2	5	5
非統合失調症性精神病群	2	3	7	5	5
幻聴の臨床類型	自我体験型	自我障害型	対象体験型	夢幻様型	単純型
思考への侵入性**	13/13 (100 %)	6/9 (66.7%)	7/9 (77.8%)	6/10 (60.0%)	4/13 (30.8%)
没入度**	12/13 (92.3%)	9/9 (100 %)	7/9 (77.8%)	8/10 (80.0%)	5/13 (38.5%)
行動への影響力**	12/13 (92.3%)	9/9 (100 %)	7/9 (77.8%)	9/10 (90.0%)	5/13 (38.5%)
嫌な気持ち**	13/13 (100 %)	9/9 (100 %)	9/9 (100 %)	2/10 (20.0%)	8/13 (61.5%)
悪口*	9/13 (69.2%)	9/9 (100 %)	5/9 (55.6%)	4/10 (40.0%)	4/13 (30.8%)
幻聴との交信*	7/13 (53.8%)	8/9 (88.9%)	2/9 (22.2%)	7/10 (70.0%)	5/13 (38.5%)
異なる大きさ**	5/13 (38.5%)	8/9 (88.9%)	9/9 (100 %)	2/10 (20.0%)	3/13 (23.1%)
体の外から*	7/13 (53.8%)	6/9 (66.7%)	8/9 (88.9%)	3/10 (30.0%)	11/13 (84.6%)
安心感**	2/13 (15.4%)	4/9 (44.4%)	2/9 (22.2%)	9/10 (90.0%)	3/13 (23.1%)
忠告**	1/13 (7.7%)	7/9 (77.8%)	0/9 (0 %)	9/10 (90.0%)	0/13 (0 %)
命令*	2/13 (15.4%)	6/9 (66.7%)	6/9 (66.7%)	3/10 (30.0%)	2/13 (15.4%)
右耳に感知*	0/13 (0 %)	1/9 (11.1%)	4/9 (44.4%)	0/10 (0 %)	1/13 (7.7%)
数十回の体験**	10/13 (76.9%)	5/9 (55.6%)	1/9 (11.1%)	5/10 (50.0%)	1/13 (7.7%)
数時間の持続**	8/13 (61.5%)	7/9 (77.8%)	1/9 (11.1%)	3/10 (30.0%)	0/13 (0 %)
助言**	3/13 (23.1%)	6/9 (66.7%)	0/9 (0 %)	6/10 (60.0%)	0/13 (0 %)
異なる明瞭度**	4/13 (30.8%)	7/9 (77.8%)	7/9 (77.8%)	1/10 (10.0%)	4/13 (30.8%)
両耳に感知*	3/13 (23.1%)	5/9 (55.6%)	2/9 (22.2%)	0/10 (0 %)	7/13 (53.8%)
脅迫**	7/13 (53.8%)	5/9 (55.6%)	4/9 (44.4%)	1/10 (10.0%)	0/13 (0 %)
性的誘惑*	4/13 (30.8%)	5/9 (55.6%)	2/9 (22.2%)	0/10 (0 %)	1/13 (7.7%)
同じ内容の反復**	9/13 (69.2 %)	7/9 (77.8%)	4/9 (44.4%)	4/10 (40.0%)	1/13 (7.7%)

Kruskall-Wallis検定 *p＜0.05，**p＜0.01
20%以下の質問項目に下線，80%以上の質問項目に囲み

(a) Ⅰ軸とⅡ軸による散布図　　(b) Ⅰ軸とⅢ軸による散布図

+ Cluster Ⅴ　▲ Cluster Ⅳ　△ Cluster Ⅲ　■ Cluster Ⅱ　□ Cluster Ⅰ

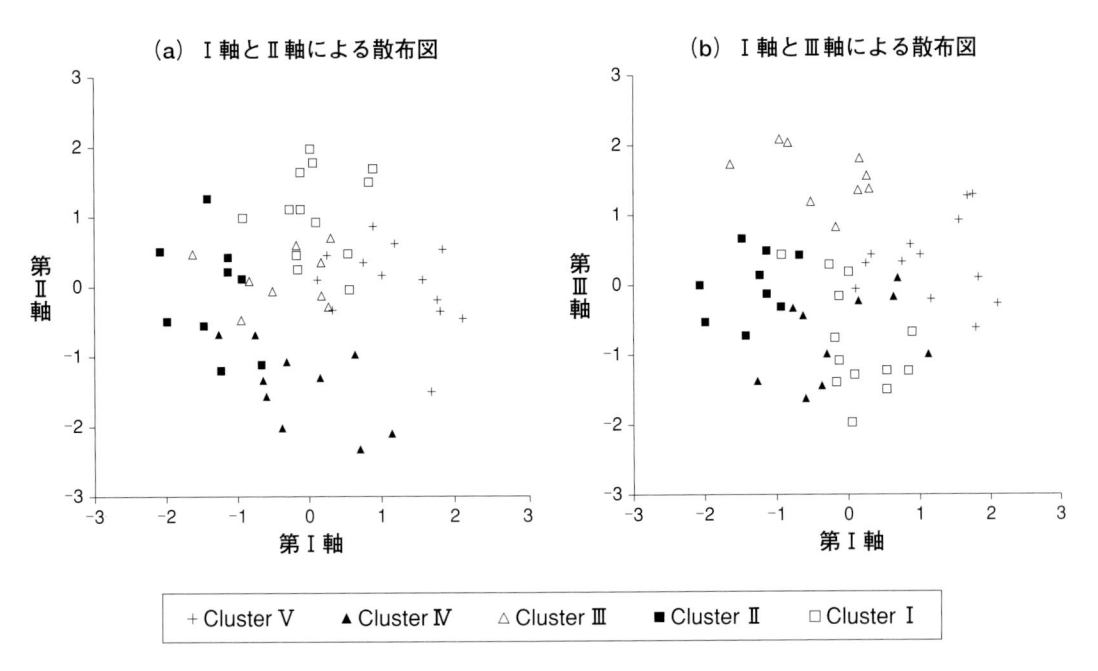

図1　オブジェクトスコアによる散布図

表4　各軸に対する各質問項目のカテゴリ負荷（オブジェクトスコア）

Ⅰ軸
　正に負荷　確信度(0.02)
　負に負荷　左耳に感知(−1.01)，性的誘惑(−0.76)，数時間以上の持続(−0.73)，考想吹入(−0.71)，
　　　　　　脅迫(−0.69)，忠告(−0.67)，叱責(−0.62)，命令(−0.61)，考想化声(−0.61)，考想奪取(−0.58)

Ⅱ軸
　正に負荷　左耳に感知(0.72)，両耳に感知(0.47)，数時間以上の持続(0.40)，数十回以上の体験(0.38)，
　　　　　　聞こえてくると嫌な感じ(0.36)
　負に負荷　安心感を与える内容(−0.85)，忠告(−0.66)，助言(−0.66)，目的がわかる(−0.52)，
　　　　　　理由がわかる(−0.47)

Ⅲ軸
　正に負荷　右耳に感知(1.29)，話し声と異なる明瞭度(0.63)，左耳に感知(0.61)，話し声と異なる大きさ(0.55)，
　　　　　　音楽性幻聴(0.55)，叱責(0.53)，発生源がわかる(0.52)
　負に負荷　忠告(−0.54)，助言(−0.54)，数十回以上の体験(−0.53)，操作可能性(−0.52)，
　　　　　　数時間以上の持続(−0.51)

「考想吹入」，「脅迫」，「忠告」，「叱責」，「命令」，「考想化声」，「考想奪取」などが負のカテゴリ負荷を示した．Ⅰ軸は，幻聴体験への確信が正に，自我障害や否定的内容が負に負荷し，先行研究[7]から自他境界明瞭⇔自他境界不明瞭と解釈した．

Ⅱ軸では，「左耳に感知」，「両耳に感知」，「数時間以上の持続」，「数十回以上の体験」「嫌な気持ち」などで正のカテゴリ負荷を，「安心感を与える内容」，「忠告」，「助言」，「目的がわかる」「理由がわかる」などで負のカテゴリ負荷を示し

た。Ⅱ軸は，耳に感知，持続性や反復性，嫌な気持ちが正に，肯定的内容や妄想的解釈が負に負荷し，先行研究[7]から侵襲性⇔親近性と解釈した。

Ⅲ軸では，「右耳に感知」，「異なる明瞭度」，「左耳に感知」，「異なる大きさ」，「音楽性幻聴」，「叱責」，「発生源がわかる」などで正のカテゴリ負荷を，「忠告」，「助言」，「数十回以上の体験」，「操作可能性」，「数時間以上の持続」などで負のカテゴリ負荷を示した。Ⅲ軸は，一側性幻聴，異なる明瞭度や大きさ，発生源の定位，音楽性幻聴で正に，思考的内容，持続性や反復性，操作可能性が負に負荷し，知覚性⇔表象性と解釈した。ヤスパース（Jaspers K）[9]によると，知覚は，①実物的・客体性，②外部に出現，③輪郭や細部が明確，④感覚性，⑤恒常的で固定的，⑥受動的と，一方，表象は，①画像的・主体性，②内部に出現，③輪郭が不明確，④感覚性不明瞭，⑤変容的・産出的，⑥操作可能性・能動的とされている。

3. SIAH所見による幻聴類型の検討

散布図，有意な質問項目，先行研究[7,21]から五つの幻聴類型にネーミングした。

a. クラスターⅠ「自我体験型幻聴群」

クラスターⅠはⅡ軸が正，Ⅲ軸が負の領域に分布し，侵襲性と表象性が高い。「没入度」，「行動への影響力」，「思考への侵入性」，「嫌な気持ち」が特徴で，統合失調症が多く，一級症状の少ない表象性幻聴が思考や行動に侵襲的に影響を及ぼす。田中[21]の記載した「自我体験型幻聴」に対応し，自我の一部が客観化され，外部として認知される。

b. クラスターⅡ「自我障害型幻聴群」

クラスターⅡはⅠ軸が負の領域に分布し，自他境界不明瞭である。「悪口あり」，「幻聴との交信」，「話し声と異なる大きさ」，「没入度」，「行動への影響力」，「嫌な気持ち」が特徴で，統合失調症がやや多く，否定的内容の幻聴が一級症状を伴い，石垣[7]の「自我障害型患者群」に対応する。

c. クラスターⅢ「対象体験型幻聴群」

クラスターⅢはⅢ軸が正の領域に分布し，知覚性が高い。「異なる大きさ」，「体の外から」，「原因がわかる」，「嫌な気持ち」，「数十回以上体験しない」，「数時間以上持続しない」，「忠告や助言がない」が特徴で，非統合失調症性精神病群が多く，右耳に幻聴が聞こえる症例6例中4例が含まれた。体外から聞こえる知覚性幻聴が，妄想的解釈を伴い，話し声と異なる明瞭度や大きさで体験され，田中[21]の記載した「対象体験型幻聴」に対応し，外部の世界が主観化され，自我の一部として認知される。

d. クラスターⅣ「夢幻様型幻聴群」

クラスターⅣはⅡ・Ⅲ軸がともに負の領域に分布し，親近性と表象性が高い。「安心感を与える内容や忠告」，「没入度」，「行動への影響力」，「耳に感知しない」，「異なる明瞭度や大きさがない」，「嫌な気持ちがない」などが特徴で，非統合失調症性精神病群の比率がやや高く，肯定的内容の表象性幻聴が一級症状を伴い，Mayer-Gross[12]の記載した内因性精神病の夢幻様体験（Oneiroide Eelebnisform）に対応する。豊富な幻想的体験内容と意識混濁を特徴とし，現実と幻想が渾然一体となる。

e．クラスターV「単純型幻聴群」

クラスターVは，I軸が正の領域に分布し，自他境界明瞭で，「体の外から聞こえる」。解離性障害と発作後精神病が含まれ，内因性精神病以外の疾患を含む可能性がある。

4．考察

a．操作的診断基準と統合失調症性症状（schizophrenic symptom）

DSM-Ⅳ[1]では，統合失調症や気分障害に分類困難な中間群は，統合失調症概念を拡大した短期精神病性障害（Brief Psychotic Disorder：298.8）や統合失調症型障害（Schizophreniform Disorder：295.40），気分障害概念を拡大した精神病性気分障害（Psychotic Mood Disorders），両疾患の合併の統合失調感情障害（Schizoaffective Disorder：295.70）などに分類される。

一方，急性一過性内因性精神病などの中間群を疾病学的に独立した第三の疾患群とみなす立場もある。レオンハルト（Leonhard K.）[11]は遺伝負因や意識変容を伴う多形性病像から類循環性精神病（cycloid psychoses）を提唱し，ICD-10[25]では急性一過性精神病性障害（Acute and Transient Psychotic Disorders：F23）として採用されている。満田の非定型精神病は，レオンハルトの類循環性精神病とその悪性の親戚である非系統性統合失調症（unsystematic schizophrenia）を含む，より広い概念といえる[4]。

しかし，操作的診断基準では，客観性を重視するために，幻覚や妄想を統合失調症性症状として一括して扱い，統合失調症と統合失調症性症状を伴う中間群との症候学的相違が切り捨てられる。特に，DSM-Ⅳでは，診断の信頼性のため，診断基準に「意識変容」を採用せず，意識混濁を伴う気分障害や急性一過性内因性精神病の診断の際，統合失調症性症状が過度に重視される[1]。そのため，非定型抗精神病薬の保険病名の問題と相俟って，統合失調症という診断名が安易に乱用される恐れがある。

今回，統合失調症性症状として幻聴を取り上げ，ICD-10で診断した対象を幻聴所見から類型分類し，統合失調症と非統合失調症性精神病群の症候学的相違を検討する。

b．幻聴症状の体験型の相違について

統合失調症に偏倚したクラスターIでは表象性幻聴が思考に侵襲的に影響し，非統合失調症性精神病群に偏倚したCluster Ⅲでは知覚性幻聴が体外から妄想的解釈を伴い，田中の記載[21]から，それぞれ「自我体験型幻聴群」および「対象体験型幻聴群」と名づけた。

すなわち，自我体験型幻聴では，自我体験上で異常事態を感知し，次第に自我の一部が客観化され外部として認知され，(a) 内界型で音声性乏しい，(b) 思考に影響，(c) 干渉・命令や助言・支持多い，(d) 非現実的・超越的他者出現，(e) 主体を震撼させる強制感などクラスターIの特徴を満たした。一方，対象体験型幻聴では，対象体験上で異常事態を感知し，次第に外部の世界が主観化し自我の一部として認知され，(a) 外界型・音声性，(b) 関係妄想や被害妄想伴う，(c) 現実的・個別的他者出現，(d) 強制感なし，(e) 自我障害少ないなど，クラスターⅢの特徴を満たした。

クラスターIとクラスターⅢの症候学的差異について，先哲達の精神病理学でも類似した記載が認められる。例えば，堤[22]は，統合失調症と非定型精神病の幻嗅体験から，統合失調症では体の中

から匂いがして仮性幻覚に近く，非定型精神病では体の外から匂いがして感覚的要素が強いと記載した。

c. 統合失調症の幻聴の進展

統合失調症の幻聴は，感覚性・客観性・実体性・外部空間への定位など本来の幻覚に認める特徴を欠き，仮性幻覚の形式を取るとされる。統合失調症に分布が偏ったクラスターⅠ（自我体験型）では表象性幻聴に一級症状を伴わず，一方，クラスターⅡ（自我障害型）でも統合失調症に偏り，侵襲的な幻聴に自我障害などの一級症状を伴った。

クレランボー（Clérambault G.）[2]は慢性幻覚精神病（psychose hallucinatoire chronique）を提唱し，感情面では中立的，観念面では無主題的，性状は非感覚的である小精神自動症（petit automatisme mental）が最初期に仮性幻覚の形式で出現し，次第に感覚性，具体性を帯び，自我障害を伴う幻聴へ進展すると記載した。同様の記載として，中安の統合失調症初期状態（初期分裂病）[16]があり，自生思考が自己所属感を失い，感覚性を得て幻聴に至る段階を指摘した。

すなわち，クラスターⅠは統合失調症の幻聴が病初期で自我障害に至る以前の仮性幻覚状態を示し，クラスターⅡは病状が進行した自我障害状態を示すと解釈できた。

d. 非統合失調症性精神病群の幻聴の進展

「意識変容」は操作的診断基準とは相容れないが，非統合失調症性精神病群の臨床所見として以前より指摘されている[3]。近年，意識変容の生物学的研究も試みられ，村井ら[15]は意識混濁を伴う急性一過性内因性精神病の脳波検査と神経心理学検査から器質性精神症候群である急性錯乱状態（acute confusional state）様の意識障害を指摘し，須賀ら[19]は満田の非定型精神病のSPECT所見から覚醒障害を示唆した。

安永[23]は意識障害時の精神病理学的特徴として，覚醒意識による批判性を失って対象に「没入」し，背景となる本来の知覚がなくなり表象が浮き上がり「表象の知覚化」が生じるとした。知覚化した表象は新たな刺激となって次の解釈像を呼び，やがて表象は流動して自我と世界の間に侵入するとされる。

非統合失調症性精神病群に偏ったクラスターⅢ（対象体験型）では妄想的解釈を伴う知覚性幻聴を体験し，「没入」と「表象の知覚化」の特徴を示した。一方，クラスターⅣ（夢幻様型）も同群に偏り，流動化した表象が表象性幻聴として，その表象の自我と世界の間への侵入が自我障害型幻聴群とは異なる自我障害として体験されるとみなせる。シュナイダー自身も，意識障害を除外した場合に，一級症状が統合失調症に特異的と記載している[10,17]。

すなわち，非統合失調症性精神病群では，意識変容を特徴とし，クラスターⅢの知覚性幻聴から自我障害を伴うクラスターⅣの表象性幻聴へ妄想的解釈を伴い進展すると解釈できた。

まとめ

データマイニングの手法から，幻聴を伴う統合失調症と非統合失調症性精神病群の症候学的相違を比較した。その結果，統合失調症の幻聴は，「自生思考」⇒「表象性幻聴（クラスターⅠ）」⇒「仮性幻覚」⇒「自我障害（クラスターⅡ）」と，一方，非統合失調症性精神病群の幻聴は，「意識変容」⇒「知覚性幻聴（クラスターⅢ）」⇒「妄想知覚」⇒「夢幻様状態（クラスターⅣ）」と進展すると解釈した。

データマイニングによる探索的データ分析では妥当性の検証が不可欠である。そのため，今後の課題として対象数を増やすともに，類型分類を手がかりとした非定型精神病の生物学的研究を進めていきたい。

　稿を終えるにあたり，横浜国立大学教育人間科学部助教授石垣琢麿先生より御指導・御助言を賜りました。深く感謝いたします。

文　献

1) American Psychiatric Association Diagnostic and statistical manual of mental disorders, 4th ed. Washington, DC：APA, 1994.
2) Clérambault G de：Œuvre Psychiatrique. P. H. F., Paris, 1942.（クレランボー精神自動症．針間博彦，訳．星和書店，東京，1998．）
3) Ey H：La conscience. P.U.F., Paris, 1963.（意識．大橋博司，訳．みすず書房，東京，1969．）
4) 林　拓二，須賀英道，堀田典弘，他：非定型精神病と操作的診断基準．精神科治療学 15：511-518, 2000.
5) 林　直樹：精神病者の幻聴現象の分析；多変量解析による試みⅠ．精神医学 27：267-278, 1985.
6) 林　直樹：精神病者の幻聴現象の分析；多変量解析による試みⅡ．精神医学 28：171-183, 1986.
7) 石垣琢麿：幻聴と妄想の認知臨床心理学；精神疾患への症状別アプローチ．東京大学出版会，2001.
8) 石村貞夫：SPSSによるカテゴリカルデータ分析の手順；第8章等質性分析．東京図書，pp140-155, 2001.
9) Jaspers K：Allgemeine Psychophathologie, 1913（精神病理学原論：西丸四方，訳．みすず書房，東京，1971．）
10) 柏瀬宏隆，中山道規：第一級症状の臨床的有用性．臨床精神病理 7：217-224, 1986.
11) Leonhard K：Classification of endogenous psychoses and their differentiated etiology；revised and enlarged edition（eds Beckmann H）．Springer, 1999（内因性精神病の分類：福田哲雄，岩波　明，林拓二，監訳．医学書院，2002．）
12) Mayer-Gross W：Selbstschilderungen der Verwirrtheit-Die Oneiroide Erlebnisform. Springer Verlag, Berlin, 1924.
13) 満田久敏：精神分裂病の遺伝臨床的研究．精神経誌 46：298-362, 1942.
14) 満田久敏：非定型精神病の概念．精神医学 3：967-969, 1961.
15) 村井俊哉，十一元三，華園　力，他：急性一過性内因性精神病にみられたacute confusional state様の意識混濁について；神経心理学的検査所見，脳波所見と精神症状との関連．精神医学 38：195-199, 1996.
16) 中安信夫：背景思考の聴覚化；幻声とその周辺症状をめぐって．分裂病症候学 1985；記述現象学的記載から神経心理学的理解へ．pp63-103, 星和書店，東京，1991.
17) Schneider K：Klinische Psychopathologie. Thieme, Stuttgart, 1973.（臨床精神病理学：平井静也，鹿子木敏範，訳．文光堂，東京，1972．）
18) SPSS：Data Mining with Confidence, SPSS Inc., 1999.（マーケティングのためのデータマイニング入門．杉田善弘・櫻井　聡，訳．東洋経済新報社，東京，2001．）
19) Suga H, Hayashi T, Ohara M：Single photon emission computed tomography（SPECT）findings using N-isopropyl-p-[^{123}I]iodoamphetamine（^{123}I-IMP）in schizophrenia and atypical psychosis. Jpn J Psychiatr Neurol 48：833-848, 1994.
20) 須賀英道：シンポジウム：現代精神医学における非定型精神病の意義；非定型精神病の生物学的研究．精神経誌 106：349-355, 2004.
21) 田中健滋：自我漏洩症状と被影響症状の関係をより良く説明し得る一見解について；「方向性」から「体験型」の観点へ．精神経誌 97：31-63, 1995.
22) 堤　重年：内因性精神病にみられる幻嗅の臨床統計的研究．精神経誌 67：456-479, 1965.
23) 安永　浩：分裂病症状の辺縁領域（その1）；意識障害総論と神秘体験．1978；安永浩著作集「ファントム空間論の発展．pp57-95, 金剛出版，東京，1992.

24) 山岸　洋：シンポジウム：現代精神医学における非定型精神病の意義；非定型精神病の概念について―クレペリン・ヤスパースの世紀の遺物？．精神経誌 106：349-355, 2004.

25) World Health Organization The ICD-10 Classification of Mental and Behavioural Disorders ； Clinical descriptions and diagnostic guidelines. Geneva, WHO, 1992.

（初出）　深津尚史，深津栄子，安藤琢弥，鈴木　滋，兼本浩祐，林　拓二：データマイニングによる非統合失調症性精神病群の幻聴所見の検討―満田の非定型精神病からの考察―．精神医学 46：1307-1315, 2004.

第5章　非定型精神病の生物学的研究

I．非定型精神病のCT所見─多変量解析法による検討─

はじめに

周知のごとく，満田は詳細な臨床遺伝学的研究に基づいて，内因性精神病を分裂病と躁うつ病とに二分するクレペリン（Kraepelin E）以来の二分律にたいし，てんかんを加えた3大精神病圏の交錯する領域に「非定型精神病」という疾病概念を仮定し，その独立性を主張した[1~3]。かかる非定型精神病は，「定型的」分裂病が，概ね慢性且つ推進性に経過し，思考，感情，意欲など人格全般の障害を示し，自閉的な生活態度を取り易いのに対し，概ね急性に発症し，経過は挿間性ないし周期性で，予後は一般に良好である。とりわけその病像は，躁うつ病にみられるような情動障害がまれならず前景を占めることもあるが，活発な幻覚や妄想体験をともなった錯乱ないし夢幻様状態を呈し，なんらかの意識障害が疑われることが多いとされている[4,5]。しかし，このような臨床病像の差異は，非定型精神病が分裂病に較べて女性に多く，また発症も遅いことから，単に男女差や発症年齢に起因するだけかもしれず，また，一般に予後がよいとされるものの，分裂病と区別のつかぬ欠陥状態に陥ることもまれではなく，疾病学的な独立性に対する批判もなおみられる[6,7]。そこで，それぞれの疾患に対応した生物学的基盤を，更に心理テストや内分泌機能，脳波や気脳写を用いて解明せんとする試みがその後も多数行われ[8,9]，林ら[10]もまた，頭部CTによる両疾患の脳の形態学的差異を既に検討している。

彼らは，初回入院が愛知医大である比較的新鮮な患者群と正常対照群とを比較し，分裂病群は対照群と較べ第3脳室や側脳室の顕著な拡大とシルビウス裂の開大所見を認め，また非定型精神病群との間でも第3脳室と側脳室で有意の差を認めたが，非定型群と対照群との間にはいずれの測定値にも有意の差を認めなかった。しかし，非定型群におけるシルビウス裂の開大は罹病期間と相関を認め，非定型精神病にも疾患の過程とともに器質的な変化が生じる可能性を指摘した。

本論文においては，正常群との間に差異を見出すことができなかった非定型精神病のCT所見をさらに詳しく検討するため，CT画像上の測定部位をシルビウス裂で上下左右の4ヵ所，前大脳縦裂で上下の2ヵ所と増やし，考察するCT指標は計12とした。そして，対象の症例は初回入院と限定せず，発病後の経過が若干長い症例をも含めて，分裂病群のみならず正常対照群との比較を行った。さらに，CT指標間の相関関係から，主たる病変部位の特定の可能性を検討し，全症例をCT指標に基づき，主成分分析法やクラスター分析法を用いて分類し，非定型精神病の臨床分類の妥当性を検討した。

1. 対象および方法

対象は，昭和57年1月から昭和61年12月までの5年間に幻覚妄想などの精神症状のために愛知医科大学精神科に入院して治療を受けた，40歳以下の内因性精神病の患者124名のなかで，CT検査を施行している68名である．CT検査は器質性疾患を除外する目的で施行されていて，症状により施行が不可能な場合や患者が拒否する場合をのぞき，特別な選択は行われていない．

この中から，非定型精神病27名（男：11名，女：16名）を満田の分類によって選択し，他の症例を精神分裂病群41名（男：27名，女：14名）として分類した．表1はこのようにして得られた2つの患者群の臨床像と人口統計学的相違をまとめたものである．非定型精神病と分裂病群とを比較すると，確かに性差や誘因，罹病期間や入院回数などに明らかな差異があり，非定型精神病は女性に多く，なんらかの誘因を持つ傾向がある．さらに有意の差ではないものの，分裂病と較べ結婚している率が高く，病前の社会適応状態は比較的良好である．家族負因は分裂病群に多く認められたが有意の差ではなく，親子兄弟の第一級親族で比較すると，非定型精神病の方が分裂病群より若干多い．修学年齢は両群とも12.5年で差はなく，発症年齢やCT施行時の年齢も，症例の選択を40歳以下としたことから，両群とも若く有意の差はみられなかった．

対照群として，偏頭痛や事故のため他科を受診したが神経症状は認められず，放射線科医によりCT検査でも正常と診断された，40歳以下の男女各10名を選択した．平均年齢は28.1歳で患者群より若干高いものの有意の差ではない．

表2に，本研究の症例のDSM-Ⅲによる診断を示しておく．分裂病群41名はすべて，DSM-Ⅲでも精神分裂病性障害に属しているが，非定型精神病27名は，DSM-Ⅲによる診断では分裂病性障害11名と分裂病様障害12名のほか，非定型精神病（DSM）1名と感情障害3名を含んでいる．このように非定型精神病が積極的に診断されたことから，精神分裂病は概念的に他の伝統的な診断に較べて狭くなっている．再発を繰り返しながらなんらかの欠陥状態に移行する症例を満田は中間型として分裂病の周辺群に含めているが，本研究でもこのような症例は非定型精神病に分類した．しかし，空想性傾向が強くその内容が一般に荒唐無稽でかつ非系統的な妄想型分裂病は，満田によりパ

表1 患者群間の臨床統計学的比較

	非定型精神病 (n=27)	精神分裂病 (n=41)
年齢	26.6±5.1	26.6±6.5
発症年齢	23.9±5.9	21.2±5.1
教育期間（年）	12.6±2.1	12.5±1.8
性（女性%）	59.3	34.2*a
誘因（%）	51.9	14.6**a
家族負因（%）	29.6	39.0
（一級親族）	(24.0)	(22.0)
結婚（%）	37.0	19.5
罹病期間（年）	2.7±3.2	5.4±5.2*b
入院回数	2.9±2.2	2.2±1.7*b
入院期間（%）	22.0±21.6	31.9±26.2

Chi-square test：*a p<0.05 **a p<0.01,
unpaired t-test：*b p<0.05

表2 対象患者のDSM-Ⅲによる再分類

DSM-Ⅲ診断	非定型精神病 男性	非定型精神病 女性	精神分裂病 男性	精神分裂病 女性
精神分裂病性障害	5	6	27	14
分裂病様障害	5	6	0	0
短期反応精神病	0	0	0	0
分裂感情障害	0	0	0	0
非定型精神病	0	1	0	0
双極性障害	1	2	0	0
	11	16	27	14

ラフレニーとして分裂病の周辺群に類別されたが、臨床上での類別の困難さから、これらの症例はとりあえず分裂病群に含められた。

使用したCTの機種はGE8800と横河8600の2機種であるが、ともに第3世代のCTに属し、その解像力に差はなく同一と見なして差し支えない。スライスはOMラインに平行に10mm間隔で行い、造影剤を用いず撮影されたフィルムを測定に使用した。検者は患者の臨床診断やデータの知識を持たずに、直接ノギスにより上下の前大脳縦裂（側脳室体部が最大にみえるレベル、即ちVBRのレベルの値：IHF-1、及びそのレベルより上3枚のレベルの最大値：IHF-2）、第3脳室最大横径、側脳室前角最大幅、および頭蓋骨内板間最大幅を計3回測定し平均値を求めた。側脳室体部（VBRのレベル）、上下のシルビウス裂（基底核のレベル：SYL-2、及びその一枚下の中脳上部のレベル：SYL-1）、第4脳室、および頭蓋内面積は、フィルムをあらかじめトレースし、コンピューター内蔵のプラニメーターを用いて面積を測定し3回の平均値を得た（第4脳室では全症例の36％、側脳室体部では22％がCT像の不鮮明さにより、統計から除外された）。そして前大脳縦裂指数（大脳縦裂と頭蓋内板間最大横径の比）、第3脳室指数（第3脳室最大横径と、同じスライスでの頭蓋内板間最大幅との比）、エバンス（Evans）指数（側脳室前角間最大幅と、おなじスライスでの頭蓋内板間最大幅との比）、VBR（左右の側脳室体部面積の和と、それが最大にみえるスライスでの頭蓋内面積との比）、側脳室指数（左右いずれかの側脳室体部面積と頭蓋内面積の比）、シルビウス裂指数（シルビウス裂面積と頭蓋内面積の比）、第4脳室指数（第4脳室と、同じスライスでの小脳との面積比）を算出して、各群の比較を行った。

各群の比較は、男女数が等しくないため、統計的解析には2元配置でのANOVAを用い、群間の検定にはシェフェ（Scheffé）の方法を使用した。各指標の相関はスペアマンの順位相関係数を使用し、主成分分析とクラスター分析には愛知医科大学情報処理センターの統計処理パッケージSASシステムを利用した。

2. 結果

CT所見上の12指標について、2つの精神病群および対照群の群間及び男女間の比較を行ったものが表3である。12指標うち、上部前大脳縦裂、エバンス指数及び第4脳室は、ANOVAによる検定では、群間に有意の差は認められなかったが、他の測定値では顕著な差異を認めた。各群の差異をシェフェの方法で検定すると、非定型精神病は左右のシルビウス裂上部も対照群との間に$p < 0.01$のレベルで、右下部シルビウス裂は$p < 0.05$のレベルで有意の差を認めた。また、分裂病群は前大脳縦裂下部、第3脳室、VBR、左右の側脳室体部、左右のシルビウス裂上部、及び右シルビウス裂下部で対照群に対し$p < 0.01$のレベルで、左シルビウス裂下部では$p < 0.05$のレベルで有意の差を認めた。非定型精神病と分裂病群との間には、第3脳室が$p < 0.01$のレベルで、側脳室体部に関する3指数は$p < 0.05$のレベルで有意の差を認めた。

性差は第3脳室と左右のシルビウス裂上部を除いて認められなかった。しかし、第3脳室、左のシルビウス裂上部は群間と性差の交互作用は見られず、男女毎の検定では分裂病群と非定型精神病との間に明らかな差が見られる。また、右シルビウス裂上部は、交互作用を認めるものの、分裂病

表3-a 両患者群と正常群とのCT指標の相違（1）

	非定型精神病 男性	非定型精神病 女性	定型分裂病 男性	定型分裂病 女性	正常対照群 男性	正常対照群 女性
大脳縦裂下部	2.94±0.89	2.43±0.87	2.91±1.33	3.24±1.09	2.10±0.91	1.76±0.75
大脳縦裂上部	3.04±1.23	2.66±0.97	2.99±1.14	3.20±1.37	12.93±1.03	2.03±1.08
第3脳室	3.06±0.91	2.93±0.56	3.92±0.83	3.48±1.38	2.92±0.66	2.56±0.49
エバンス指数	26.80±1.17	25.18±1.69	27.05±2.10	27.40±2.43	27.13±1.54	25.79±1.60
脳室－脳比	6.24±1.02	6.71±1.38	7.76±2.14	8.46±2.35	5.48±1.49	5.72±1.54
右側脳室	0.67±0.14	0.58±0.14	0.85±0.33	0.77±0.22	0.56±0.16	0.54±0.14
左側脳室	0.66±0.15	0.64±0.22	0.96±0.11	0.86±0.26	0.59±0.14	0.55±0.18
右シルビウス裂下部	0.79±0.35	0.77±0.37	0.95±0.46	0.80±0.36	0.45±0.30	0.49±0.34
左シルビウス裂下部	0.86±0.34	0.86±0.31	0.92±0.26	0.92±0.46	0.67±0.47	0.51±0.35
右シルビウス裂上部	0.77±0.52	0.30±0.23	0.59±0.38	0.33±0.36	0.09±0.13	0.19±0.27
左シルビウス裂上部	0.83±0.41	0.56±0.50	1.05±0.59	0.69±0.60	0.03±0.05	0.17±0.19
第4脳室	1.66±0.96	1.97±0.57	2.08±0.94	1.52±0.61	1.84±0.65	1.32±0.59

表3-b 両患者群と正常群におけるCT指標の相違（2）

	精神分裂病 (N=41)	非定型精神病 (N=27)	対照群 (N=20)	ANOVA 疾患	ANOVA 性	ANOVA 疾患×性
大脳縦裂下部	3.02±1.27**	2.64±0.92	1.93±0.85	**	ns	ns
大脳縦裂上部	3.06±1.23	2.81±1.10	2.48±1.14	ns	ns	ns
第3脳室	3.77±1.07**	2.98±0.73##	2.74±0.61	***	ns	ns
エバンス指数	27.16±2.22	25.81±1.70	26.46±1.70	ns	ns	ns
脳室－脳比	8.01±2.25**	6.53±1.27#	5.59±1.52	***	ns	ns
右側脳室	0.76±0.23**	0.62±0.15#	0.55±0.15	***	ns	ns
左側脳室	0.85±0.31**	0.65±0.20#	0.57±0.16	**	ns	ns
右シルビウス裂下部	0.85±0.43**	0.78±0.36*	0.47±0.33	**	ns	ns
左シルビウス裂下部	0.94±0.47*	0.86±0.32	0.59±0.42	*	ns	ns
右シルビウス裂上部	0.50±0.39**	0.49±0.44**	0.14±0.21	***	**	*
左シルビウス裂上部	0.93±0.62**	0.67±0.48**	0.16±0.19	***	ns	ns
第4脳室	1.92±0.89	1.85±0.77	1.62±0.68	ns	ns	ns

Scheffés test
*p<0.05, **p<0.01, as compared to controls
#p<0.05, ##p<0.01, as compared to schizophrenia

ANOVA
*p<0.05
**p<0.01
***p<0.001

群と非定型精神病との間に有意の差は認められず，両疾患群の間の差異が，男女の症例数の差によるものとは考えられない。

次に，CT所見の各指標と罹病期間との関係をみるため5年の罹病期間を境に症例を二分し対比したのが**表4**である。ここで明らかなように，罹病期間は，CT施行時の年齢や発症年齢とともに，右シルビウス裂下部を除くCT各指標に影響を与えていない。**表5**には，CT指標と罹病期間との間の相関係数を非定型精神病と分裂病とに分けて示した。非定型精神病では左シルビウス裂上部に顕著な相関関係が認められ（r＝0.504, p＜0.01），右シルビウス裂下部でも相関傾向（p＜0.06）を示したが，分裂病群ではそのような相関を認めなかった。

表6は，精神分裂病群と非定型精神病とを合わ

せた，全精神病における各CT指標間のスペアマン順位相関係数による相関行列である．ここでは，右シルビウス裂下部と左シルビウス裂上部を除く各CT指標で，罹病期間との間の相関は認められなかった．第3脳室は，程度の強弱はあれ，他の指標との間に相関を示すのに対し，VBRは，ただ第3脳室と左シルビウス裂上部とのみに相関し，前大脳縦裂やシルビウス裂下部とは相関を示さない．さらに，前大脳縦裂は，第3脳室とは相関を示すが他の指標とは相関せず，結局のところ，前大脳縦裂，側脳室および右シルビウス裂の3者の間には互いの相関が認められず，おのおのの部位が主たる変化を示す，互いに独立した病型の存在する可能性が考えられる．

そこで，精神病群と対照群の計75例を，エバンス指数と第4脳室指数を除く10変数によって主成分分析による解析を行った．それぞれの主成分の固有値は表7に示した．第1主成分から第3主成分までの寄与率は，それぞれ44.7％，16.4％，11.0％であり，全データが3主成分によって説明される割合，すなわち累積寄与率は72.2％であった．第1主成分は側脳室を中心とした全体の脳実質欠損を示していると考えられ，第2主成分はシルビウス裂下部や大脳縦裂の開大を反映する側頭葉下部と前頭葉の脳実質欠損を示している．そして，第3主成分は，シルビウス裂上部の開大（とりわけ右側）を示し，側頭葉上部の実質欠損を反映しているように思われる．第1主成分と第2主成分を軸にした図1では，分裂病群は全体に第1主成分の正の方向に分布するのに対し，非定型精神病は第1，第2主成分ともほぼ中央に分布している．これらは第1主成分の負の方向に分布する対照群と較べると分布上の差異は比較的明らかである．しかし，分裂病群はかなり広範な分布を示し，正常対照群の中にも5名の症例が含まれていて，分裂病とされる疾患が極めて多様であることを示している．第2，第3主成分を軸とした図2

表4 罹病期間の差によるグループ間の比較

	短い罹病期間群 5年以下(N=46)	長い罹病期間群 5年超(N=22)
年齢（年）	25.1±5.2	29.6±6.1**
発症年齢（年）	23.1±5.3	19.9±5.0*
罹病期間（年）	1.7±1.4	9.7±4.6**
大脳縦裂下部	2.84±0.94	2.93±1.51
大脳縦裂上部	3.02±1.22	2.84±1.10
第3脳室	3.35±1.00	3.70±1.03
エバンス指数	26.71±2.27	26.55±1.96
脳室－脳比	7.36±2.27	7.51±1.49
右側脳室	0.70±0.24	0.72±0.17
左側脳室	0.78±0.33	0.76±0.19
右シルビウス裂下部	0.75±0.37	0.97±0.44*
左シルビウス裂下部	0.87±0.38	0.98±0.48
右シルビウス裂上部	0.46±0.41	0.57±0.40
左シルビウス裂上部	0.76±0.59	0.95±0.55
第4脳室	1.91±0.81	1.87±0.92

Unpaired t-test *p<0.05 **p<0.01

表5 罹病期間とCTスキャンの各指数との相関関係

罹病期間＼CT指標	IHF1	IHF2	Ⅲ-Ⅴ	Evans	VBR	LV-r	LV-l	SF1-r	SF1-l	SF2-r	SF2-l	Ⅳ-Ⅴ
非定型精神病	ns	ns	ns	ns	ns	ns	ns	ns	ns	na	0.504**	ns
精神分裂病	ns	ns	ns	ns	ns	ns	ns	ns	ns	ns	ns	ns

**p<0.01
IHF1：大脳縦裂下部, SF1：シルビウス裂下部, Ⅲ-Ⅴ：第3脳室
IHF2：大脳縦裂上部, SF2：シルビウス裂上部, Ⅳ-Ⅴ：第4脳室
VBR：脳室－脳比, LV：側脳室

表6 全患者における各CT指数間の相関関係

	IHF1	IHF2	Ⅲ-V	Evans	VBR	LV-r	LV-l	SF1-r	SF1-l	SF2-r	SF2-l	Ⅳ-V
罹病期間	ns	ns	ns	ns	ns	ns	ns	0.302 ***	ns	ns	0.291 **	ns
IHF1		0.501 ***	0.458 ***	0.295 *	ns	ns	ns	ns	ns	ns	ns	-0.40 **
IHF2			ns	ns	ns	ns	ns	ns	0.296 *	ns	ns	ns
Ⅲ-V				0.562 ***	0.339 **	0.385 **	0.428 **	0.336 ***	0.373 ***	0.301 *	0.515 ***	ns
Evans					0.462 ***	0.520 ***	0.428 **	ns	ns	ns	0.296 *	ns
VBR						0.871 ***	0.916 ***	0.332 ns	0.332 *	ns	0.330 *	ns
LV-r							0.789 ***	ns	0.386 ***	ns	0.322 *	ns
LV-l								0.267 ns	0.386 *	ns	0.414 *	ns
SF1-r									0.698 ***	0.313 **	0.303 *	ns
SF1-l										ns	0.271 *	ns
SF2-r											0.642 ***	ns
SF2-l												ns

Spearman's r $*p<0.05$ $**p<0.01$ $***p<0.001$

表7 主成分分析

	主成分 1	主成分 2	主成分 3	主成分 4
固有値	4.473	1.642	1.100	0.971
固有ベクトル				
1．大脳縦裂下部	0.258	0.360	-0.383	0.371
2．大脳縦裂上部	0.209	0.376	-0.401	0.181
3．第3脳室	0.335	0.082	-0.103	0.308
4．脳室・脳比	0.384	-0.384	-0.149	-0.183
5．右側脳室	0.374	-0.358	-0.132	-0.187
6．左側脳室	0.377	-0.363	-0.188	-0.044
7．右シルビウス裂下部	0.282	0.405	0.225	-0.454
8．左シルビウス裂下部	0.299	0.387	0.131	-0.478
9．右シルビウス裂上部	0.250	-0.015	0.611	0.392
10．左シルビウス裂上部	0.341	-0.020	0.408	0.275
寄与率	0.447	0.164	0.110	0.097
累積寄与率	0.447	0.612	0.722	0.819

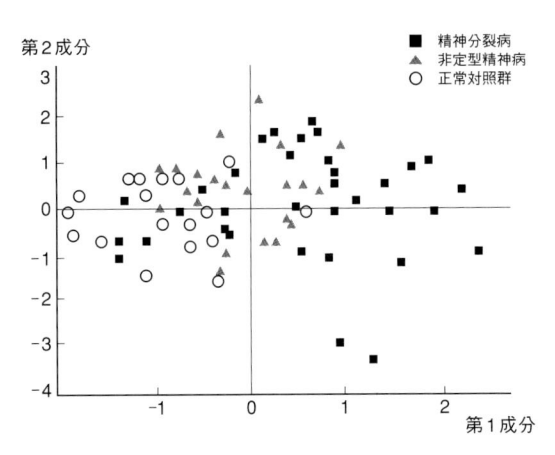

図1 主成分分析による全対象の散布図

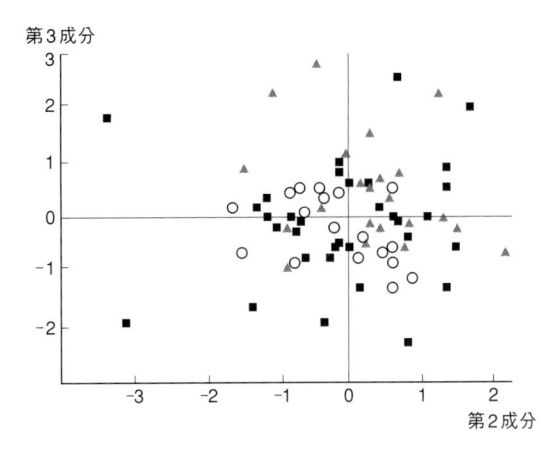

図2 主成分分析による全対象の散布図

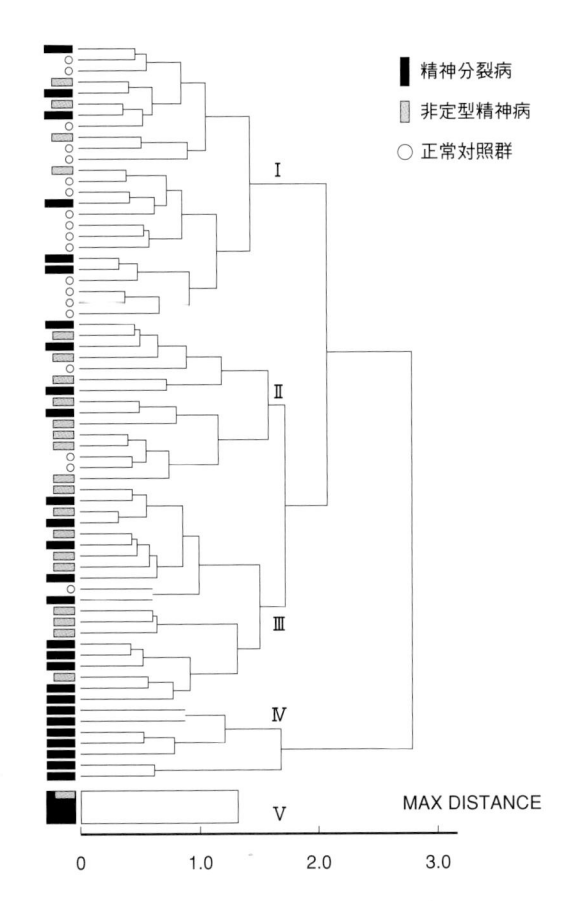

図3 クラスター分析による分類

では，分裂病群が散在する一方で，非定型精神病が両軸の正の方向に分布するのに対し，対照群は両軸の負の方向を示す傾向を示して，両群の分布様式には明らかな差異がある。

　主成分分析は，症例間の距離を視覚的に判断できるものの，最良のグループ分けを得ようとするとき，交錯する領域のどこで線を引くべきかを決定することはできない。そこで，我々は最遠隣法クラスター分析を試みた。この方法は，多次元空間内に分布する症例を一定の数学的基準にしたがい機械的にグループ分けしてくれる。図3は，全74例のクラスター分析で得られた樹形図である。縦軸は個々の症例を示し，横軸はクラスターが融合する距離を示している。サブグループ分割の距離水準（Ds）を $1.50 > Ds > 1.48$ に設定すると，全症例は4個のサブグループに分割される。それぞれのグループをⅠ群〜Ⅳ群と名付け，グループを形成しない症例は残遺群としてまとめた。症例の左端につけた記号は，グループ別を表している。図4は，主成分分析の結果得られた主成分を利用して，このサブグループを視覚的にみるために，第1主成分と第2主成分について症例をプロットしてみたものである。表8は，ここで得られた5

つのサブグループの精神病症例を互いに比較している。Ⅰ群はCT上異常を認めないグループであり，大多数の正常対照群によって構成されているが，非定型精神病のほか分裂病も数例含まれている。Ⅱ群のCT所見はさほど顕著ではないものの，どちらかといえば前大脳縦裂を主たる病変部位としているグループであり，主に非定型精神病が含まれる。Ⅲ群は右シルビウス裂を主たる病変部位とするグループで，非定型精神病と分裂病がほぼ等しいが，遺伝負因は他の群と較べてきわめて高い。Ⅳ群と残遺群とは共に脳室拡大が顕著であり，ほぼ分裂病群のみによって構成されるが，Ⅳ群は大脳縦裂の開大が著しく，残遺群は左シルビウス裂の開大が顕著であることに両群の差異がある。

ここで，Ⅱ群とⅢ群中の非定型精神病を比較すると，**表9**に示すごとく，両群の臨床データに有意の差は見られないものの，Ⅲ群中の非定型精神病は有意に遺伝負因が多く（62.5％），Ⅱ群中の非定型精神病とは顕著な差を示していた。さらに，広範な分布を示す分裂病群の間の差異を調べるため，非定型精神病が主としてみられるⅡ・Ⅲ群中の分裂病群とⅣ群及び残遺群中の分裂病とを比較すると，**表10**に示すように，Ⅱ・Ⅲ群中の分裂病群に有意ではないものの遺伝負因が多くみられ，病型は，満田が非定型精神病とともに分裂病の周辺群とみなしたパラフレニーに類似した妄想型が有意に多かった。

3. 考察

a. CT研究と内因性精神病の分類

内因性精神病には，いかなる脳の形態学的変化も見出すことができないとするのが，臨床精神医

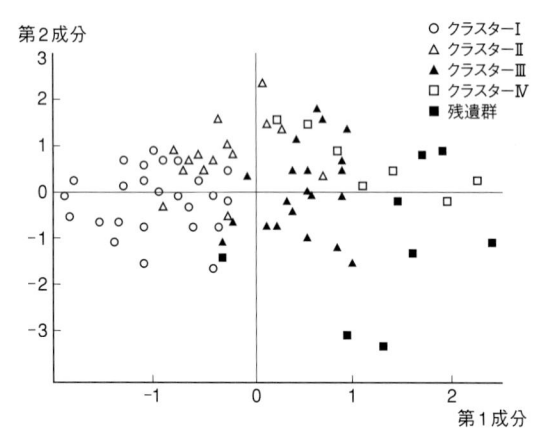

図4 クラスターと残遺群の散布図

表8 5つの患者群間の比較

	クラスターⅠ N=10	クラスターⅡ N=12	クラスターⅢ N=19	クラスターⅣ N=7	残遺群 N=8
非定型精神病	4	8	9	0	1
精神分裂病	6	4	10	7	7
大脳縦裂下部	2.33±0.73	2.89±1.02	2.63±0.93	3.97±0.83	3.14±1.33
大脳縦裂上部	2.01±0.53	3.73±0.79	3.21±0.86	3.77±1.35	3.07±1.24
第3脳室	3.09±0.77	3.18±0.88	3.32±0.72	4.59±0.86	4.49±0.91
脳室−脳比	5.49±0.73	5.89±0.76	7.64±1.19	8.79±1.39	10.40±2.10
右シルビウス裂下部	0.43±0.30	0.83±0.33	0.95±0.33	1.06±0.23	0.76±0.47
左シルビウス裂下部	0.51±0.30	0.83±0.33	1.07±0.33	1.28±0.17	0.80±0.45
右シルビウス裂上部	0.28±0.21	0.31±0.24	0.68±0.44	0.53±0.36	0.69±0.49
左シルビウス裂上部	0.36±0.28	0.80±0.53	0.86±0.38	1.04±0.62	1.46±0.62

表9 2つの非定型精神病群の比較

	非定型精神病 クラスターⅡ (N=8)	非定型精神病 クラスターⅢ (N=9)
年齢（年）	26.1±4.3	26.4±4.1
発症年齢（年）	23.6±4.7	21.7±5.0
教育年数（年）	13.4±2.2	12.3±2.0
性（女性%）	62.5	44.4
誘因（%）	50.0	44.4
家族負因（%）	0	62.5 *
（一級親族）	(0)	(50.0)
結婚（%）	25.0	22.2
罹病期間（年）	2.5±1.7	4.8±4.4
入院回数	3.5±2.2	3.7±2.6
入院の期間（%）	33.3±20.0	17.3±9.4

Fischer's test　*p<0.05

表10 2つの精神分裂病群の比較

	精神分裂病 (クラスターⅡ&Ⅲ) (N=14)	精神分裂病 (クラスターⅣ&残遺群) (N=14)
年齢（年）	28.2±5.9	24.6±6.0
発症年齢（年）	21.6±4.1	20.1±6.1
教育年数（年）	12.6±1.7	12.5±2.0
性（女性%）	28.6	42.9
誘因（%）	7.1	21.4
家族負因（%）	35.7	28.6
（一級親族）	(28.6)	(7.1)
結婚（%）	21.4	21.4
罹病期間（年）	6.4±5.8	4.6±4.3
入院回数	2.4±1.8	2.5±2.0
入院の期間（%）	32.8±25.6	23.4±19.2
妄想型（%）	64.3	21.4 *

χ^2 test　*p<0.05

学の基本的態度であり、なんらかの器質的異常や神経学的症状を認めるとすれば、それはもはや内因性ではなく、身体に基盤を有する外因性精神病と診断される。しかし、内因性精神病、とりわけ精神分裂病の原因を脳に求めようとする研究方向は、クレペリン以来、様々な自然科学的方法を使って行われてきた。ブロイラー（Bleuler E.）もこの病気を脳疾患であると信じていたが、脳に病的変化を見いだせず、僅かな脳機能の偏りがあるに過ぎないと考えていた。しかし、気脳写による脳室拡大の報告[11,12]が、X線CTにより再確認[13,14]されて以来、脳の形態学的研究への関心は再び活発となった。その後の分裂病のCT研究は、林らの論文[10]に示されているように数多くの報告があり、第3脳室[15,16]や側脳室[17]の拡大、あるいはシルビウス裂[18]や前大脳縦裂[19]の開大などの所見が報告されている。しかし、CT異常所見の部位と頻度は研究者によって一定せず、精神分裂病の異種性が考えられ、より自然な臨床分類が必要とされる[10,20～23]。

多くの研究は、CT上分裂病に脳室や脳溝の拡大を認めているが、これらの所見は分裂病に特異的なものではなく、変性疾患にも同様の所見は認められる。しかし、そこではある特定の脳領域に特定の変化がとりわけ強く認められる。例えば、ピック病の場合は前頭と側頭領域に、舞踏病では線条体と淡蒼球に、アルツハイマー病では無名質や海馬に、パーキンソン病では黒質に特徴的な所見がみられる。さらに、その所見は進行性であり、臨床神経学的症状は、傷害された脳領域の機能低下に帰せられる。一方、分裂病の場合のCT所見は、正常対照群と較べてはじめて統計学的に差異を確認しうる程度で、また必ずしも進行性の所見を示さず、変性疾患との相違は明らかである。しかし、高橋ら[24]やボゲルツ（Bogerts B）ら[18]は、罹病期間とシルビウス裂との間に相関関係を認め、永山ら[25]は精神分裂病の慢性重症化にシルビウス裂の拡大が関与していると報告している。このことは、彼らの診断する「分裂病」が、側頭葉の進行性の病変を有する可能性を示唆している。

しかし、これまでのCT研究では、分裂病の診断基準はDSM-ⅢやICD-9が主に用いられてき

た。これらの分裂病基準は一般に広く，均質な対象とはいい難い。そこで各研究者は各診断基準での下位分類を行い，臨床症状との検討を試みている[24,26]。それらの報告では，分裂病の下位群に脳室の拡大が認められ，その臨床症状は陰性症状を主としており，知的能力は減弱し，病前の社会適応状態は不良で，抗精神薬に反応しがたく，予後は不良であるとされる[27]。

筆者もまた，精神分裂病は均質な疾患単位というよりも一つの症候群に過ぎず，満田が詳細な遺伝研究で示唆したように，臨床症状，経過，終末像の相違から，少なくとも定型分裂病と非定型精神病の2群に分けられると考えている。そして，CT上での相違を明らかにするため非定型精神病（満田）を精神分裂病群から取り出し，両群の差異を検討した。

b．非定型精神病と分裂病のCTの特徴

満田の診断基準を用いて，非定型精神病のCTについて言及したものは，林らが発表した論文[10]以外にない。そこでは，分裂病において脳室の顕著な拡大とシルビウス裂の開大所見が報告されたが，非定型精神病ではいずれの部位にも対照群との間に有意の差異が認められなかった。しかし，シルビウス裂の開大と罹病期間との相関が非定型精神病に認められたことから，非定型精神病は再発を繰り返すとともにシルビウス裂を中心にした器質的な変化が生じる可能性が考えられた。そこで本研究ではシルビウス裂をとりわけ詳しく検討し，再入院例を含めて若干経過の長い症例をも対象にした。

その結果，非定型精神病にも，正常対照群と比較してシルビウス裂の明らかな開大が認められた。とりわけ，シルビウス裂上部に顕著であり，下部では，右側のみに有意の開大が認められた。

また，罹病期間との相関は分裂病では認められなかったが，非定型精神病では左シルビウス裂上部に有意の相関を認め，有意ではないものの他のシルビウス裂指標で相関傾向を認めた。

罹病期間とシルビウス裂開大との間の相関を認める報告は，分裂病でも散見される。既に述べたように，高橋ら[24]は分裂病群のシルビウス裂と側頭葉を中心にした脳溝が罹病期間と相関することを認めている。しかし，その診断はICD-9により行われ，我々の非定型精神病に近縁の分裂情動型をも含んでいる。分裂情動型を除くICD-9の精神分裂病を対象に用いたボゲルツら[18]の研究でも，左シルビウス裂上部と罹病期間とは相関を示していた。しかし，彼らの研究の対象は18歳から65歳と幅広く加齢による影響が無視できず，さらに分裂病の診断は筆者らのよりも広く，亜型分類による相違は示されていない。広義の分裂病から非定型精神病を類別した本研究では，各CT指標と罹病期間との相関が分裂病で認められなかった。この所見は，分裂病と脳萎縮性の変性疾患との本質的な差異と考えられよう。これらは，各研究者が想定しているように，子宮内や分娩時，あるいは幼児期の発達過程で既に生じていた所見とも考えられる。しかし，分裂病の慢性進行性の過程が，単に固定した先天性の脳実質傷害の結果とは考え難く，また，単なる施設化や医原的なものとも考えられないことから，なんらかの別な要因の関与が疑われよう。一方，非定型精神病ではシルビウス裂の開大と罹病期間との間に相関関係が認められる。この所見は，対象症例が40歳以下であることやCT所見と年齢との相関がみられないことから，加齢の影響は考えられず，また林らの報告[10]で示されたように，治療期間が短い非定型精神病でも罹病期間との相関を認めることから，薬物などの治療による影響は考え難く，林らの指摘する

ごとく，疾患に規定されたなんらかの結果と考えるのが自然であろう。

c. 全精神病の中での非定型精神病の位置

　ボゲルツら[18]は，分裂病のCT研究において，各CT指標の相関行列を分析し，VBRとシルビウス裂下部，それに大脳縦裂が互いに相関しないことから，分裂病は「VBR型」，「側頭葉基底部型」それに「大脳縦裂型」の3型に分類され，それぞれの型が異なった精神病理学的症状を示す可能性を考えている。筆者もまた全精神病を対象にして各指標間の相関行列を検討したところ，彼らときわめて類似した結果を認めた。本研究では，左シルビウス裂下部はVBRと相関があるため，「側頭葉基底部型」は「右側頭葉型」と書き換えられる。いずれにしても，対象の精神病症例がCT所見によっていくつかの型に分類され，その中のある型が非定型精神病に一致する可能性はこの相関行列からみても充分考えられる。

　そこで，CT所見から症例をグループ分けし，そこで得られたグループがどのような性質を持つのかを検討するために，全症例で主成分分析とクラスター分析を行った。主成分分析では，視覚的に症例のグループを確認するには適しているものの，本研究のように症例が重なりあう場合，図上の分割を決定することは困難である。これに対して，クラスター分析では，多次元空間に位置している症例を，症例間距離（ユークリッド距離）を用いて近いもの同士を束ねて（clustering）ゆき，いくつかのサブグループを取り出すため，症例はどれかのグループに分類される。その束ねる手法には種々の方法があり，本研究で選択した最遠隣法は，クラスター間の距離をそれぞれに含まれる症例間の最大距離と定義するため，いくつかのクラスターがほぼ等大で成長する過程をとり，数個の比較的数の大きなクラスターが得られる。

　本研究で行われたクラスター分析の結果をみると，ほぼ分裂病だけで構成されて脳室拡大が顕著であるIV群と残遺群は，主として非定型精神病で構成されて前大脳縦裂あるいは右シルビウス裂を主たる病変部位とするII群やIII群との間に，明白な差がみられる。分裂病は主に正常対照群により構成されるI群や非定型精神病が属するII群やIII群にも認められるが，これは分裂病自体がなお多くの疾患の集合である可能性を示唆しているといえよう。そこで，II群とIII群の中の分裂病群とIV群とV群の中の分裂病群とを比較すると，有意の差ではないが前者の群に遺伝負因が多くみられ，病型としては，満田が非定型精神病とともに分裂病の周辺群とみなしたパラフレニーに類似した妄想型が有意に多かった。このように，脳室拡大を主たる所見とするIV群とV群の分裂病群は，分裂病の中核群と見なすことができ，脳室拡大の顕著でないII群とIII群に属する分裂病群は非定型精神病に近縁な分裂病周辺群と類別されよう。このことは，既に臨床遺伝学的研究により，満田がパラフレニーの問題で取りあげているが，CT所見に基づく分類でも，パラフレニーは分裂病中核群から類別されて認められることは極めて興味深い。

　非定型精神病は，主としてII群とIII群に分布するが，両群の差異もまた興味深いものである。III群の非定型精神病は，右シルビウス裂に主たる変化を示すが，遺伝負因は60％と極めて高く，II群の非定型精神病が，さほど顕著なCT所見を示さず全例に遺伝負因を認めないのと顕著な対照を示している。臨床症状ではII群とIII群とは明白な差異を認めないが，このIII群は進行性の遺伝性疾患が疑われるものであり，非定型精神病の中核群と呼ぶべきグループであるのかも知れない。このように，クラスター分析による結果は，非定型精神

病が全精神病の中で独自の位置を占めていることを示しており，さらにその細分類の可能性をも示唆している。

フロア・アンリー（Flor-Henry P）[29]は，左側頭葉てんかんに精神分裂病様症状が生じ易いことから，精神分裂病の病因として左側頭葉機能障害説を唱えたことはよく知られているが，彼はまた右側頭葉てんかんには躁うつ病症状がみられやすく，分裂—情動症状はその中間に位置すると述べている。本研究の結果では，分裂病が主であるⅣ群と残遺群で左シルビウス裂の開大が顕著である一方，遺伝負因が多く中核群と考えられる非定型精神病を多く含むⅢ群が，右シルビウス裂の開大を主要な所見とすることは，上記の大脳半球機能障害仮説を想起させる。また，分裂病と感情病との間の非定型精神病の位置的関係を示して興味深い。

D．CTから窺われる病変部位の推定

近年のポジトロンCTによる研究は，分裂病の障害部位を直接確認できる可能性をもつだけに興味深いものである。岸本ら[30]は，^{11}C-グルコースなどを用いて，DSM-Ⅲの診断基準で精神分裂病と診断された患者のポジトロンCTを行い，精神分裂病とされる疾病は単一の疾患ではなく，傷害されている脳の部位は様々で，ブロードマン10領域を中心とする両側前頭葉が傷害されて陰性症状を顕著に示すもの，ブロードマン40領域を中心とした右頭頂葉が傷害され，幻覚妄想などの陽性症状を活発に示すもの，ブロードマン38領域を中心とした左側頭葉が傷害されて，やはり幻覚妄想をもつが，ある程度の病識を示すものの3型に分けられると報告している。本研究では5型に分類されたが，右頭頂葉障害の型は，右シルビウス裂上部の所見を示すⅢ型と臨床上類似し，他の2臨床類型も本研究でのⅣ型（脳室拡大とともに前大脳縦裂の所見も顕著）と残遺型（脳室拡大とともに左シルビウス裂開大が著明）と比較してみる時，その類似はきわめて大きいように思われる。しかし，全ての症例がこの3型に分類されるとする岸本らとは異なり，本CT研究では，なお分裂病群の1/3がCT上異常所見を認めなかった。

ボゲルツら[18]は分裂病のCT研究により，前頭葉や側頭葉の新皮質は辺縁系と密接な関連があり，脳室周囲構造もまた広義の辺縁系に属することから，分裂病の傷害部位として大脳辺縁系に注目し，CTでは直接確認できないものの，大脳辺縁系の中心的な構造である海馬，扁桃核，嗅内野の神経病理学的な変化を推定している。しかし，基本的な傷害部位が，岸本の言うように人間の脳で初めて発達した連合野の脳皮質であるのか，あるいは，辺縁系の構造であるのかは，他の研究方法，例えば死後脳の神経病理学的検索などで確認されなければならない。

最近，スティーブンス（Stevens JR）[31]らは「精神分裂病の神経病理学は存在するか？」というタイトルで総説を著し，近年の神経病理学の発展を展望している。初期の分裂病の神経病理学的研究では，大脳皮質における神経細胞の脱落が強調されていたが，その後フォークトら（Vogt & Vogt）やバトラー・ブレンターノ（Buttlar-Brentano）などは，基底核，とりわけ淡蒼球や無名質の神経細胞の脱落が緊張病において生じると強調していた。スティーブンス[32]は同様な所見を淡蒼球に認めたと報告している。近年にはボゲルツら[33]が，分裂病では淡蒼球の体積の減少のほかに，扁桃核，海馬や海馬傍回の大脳辺縁系，及び第3脳室近傍の脳室周囲核の体積が正常群に較べ著しく減少していることを認めた。さらにファルカイ（Falkai P）ら[34]は，海馬の錐体細胞の減少を確認報告してい

る。また，ブラウン（Brown R）ら[15]も，分裂病の左脳（優位脳）において海馬傍回の皮質の厚みが減少していることを報告し，ヤコブ（Jakob H）ら[36]も，海馬傍回にある嗅内野の細胞構築的異常を指摘している。最近，ファルカイら[37]は，分裂病では嗅内野の体積が減少していることを報告し，さらに神経細胞の著明な減少を認めるが，グリア細胞の増加は認められなかった，としている。グリア細胞の増殖は通常，成人脳の病的過程に見られることから，彼らは，分裂病の側頭葉内側面の構造的変化は胎生期の発達性障害であると仮定している。一方，ベネ（Bene FM）ら[38]は分裂病で前頭前野大脳皮質の第Ⅵ層，帯状回皮質の第Ⅴ層の神経細胞数の減少を報告している。しかし，前頭前野や帯状回は辺縁系あるいは辺縁系関連領野に属する皮質であり，扁桃核や海馬など辺縁系中心構造との関係は密接である。このように，いずれにしても，側頭葉の辺縁系構造を中心にして，関連する大脳皮質領域における組織学的病変を指摘する報告が次第に増加している。しかし，ヤコブら[36]も64例の分裂病のうち，22例でなんらの異常も見いだせなかったと述べており，多様な組織学的所見もまた，分裂病の異種性を考慮する必要を示唆している。

内因性精神病，とりわけ分裂病と診断される疾患の本態解明は，いまだに具体的成果を挙げていない。本研究では分裂病なる疾患の臨床症状があまりにも多様であり，共通で普遍的所見が認められないことから，分裂病から非定型精神病を取り出したが，これは単なる研究の出発点であって，更に病因を異にする疾患の類別を目的にしているのである。分裂病のごとき病因の明らかでない疾患の生物学的研究においては，単に平均値によって検定することは隠れた真実を見落とすことになりかねず，筆者が行ったように，疾患の異種性を考慮しながら各データの分散に注意を払い，多変量の相互関係に注目していかなければならないと思われる。

MRI，SPECT，PETなど画像診断の技術は急速な展開をみせているが，遺伝から臨床までを考慮した満田の病型分類を基本にした研究が，将来の展望を切り開くのではないかと期待される。

4. まとめ

愛知医科大学精神科で1982年から1986年の5年間に入院治療を受けた，40歳以下の頭部CT検査を施行した内因性精神病患者68名を，満田の分類に従い非定型群27名（男：11名，女：16名）と分裂病群41名（男：27名，女：14名）とに分け，12ヵ所の所見を正常対照群20名（男：10名，女：10名）と比較検討した。

非定型精神病は，対照群と比較して左右のシルビウス裂上部と右シルビウス裂下部で有意の拡大がみられた。分裂病群では，第3脳室，左右側脳室体部の拡大と左右シルビウス裂の開大が顕著に認められ，対照群との間に有意の差を認めた。非定型精神病と分裂病との間には，第3脳室と側脳室体部において有意の差を認めた。両群は，性比を異にするが，男女差が群間の差に影響を及ぼしてはいなかった。

つぎに，全精神病における各CT指標の相関行列を検討したところ，側脳室体部，前大脳縦裂及び右シルビウス裂は，互いに相関がみられず，それぞれに主たる病変を有するサブグループの存在が仮定された。

そこで，臨床診断との対応の検討を試みるため，対照群を含む全症例によるクラスター分析を行い，4つのクラスターと残遺群の計5グループを

得た．Ⅰ群は主として正常対照群からなり異常なCT所見を認めなかった．Ⅱ群は軽度の前大脳縦裂の開大を示し，Ⅲ群は右シルビウス裂の開大所見を認めたが，ともに主として非定型精神病で構成され，脳室拡大所見は認めなかった．Ⅳ群は前大脳縦裂，残遺群は左シルビウス裂の顕著な開大がみられたが，ともに著しい脳室拡大を示し，ほぼ分裂病群であった．しかし，分裂病群はⅠ群を含む各グループに分散してみられた．

　Ⅱ群とⅢ群とに属する分裂病は，Ⅳ群と残遺群の分裂病と比較すると，病型としてはパラフレニーを含む妄想型が有意に多く，遺伝負因も多い傾向を示した．このことは，この一群が非定型精神病に近縁な疾患であると考えられた．また，Ⅲ群の非定型精神病はⅡ群の非定型精神病と較べて，遺伝負因が有意に多く認められた．

　このように，CT所見からみても，非定型精神病は全精神病群の中で特異な位置を占めていることは明らかであるが，本研究の結果はさらなる細分類が可能であることを示唆している．今後は，適切なグループに類別した上での研究が必要であることを指摘した．

文　献

1) 満田久敏：精神分裂病の遺伝臨床的研究．精神経誌 46：298-362，1942.
2) 満田久敏：内因性精神病の遺伝臨床的研究．精神経誌 55：195-216，1954.
3) 福田哲雄：非定型精神病 2. 疾病学的位置づけ．現代精神医学大系 12, pp. 129-156, 中山書店，東京, 1981.
4) 鳩谷　龍：非定型精神病．村上　仁，満田久敏，大橋博司，監：精神医学 第3版，pp. 639-656，医学書院，東京, 1981.
5) 藤縄　昭：非定型精神病 4. 症状．A. 一般論, 現代精神医学大系 12, pp. 185-205, 中山書店，東京, 1981.
6) 立津政順：精神科雑感．精神医学 28：124-125，1986.
7) 高橋三郎，飯田英晴，藤縄　昭：いわゆる非定型精神病の一群の診断と分類に関する調査．精神医学 30：1107-1113，1988.
8) Fukuda T & Matsuda Y：Comparative characteristics of the slow wave EEG autonomic function and clinical picture during and following EST in typical and atypical schizophrenia. Int. Pharmacopsychiat. 3：13-41, 1969.
9) Asano N：Pneumoencephalographic study of schizophrenia. Clinical genetics in psychiatry (ed. by Mitsuda, H.) pp. 209-219, Igaku Shoin, Tokyo, 1967.
10) 林　拓二，渡辺豊信，鬼頭　宏，他：精神分裂病と非定型精神病の頭部CT研究．愛知医大誌 16：171-186，1988.
11) Jacobi W & Winker W：Encephalographische Studien an chronische Schizophrenen. Arch. Psychiatr. Nervenkr. 81：229-332, 1927.
12) Huber G：Pneumoenzephalographische und psychopathologische Bilder bei endogenen Psychosen. Springer-Verlag, Berlin, 1957.
13) Johnstone EC, Grow TJ, Frith CD, et al.：Cerebral ventricular size and cognitive impairment in chronic schizophrenics. Lanset, 2：924-926, 1976.
14) Weinberger DR, Torrey EF & Neophytides AN, et al.：Lateral cerebral ventricular enlargement in chronic schizophrenia. Arch.Gen. Psychiat., 36：735-739, 1979.
15) Gross G, Huber G & Schüttler R：Computerized tomography studies on schizophrenic diseases. Arch. Psychiatr. Nervenkr., 231：519-526, 1982.
16) Boronow J, Pickar D, Ninan PT, et al.：Atrophy limited to third ventricle in chronic schizophrenic patients：Reports of a controlled series. Arch. Gen. Psychiat., 43：266-271, 1985.
17) Nasrallah HA, Lacoby CG & McCalley-Whitters M：Cerebellar atrophy in schizophrenia and mania.：A comparative CT study. J. Clin. Psychiat. 43：439-441, 1981.
18) Bogerts B, Wurthmann C & Piroth HD：Hirnsubstanzdeficit mit paralimbischem und limbischem

Schwerpunkt im CT Schizophrener. Nervenarzt, 58 : 97-106, 1987.
19) 難波益之, 森内 巖, 岩田 毅, 他:精神分裂病の生物学的研究—その形態学的アプローチ—. 臨床精神医学 8 : 1123-1152, 1979.
20) Backmund H : Neuroradiologie in der Schizophrenieforschung. Nervenarzt, 57 : 80-87, 1986.
21) Schelton RE & Weinberger DR : X-ray computerized tomography studies in schizophrenia : Handbook of schizophrenia. Vol. 1. The neurology of schizophrenia (ed. by Nasrallah HA & Weinberger DR) Chap. 9, pp. 207-250, EIsevier, Amsterdam, 1986.
22) Goetz KL & van Kammen DP : Computerized axial tomography scans and subtypes of schizophrenia. J. Nerv. Ment. Dis. 174 : 31-40, 1986.
23) 挾間秀文:精神医学における画像診断の最近の進歩. A. X線CT. 現代精神医学大系, 年刊版 87A, pp. 105-138, 中山書店, 東京, 1987.
24) 高橋 良, 佐藤時治郎, 大熊輝雄, 他:精神分裂病のCTスキャンによる研究—多施設共同研究—. 精神医学 26 : 251-264, 1984.
25) 永山素男, 堀 彰:精神分裂病の慢性重症化. 続・分裂病とは何か (稲永和豊・融 道男, 編), pp. 268-277, 東大出版会, 1987.
26) Kling AS, Kurtz N & Tachiki K : CT scans in subgroups of chronic schizophrenics. J. Psychiat. Res. 17 : 375-384, 1982/1983.
27) Crow TJ : Two syndromes of schizophrenia as one pole of the continuum of psychosis : A concept of the nature of the pathogen and its genomic locus. Handbook of Schizophrenia, Vol. 2. Neurochemistry and Neuropharmacology of Schizophrenia (ed. by Henn FA & Delisi LE) Chap. 2, pp. 17-48, EIsevier,
Amsterdam, 1987.
28) Chatfield C, Collins AJ (福場 庸, 大沢 豊, 田畑吉雄訳):多変量解析入門. 培風館, 東京, 1986.
29) Flor-Henry P : Determinants of psychosis in epilepsia : 1aterality and forced normalization. Biol. Psychiat. 18 : 1045-1057, 1983.
30) 岸本英爾, 松下正明:画像診断—PETを中心にして—. 精神医学 30 : 443-451, 1988.
31) Stevens JR & Casanova MF : Is there a neuropathology of schizophrenia ? Biol. Psychiat. 24 : 123-128, 1988.
32) Stevens JR : Neuropathology of schizophrenia. Arch. Gen. Psychiat. 39 : 1131-1139, 1982.
33) Bogerts B, Meertz E & Schönfeld-Bausch R : Basalganglia and limbic system pathology in schizophrenia. Arch. Gen. Psychiat. 42 : 784-791, 1985.
34) Falkai P & Bogerts B : Cell loss in the hippocampus of schizophrenics. Eur. Arch. Psychiat. Neurol. Sci. 236 : 154-161, 1986.
35) Brown R, Colter N, Corsellis JAN, et al.: Postmortem evidence of structural brain changes in schizophrenia. Difference in brain weight, temporal horn area and parahyppocampal gyrus compared with affective disorder. Arch. Gen. Psychiat., 43 : 36-42, 1986.
36) Jacob H & Beckmann H : Prenatal developmental disturbances in the limbic allocortex in schizophrenics. J. Neurol. Transmiss., 65 : 303-326, 1986.
37) Falkai P, Bogerts B & Rozumek M : Limbic pathology in schizophrenia : The enthorhinal region-a morphometric study. Biol. Psychiat. 24 : 515-521, 1988.
38) Benes FM, Davidson J & Bird ED : Quantitative cytoarchitectual studies of the cerebral cortex of schizophrenics. Arch. Gen. Psychiat. 43 : 31-35, 1986.

(初出) 林 拓二:非定型精神病のCT所見—多変量解析法による検討—. 愛知医大誌 17 : 609-625, 1989.

II. SPECTによる非定型精神病の画像診断—定型分裂病との比較—

はじめに

クレペリン（Kraepelin E）が内因性精神病を早発性痴呆と躁うつ病とに二分して以来，ブロイラー（Bleuler E）による分裂病概念の導入によってもなお，「分裂病か，さもなければ躁うつ病」とする二分主義が，本質的な病態ないし病因の解明がなされないまま，伝統的な精神医学の主流となってきた。しかし，その症状にせよ経過にせよ，明確に分類され得ない中間的症例が少なくないことは，ガウプ（Gaupp R）らによる混合精神病（Mischpsychosen），カザーニン（Kasanin J）による分裂感情精神病（schizoaffective psychoses）や，さらにフランス精神医学で頻繁に用いられる急性錯乱（bouffée délirante）などの病名からも窺える。そこで，これらの症例をやむなく両者のいずれかに分類したり，あるいは両者が混合したものとみなす立場がとられたりするが，積極的に第3の疾患群としてこれらを独立したものととらえる立場が，クライスト（Kleist K）やレオンハルト（Leonhard K）らによって主張されている。彼らは，これらの症例を類循環性精神病（zykloide Psychosen），あるいは非定型精神病（atypische Psychosen）と呼んでいるが，わが国の満田[1,2]もまた，同様な立場から詳細な臨床遺伝学的な研究を行い，これらの症例が精神分裂病，躁うつ病，さらにてんかんを含めた3大内因性精神病群の交錯する領域に位置する，独立した疾患群であろうと推測し，非定型精神病と呼んでいる。その後，彼らは「遺伝」と「臨床症状」のみならず，その間を結ぶ精神生理学や神経内分泌学，さらに気脳写などの神経放射線学的研究，あるいはまた心理学的研究などを行い，非定型精神病が他の精神病群と異なる病態発生を示す可能性に様々な方向から詳しい検討を加えている。

このような立場から，筆者らは既に満田の記載に従って精神分裂病性疾患を定型分裂病と非定型精神病に類別し，Computed tomography（CT），Single photon emission computed tomography（SPECT）などの画像診断的研究を行い，その所見と診断との関係を詳細に検討してきた。林は，CT研究から定型分裂病群が脳表，脳室ともに顕著な所見を示すのに対して，非定型精神病群が右シルビウス裂の開大を示し，両疾患に顕著な相違があることを指摘した[3]。また，多変量解析を用いてCTの各指標に基づくグループ化を行い，情意鈍麻の傾向を有する分裂病群は主として大脳縦裂の開大を示すグループと，側脳室の拡大を示すグループに属し，また，非定型群のうち遺伝負因を有する率が高い群は，主として右シルビウス裂の開大を示すグループに属していたことから，両疾患が互いに特異な形態的特徴を有し，病因的にも異なる可能性を示唆している[4]。さらに，筆者ら[5]はN-isopropyl [123I] iodoamphetamine（123I-IMP）を用いたSPECTによって，両疾患の脳の形

態的のみならず機能的な特徴についても検討した。その結果，前頭低活性（hypofrontality）が分裂病群には顕著にみられるが，非定型群にはみられず，基底核領域に集積低下がみられ，両疾患が異なった病因を有する可能性が推測された。

今回の報告では，対象とした各群の症例数を増やすとともに，方法的にも変更を加えた。すなわち，基底核，および側頭領域での関心領域（region of interest：ROI）を細分するために，前回の水平断に加え，冠状断にもROIを設定した。ROI指標の比較として用いる局所脳内集積比の算出には，前回，問題として残していた小脳比から全脳平均比に変更した。そして，定型分裂病群，非定型精神病群，正常対照群の各群間の比較を行った。さらに，全症例をROI指標に基づき，主成分分析やクラスター分析を用いて分類し，臨床診断との関連を検討した。

1．対象

対象は，愛知医科大学精神科にて通院または入院治療を受けた患者のうち，IMP-SPECT検査の同意が得られた32名の内因性精神病患者であり，次の条件を満たしている。すなわち，1）40歳以下であること，2）神経疾患や精神発達遅滞を伴わないこと，3）アルコール等薬物乱用の既往がないこと，4）頭部CT検査で視覚的に異常所見がみられないこと，の4点である。

この32名を，満田に従って類別したところ，定型分裂病群16名と非定型精神病群16名となった。DSM-Ⅲ-R[6]による診断では，表1に示されるように，分裂病群は1名が分裂病人格障害であるほかは全員が精神分裂病に属したが，非定型群には精神分裂病から分裂病様障害，分裂感情障害，短期反応精神病，特定不能の精神病性障害，双極性障害，反復性大うつ病まで，かなりの幅がみられた。

この二つの患者群の臨床特性を表2にまとめておく。両患者群の性別，年齢，発症年齢，および罹病期間に有意の差はみられなかった。また，一級親族に限った家族負因にも差はなかった。しかし，検査時点にみられた精神症状のうち，幻聴については，非定型群（18.8％）に比べ分裂病群

表1 対象患者のDSM-Ⅲ-Rによる再分類

DSM-Ⅲ-Rの診断	定型分裂病 男性	定型分裂病 女性	非定型精神病 男性	非定型精神病 女性
295.xx 精神分裂病性障害				
1X　解体型	2	3	0	0
3X　妄想型	6	3	1	1
9X　分類不能型	1	0	0	0
295.40 分裂病様障害	0	0	2	1
295.70 分裂感情障害	0	0	3	0
298.80 短期反応精神病	0	0	1	2
298.90 精神病性障害：特定不能	0	0	1	0
296.3X 大うつ病性障害：反復性	0	0	1	0
296.4X 双極性障害：躁病型	0	0	1	2
301.22 人格障害：分裂病型	1	0	0	0
	10	6	10	6

表2 患者群間の臨床統計学的比較

	精神分裂病 N=16	非定型精神病 N=16
性（男性：女性）	10：6	10：6
年齢（平均±標準偏差）	28±5.6	28±6.1
発症年齢	21.4±4.5	22.8±4.1
罹病期間（年）	6.8±3.9	5.3±5.0
家族負因（％）（一級親族）	5(31.2)	4(25.0)
幻聴（％）	9(56.2)*	3(18.8)
抗精神病薬(CPZ換算mg)	183.3±7.3	125.5±93.8

Chi-square test：*$p<0.05$

（56.2％）で多く認められた。いずれの患者にも，倫理的観点から検査前の抗精神病薬の中断は行わず，服薬量を木下[7]によるクロルプロマジン換算表を用いて算出した。しかし，平均服薬量が分裂病群に若干多かったものの，両患者群に有意の差は認められなかった。

正常対照群は，40歳以下の大学職員などの健常者16名（男女各8名）で，平均年齢は27歳で患者群との差はみられない。

なお，SPECT検査は，検査の趣旨を患者とその家族に十分説明し同意を得た上で，すべて寛解状態において施行された。

2．方法

SPECT検査施行の3日前より，甲状腺の不要な被爆を避けるためにルゴール液を投与した。検査は148MBq（4mCi）の ^{123}I-IMPを静脈内投与後，30分（early image）および4時間後（late image）の2回，安静，仰臥位，閉眼の状態でSPECTの撮像を行った。SPECT撮像装置には，低エネルギー用コリメーターを装着した回転型ガンマカメラ（STARCAM400AC／T）を用いた。投影像のデータ収集は1方向に20秒，64方向より360度について行い，得られた結果をデータプロセッサー（STARCAM system）で処理後，Butterworthフィルターを通して画像再構成し，スライス幅7.8mmの横断像を得た。ROIの測定は，水平断面と冠状断面の2方向で行った。最初に，Orbito-meatal lineに平行な小脳横断面，およびその50mm上方の視床横断面を描出し，24mm×24mmのROIを小脳横断像の小脳（Rcell，Lcell），視床横断像の前頭（RFt，LFt），側頭（RT，LT），後頭（RO，LO），視床（RTH，LTH）の左右合計10ヵ所に設定した（図1）。次に，基底核を通る冠状断面を描出し，左右側頭領域の上部（URT，ULT）と下部（DRT，DLT），および基底核（RN，LN）に6ヵ所を設定した（図2）。そして，^{123}I-IMPの全脳平均集積（whole cerebral uptake：WCU）と局所脳内集積（regional cerebral uptake：rCU）を求め，各rCUのwCUに対する局所脳内集積比（rCU／

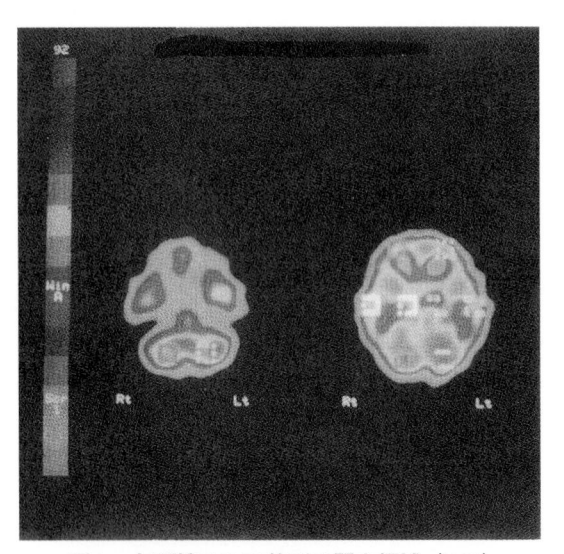

図1　水平断での10箇所の関心領域（ROI）

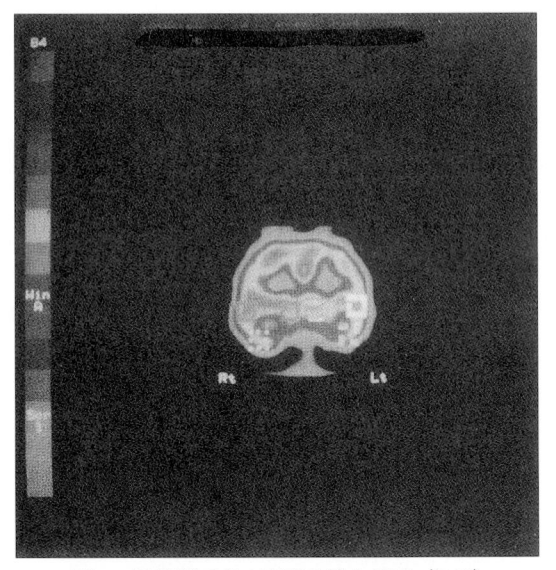

図2　冠状断での6箇所の関心領域（ROI）

wCU）を算出した。そして，設定した16個のROIにおける局所脳内集積比を，ROI指標として統計的解析を行った。統計的解析法として用いたのは，次の方法である。

1) 各群のROI指標の比較：Wilcoxon順位和検定法。
2) 各群のROI指標に対しての性差，罹病期間，精神症状，服薬量など他の指標の影響：2元配置でのANOVAおよびSpearmanの順位相関係数。
3) 全対象群のROI指標を変数とする主成分分析，およびクラスター分析。

上記の統計的解析によって，まず定型分裂病群と非定型精神病群，それに正常対照群の3群間を比較し，次にROI指標による主成分分析およびクラスター分析を行い，全対象群をクラスターに分類して，その間の比較検討を行った。

3. 結果

a. 3群間の比較

まず各群間におけるROI指標の比較を行った。表3に示すように，^{123}I-IMPを静注後30分（early image）の局所脳内集積比の比較では，正常対照群に対して，分裂病群が左右とも前頭領域で有意に低く（$p<0.001$），左右基底核では高かった（$p<0.05$）。一方，非定型群は，前頭領域や基底核での有意な所見は無かったが，右視床領域では有意に低下がみられた（$p<0.05$）。また，非定型

表3 初期分布像における^{123}I-IMPの局所脳内集積比の相違

	精神分裂病 (N=16)	非定型精神病 (N=16)	正常群 (N=16)
Rcell	1.00±0.07	1.01±0.07	0.98±0.07
Lcell	1.01±0.07	1.01±0.06	1.01±0.06
RFt	0.86±0.06***##	0.93±0.06	0.97±0.05
LFt	0.87±0.07***##	0.93±0.04	0.95±0.04
RT	1.00±0.07	1.03±0.05	1.00±0.03
LT	0.99±0.05	0.97±0.05	0.98±0.04
RO	1.12±0.07	1.10±0.06	1.12±0.04
LO	1.17±0.07	1.12±0.06	1.15±0.05
RTH	1.02±0.08	1.00±0.04*	1.04±0.06
LTH	1.02±0.05#	0.99±0.04	0.99±0.04
URT	1.02±0.05	1.02±0.05	1.04±0.04
DRT	0.90±0.05	0.94±0.06	0.89±0.03
ULT	1.06±0.06	1.05±0.05	1.03±0.03
DLT	0.89±0.04	0.89±0.04	0.87±0.03
RN	1.04±0.06*#	1.00±0.05	0.99±0.05
LN	1.03±0.06*	1.03±0.06	0.99±0.03

Rcell：右小脳，Lcell：左小脳，RFt：右前頭葉，
RT：右側頭葉，RO：右後頭葉，RTH：右視床，
URT：右側頭葉上部，DRT：右側頭葉下部，RN：右基底核

Wilcoxon rank sum test
　*$p<0.05$　**$p<0.01$　***$p<0.001$（正常群との比較）
　#$p<0.05$　##$p<0.01$（非定型精神病との比較）

群と比較して，分裂病群は左右前頭領域で有意に低く（p＜0.01），右基底核と左視床では高かった（p＜0.05）。静注後4時間（late image）の**表4**では，正常対照群に対して，分裂病群は左前頭領域で有意に低く（p＜0.01），左基底核で高かった（p＜0.05）。一方，非定型群では，右小脳および左基底核で有意に高い所見が見られた（p＜0.05）。さらに，分裂病群と非定型群との比較では，左前頭領域に有意の差が認められた（p＜0.01）。

次に，性差や検査時の精神状態のIMP集積に対する影響について検討した。性差については正常群が男女同数であったものの，両患者群ではそれぞれ男女比が10：6と差が認められたため，2元配置のANOVAを行った。そして，性差に有意の差はなく，Wilcoxonでみられた群間の差が確認された。また，検査時点での精神症状として，幻聴の有無を検討したところ，幻聴は分裂病群に56.2％，非定型群に18.8％と有意の差（p＜0.05）がみられ，ANOVAの検定を行った。**表5**は，early imageでの非定型群と分裂病群とを比較したものであり，左右前頭領域でみられる有意の集積比低下（p＜0.01）が群間差であり，右基底核での集積比増加（p＜0.05）が幻聴の有無に関与していることが窺われる。late imageでは，**表6**に示されるように，左前頭領域の集積比低下（p＜0.01）が群間差によるものであり，左基底核の集積比増加（p＜0.05）が幻聴の有無によることが認められた。

IMP集積への他の影響として，罹病期間および抗精神病薬の服薬量，検査時の年齢，発症年齢を調べるため，各ROI指標との相関を分裂病群，非定型群，全患者群についてSpearman相関係数で検討した。なお以後のROI指標はearly imageに限定している。**表7**に示されるように，罹病期間

表4　後期分布像における ^{123}I-IMP の局所脳内集積比の相違

	精神分裂病 (N=16)	非定型精神病 (N=16)	正常群 (N=16)
Rcell	0.97 ± 0.07	0.98 ± 0.05 *	0.94 ± 0.05
Lcell	0.97 ± 0.07	0.94 ± 0.08	0.95 ± 0.07
RFt	0.92 ± 0.07	0.96 ± 0.05	0.97 ± 0.04
LFt	0.93 ± 0.03 **##	0.99 ± 0.04	0.97 ± 0.04
RT	1.01 ± 0.05	1.02 ± 0.04	1.01 ± 0.05
LT	1.01 ± 0.03	1.03 ± 0.04	1.01 ± 0.03
RO	1.03 ± 0.05	1.01 ± 0.03	1.01 ± 0.03
LO	1.01 ± 0.06	1.00 ± 0.05	1.00 ± 0.03
RTH	1.08 ± 0.04	1.05 ± 0.05	1.09 ± 0.06
LTH	1.05 ± 0.05	1.04 ± 0.07	1.04 ± 0.05
URT	0.99 ± 0.04	1.01 ± 0.04	1.01 ± 0.04
DRT	1.00 ± 0.04	0.98 ± 0.05	1.01 ± 0.06
ULT	1.00 ± 0.05	0.99 ± 0.04	1.01 ± 0.02
DLT	0.98 ± 0.04	0.98 ± 0.04	0.99 ± 0.03
RN	1.03 ± 0.08	1.01 ± 0.04	1.02 ± 0.05
LN	1.04 ± 0.07 *	1.02 ± 0.03 *	0.97 ± 0.05

Wilcoxon rank sum test
　＊p＜0.05　＊＊p＜0.01　＊＊＊p＜0.001（正常群との比較）
　＃p＜0.05　＃＃p＜0.01（非定型精神病との比較）

表5 初期分布像における2つの疾患群の ^{123}I-IMP の局所脳内集積比の相違

	精神分裂病 (N=16)	非定型精神病 (N=16)	ANOVA 群	幻聴	群×幻聴
Rcell	1.00 ± 0.07	1.01 ± 0.07	ns	ns	ns
Lcell	1.01 ± 0.07	1.01 ± 0.06	ns	ns	ns
RFt	0.86 ± 0.06	0.93 ± 0.06	**	ns	ns
LFt	0.87 ± 0.07	0.93 ± 0.04	**	ns	ns
RT	1.00 ± 0.07	1.03 ± 0.05	ns	ns	ns
LT	0.99 ± 0.05	0.97 ± 0.05	ns	ns	ns
RO	1.12 ± 0.07	1.10 ± 0.06	ns	ns	ns
LO	1.17 ± 0.07	1.12 ± 0.06	ns	ns	ns
RTH	1.02 ± 0.08	1.00 ± 0.04	ns	ns	ns
LTH	1.02 ± 0.05	0.99 ± 0.04	ns	ns	ns
URT	1.02 ± 0.05	1.02 ± 0.05	ns	ns	ns
DRT	0.90 ± 0.05	0.94 ± 0.06	ns	ns	ns
ULT	1.06 ± 0.06	1.05 ± 0.05	ns	ns	ns
DLT	0.89 ± 0.04	0.89 ± 0.04	ns	ns	ns
RN	1.04 ± 0.06	1.00 ± 0.05	ns	*	ns
LN	1.03 ± 0.06	1.03 ± 0.06	ns	ns	ns

ANOVA *p＜0.05 **p＜0.01

表6 後期分布像における2つの疾患群の ^{123}I-IMP の局所脳内集積比の相違

	精神分裂病 (N=16)	非定型精神病 (N=16)	ANOVA 群	幻聴	群×幻聴
Rcell	0.97 ± 0.07	0.98 ± 0.05	ns	ns	ns
Lcell	0.97 ± 0.07	0.94 ± 0.08	ns	ns	ns
RFt	0.92 ± 0.07	0.96 ± 0.05	ns	ns	ns
LFt	0.93 ± 0.03	0.99 ± 0.04	**	ns	ns
RT	1.01 ± 0.05	1.02 ± 0.04	ns	ns	ns
LT	1.01 ± 0.03	1.03 ± 0.04	ns	ns	ns
RO	1.03 ± 0.05	1.01 ± 0.03	ns	ns	ns
LO	1.01 ± 0.06	1.00 ± 0.05	ns	ns	ns
RTH	1.08 ± 0.04	1.05 ± 0.05	ns	ns	ns
LTH	1.05 ± 0.05	1.04 ± 0.07	ns	ns	ns
URT	0.99 ± 0.04	1.01 ± 0.04	ns	ns	ns
DRT	1.00 ± 0.04	0.98 ± 0.05	ns	ns	ns
ULT	1.00 ± 0.05	0.99 ± 0.04	ns	ns	ns
DLT	0.98 ± 0.04	0.98 ± 0.04	ns	ns	ns
RN	1.03 ± 0.08	1.01 ± 0.04	ns	ns	ns
LN	1.04 ± 0.07	1.02 ± 0.03	ns	ns	*

ANOVA *p＜0.05 **p＜0.01

表7 初期分布像における罹病期間および抗精神薬量との相関関係

	罹病期間			抗精神薬量		
	分裂病	非定型	全患者	分裂病	非定型	全患者
Rcell	ns	−0.50*	ns	ns	ns	ns
Lcell	ns	ns	ns	ns	ns	ns
RFt	ns	ns	ns	ns	ns	ns
LFt	ns	ns	ns	ns	ns	ns
RT	ns	ns	ns	ns	ns	ns
LT	ns	ns	ns	−0.60*	ns	ns
RO	ns	ns	ns	ns	ns	ns
LO	ns	ns	ns	ns	ns	ns
RTH	ns	ns	0.41*	ns	ns	ns
LTH	0.54*	ns	0.52*	ns	ns	ns
URT	ns	ns	ns	ns	ns	ns
DRT	ns	ns	ns	ns	ns	ns
ULT	ns	ns	ns	ns	ns	ns
DLT	ns	ns	ns	ns	ns	ns
RN	ns	ns	ns	ns	ns	ns
LN	ns	ns	ns	ns	ns	ns
罹病期間				ns	0.58*	0.37*

Spearman's correlation　＊p＜0.05

については，分裂病群では左視床領域に（r＝0.54，p＜0.05），非定型群では右小脳領域に（r＝−0.50），全患者群では左右視床領域に（r＝0.52，0.41）相関関係が認められた．そこで，罹病期間を5年以上とそれ未満に分けてANOVAを行ったが，罹病期間による有意差はみられず，前頭領域に認められた群間差としての有意差が確認された．服薬量については，分裂病群では左側頭領域に（r＝−0.60）相関関係がみられたが，非定型群および全患者群ではいずれのROI指標との相関も認められなかった．服薬量と罹病期間との間には，非定型群と全患者群に相関がみられた．検査時の年齢，発症年齢については，相関は全く認められなかった．

b．ROI指標による多変量解析

16個のROI指標を従属変数とする主成分分析を，全患者群と対照群の合計48名に対して行った．その結果は表8に示されているように，第4主成分までの累積寄与率が59％であり，そこまでの説明要因を考えると，第1主成分は基底核における集積増加と前頭集積低下をあらわしている．第2主成分は左後頭，小脳における集積低下と右側頭の集積増加を，第3主成分は前頭集積低下を，第4主成分は視床領域の集積増加を反映している．第1主成分と第3主成分を軸にした図3では，正常対照群が第1，第3主成分とも負方向に分布している．また，分裂病群は全体に第1，第3主成分とも正方向に分布している．非定型群については，分布上の特徴はとりわけ認められない．さらに，第2主成分と第4主成分を軸にした図4では，第2主成分を軸とした分布の方向性は各群ともみられないが，第4主成分については非定型群が負方向に分布する傾向がみられる．このように，主成分分析によれば，第1，第3，第4主成分を中心とした要因，すなわち前頭と基底核および視床領

表8 主成分分析（初期像）

	主成分1	主成分2	主成分3	主成分4
固有ベクトル				
Rcell	−0.26	−0.37	0.33	−0.14
Lcell	−0.25	−0.39	0.31	−0.18
RFt	−0.32	0.10	−0.46	−0.01
LFt	−0.36	0.10	−0.38	−0.13
RT	−0.16	0.41	0.03	−0.05
LT	−0.19	0.06	0.07	0.18
RO	0.33	−0.26	−0.39	0.14
LO	0.22	−0.43	−0.27	0.10
RTH	−0.07	0.12	0.08	0.60
LTH	0.03	0.16	0.35	0.50
URT	−0.04	0.22	0.05	−0.27
DRT	0.14	0.32	0.12	−0.36
ULT	0.13	−0.09	0.13	−0.16
DLT	0.24	0.23	−0.10	0.01
RN	0.42	0.05	0.02	−0.08
LN	0.37	0.08	0.18	−0.14
固有値	2.96	2.70	1.94	1.81
寄与率	0.18	0.17	0.12	0.11
累積寄与率	0.18	0.35	0.47	0.59

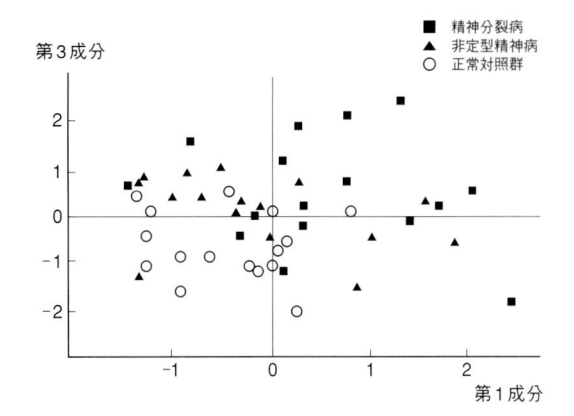

図3 主成分分析による散布図

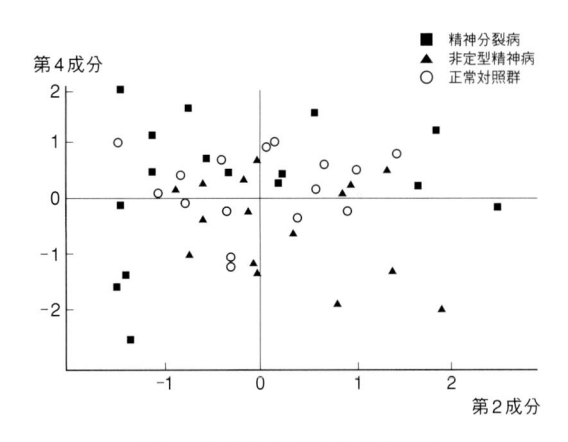

図4 主成分分析による散布図

域における集積状態が各群においてそれぞれ異なる分布様式を持っていることがわかる。

次に，主成分分析での説明要因に中心的寄与を持ったROI指標（RFt，LFt，RTH，LTH，RN，LN）を変数としてクラスター分析の最遠隣法を試みた。これは，クラスター間の類似度を，各クラスターに属する要素の対のうち，最も遠いもので定義するもので，48名を対象としたクラスター・デンドログラムを図5に示した。横軸に症例番号を付け，対照群を1～16，分裂病群を101～116，非定型群を201～216の数字に割り振った。縦軸をクラスター間の最遠距離とした．この最遠距離の水準を1.50とし，クラスターを包括すると4つのクラスターに分けられた。こうして分割されたグループを，クラスター1群から4群とし，グループを形成しない残遺群を5群とした。表9にクラスター1群から5群までの対照群および患者群の構成とROI指標の比較を示した。1群は，後頭領域の集積増加と側頭下部の低集積といった正常所見を示すグループで，対照群の56.3％が含まれ，非定型精神病や分裂病も数例みられる。2群では右視床領域の低集積がみられ，主に非定型精神病から構成され，非定型精神病群の半数がここに含まれている。3群は，左前頭領域の集積低下や両側視床および基底核領域の集積増加がみられる。ここには主に分裂病が含まれ，分裂病群の半数近くが属している。4群は，両側前頭領域の集積低下や左視床，両側基底核の高集積を示すグループで，ほぼ分裂病群から構成される。残遺群である5群は，両側視床領域の集積低下がみられ，主に

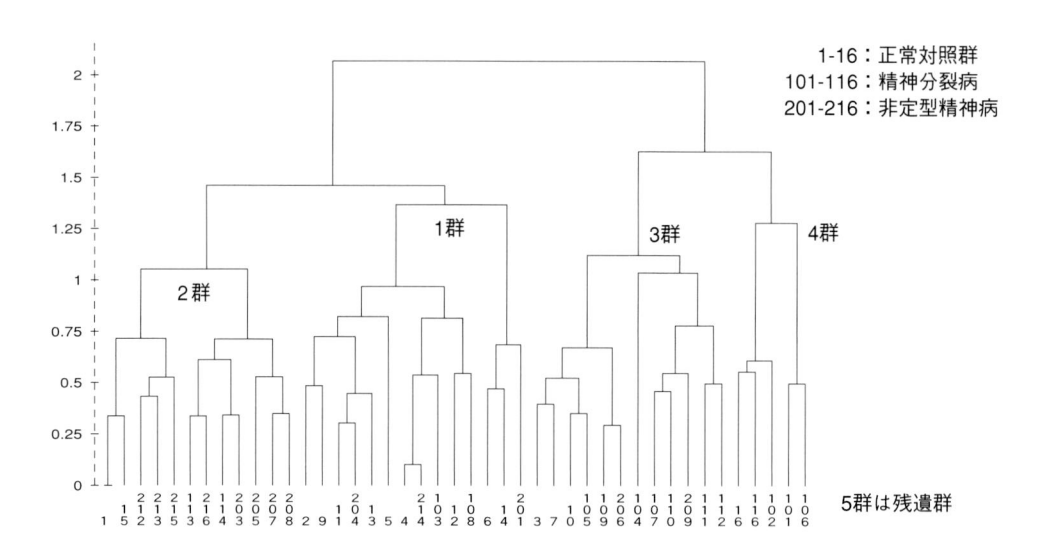

図5 クラスター分析による分類

凡例:
- 1-16：正常対照群
- 101-116：精神分裂病
- 201-216：非定型精神病
- 5群は残遺群

表9 初期分布像における5つのクラスター間の比較

	クラスター1 (N=14)	クラスター2 (N=12)	クラスター3 (N=12)	クラスター4 (N=5)	クラスター5 (N=5)
正常群	9	2	3	1	1
非定型精神病	3	8	2	0	3
精神分裂病	2	2	7	4	1
Rcell	1.01±0.07	0.98±0.07	0.99±0.07	1.00±0.12	1.01±0.06
Lcell	1.03±0.06	1.00±0.06	1.00±0.07	0.99±0.12	1.04±0.07
RFt	0.97±0.06	0.92±0.07	0.91±0.07	0.82±0.06	0.90±0.03
LFt	0.96±0.04	0.94±0.03	0.88±0.07	0.84±0.05	0.93±0.03
RT	1.00±0.04	1.02±0.05	1.02±0.07	0.98±0.05	1.00±0.07
LT	0.98±0.05	0.99±0.06	0.97±0.04	0.98±0.06	0.99±0.07
RO	1.12±0.05	1.12±0.05	1.10±0.08	1.11±0.04	1.11±0.10
LO	1.17±0.05	1.13±0.07	1.13±0.08	1.13±0.05	1.15±0.08
RTH	1.04±0.05	0.98±0.03	1.08±0.04	1.02±0.08	0.95±0.09
LTH	0.96±0.03	1.00±0.03	1.05±0.03	1.01±0.02	0.96±0.09
URT	1.02±0.06	1.02±0.04	1.03±0.05	1.00±0.07	1.06±0.03
DRT	0.88±0.03	0.93±0.06	0.90±0.07	0.95±0.02	0.94±0.07
ULT	1.04±0.05	1.04±0.06	1.04±0.04	1.10±0.06	1.03±0.05
DLT	0.87±0.04	0.89±0.04	0.87±0.05	0.90±0.05	0.88±0.02
RN	0.99±0.04	1.00±0.03	1.02±0.03	1.07±0.05	1.03±0.15
LN	0.96±0.03	1.05±0.04	1.02±0.04	1.09±0.03	1.03±0.09

非定型精神病から構成されていた。

このようなクラスターの構成をみると，非定型精神病が主として2群と5群に，分裂病は3群と4群に属する傾向が示された。

4. 考察

　周知のように，満田[1,2]は分裂病性精神病をその臨床症状と経過の特徴から定型分裂病と非定型精神病とに分類し，臨床遺伝学的研究に基づいて非定型精神病の疾病学的独立性を主張した。その臨床的特徴として，彼は定型分裂病がおおむね慢性且つ推進性に経過し，自閉的な生活態度をとり易い一方で，非定型精神病は発病が急激で，経過の多くは相性あるいは周期性を示し，予後は比較的良好であり，病像は意識，情動，精神運動性の障害が支配的で，活発な幻覚や妄想体験を伴った錯乱ないし夢幻様状態を呈することをあげている。こうした満田の記載に準じて，筆者らは精神分裂病性疾患を定型分裂病と非定型精神病とに類別し，CTやSPECTを用いた画像診断的研究を行っている。

　非定型精神病は，本研究の対象をみてもわかるように，近年盛んに使用されるようになった代表的な操作的診断基準，すなわちDSM-III-Rによって分類してみると，かなり幅のあるいくつかの診断に分かれている。このことは，非定型精神病の病像が極めて多彩であることを示しているが，非定型精神病が単に異質な疾患の集合にすぎないとの批判はあたらない。同じ病因を有しながら種々な精神症状を呈することは，症状性・器質性精神病には一般的にみられ，よく知られた事実である。今なお病因の不明な分裂病性精神病が，国や学派の相違によって概念的な混乱を示す状況において，信頼性と客観性を重視する操作的な診断が必要であることは認めざるを得ないが，その妥当性については論じるまでもないであろう。それが疾患単位を意味するとはいえず，今なお，分裂病研究はそれぞれの領域で，それぞれの学派が，自らの仮説を根気よく検証してゆく作業が必要であると思われる。

　さて，既に述べたように，非定型精神病の疾病学的独立性を求める研究には，満田の臨床遺伝学的研究を発端として，病前性格，内分泌学，また，脳波学的な研究などがある[8]。鳩谷（Hatotani N）[9]は周期性精神病の研究の中で，間脳—下垂体系の機能的低格性が，非定型精神病者の素質として存在することを推測し，福田（Fukuda T）ら[10]は電気けいれん療法（ES），メコリルテスト，脳波検査を用いて，非定型精神病群では自律神経系の不安定性と過剰反応性ならびに可逆性が特徴的であり，アウトクトン・ラビール（自生的不安定性）な体質とともにリアクティブ・ラビール（反応的不安定性）の一面を共有していると述べている。画像診断的には，浅野（Asano N）[11]が分裂病を異種性の観点から中核群と非定型群に分類し，気脳写を用いて脳の形態的差異を指摘している。林[4]もまたCTを用いた研究の中で，分裂病性疾患を多変量解析によってグループ分けし，分裂病性疾患が少なくとも定型と非定型の2群に分類され，両群が病因的に異なるいくつかの疾患群に類別される可能性を指摘した。筆者らもこうした立場から，局所脳血流画像を用いた研究を行っている。

　まず，予備的研究[12]として，IMP-SPECTを用いて精神分裂病における局所脳血流の所見を検討し，陰性症状を強く示す慢性分裂病者に前頭葉低活性（hypofrontality）と左側頭領域のIMP集積低下を認めた。次に，23名の内因性精神病患者を定型分裂病と非定型精神病とに類別し，IMP-SPECTを用いた研究を行った結果，前頭葉低活性が分裂病群に顕著にみられたものの，非定型群にはみられず，また非定型群に基底核領域の集積低下がみられた[5]。その際，ROI指標としての局所脳内集積比の算出には小脳比を用いたが，症例の中には小脳における低集積あるいは高集積を示す

ものも散見され，小脳比による比較には問題点を残していた．また，各群の比較において男女数の差があり，性差の影響を厳密に検討する必要もあった．

そこで，今回はさらに患者数を32名に増やし，性差の統計的検討を行うとともに，局所脳内集積比の検討を，小脳比から全脳平均比に変更した．さらにROIの設定を細かく行うために，水平断面と冠状断面の2方向で合計16ヵ所のROIを測定した．その際，前回設定された基底核領域は視床と基底核に分けられ，側頭領域も上方と下方に分けられた．

その結果，早期分布像において前頭葉低活性が分裂病群にみられ非定型群にみられないことが前回に引き続き確認された．非定型群に前回認められた右基底核領域の低集積については，今回細分して検討した結果，右視床領域に低集積が認められた．さらに基底核における高集積が分裂病群にみられたが，非定型群には認められなかった．後期分布像では，分裂病群に前頭葉低活性と基底核の高集積がどちらも左側に認められた．非定型群には前回は特に所見はみられなかったが，今回は右小脳と左基底核の高集積が認められた．

そこでこの両群間に認められたIMP集積所見の相違が，性差や服薬量などの他の因子の影響によるものかどうかについて検討した．

性差については，グール（Gur RE）ら[13]の^{133}Xeを用いた局所脳血流の研究で，女性の方が男性より高い脳血流を示したという報告がある．本研究では，ANOVAによる検討を行い男女間に有意の差は認められなかった．このことから，疾患群間の脳内集積に性の影響はほとんどないと考えられた．

罹病期間の影響については，佐川[14]は^{133}Xeを用いた分裂病者の局所脳血流の報告の中で，罹病期間の長い患者に前頭葉における低血流がみられる一方，基底核領域では相対的血流増加がみられたとしている．本研究の結果でも主に分裂病群において罹病期間と視床領域の集積増加に相関がみられたが，前頭領域の低集積との相関は認められなかった．これは対象が40歳以下に限定してあることから，一般に指摘されている高齢化による前頭領域の血流低下が除外されていると考えられる．

抗精神病薬による局所脳血流や脳代謝に対する影響としては，さまざまな報告がなされておりいまだ一定の結論には達していない．特に，前頭葉低活性に対しては，ベルマン（Berman KF）ら[15]やブーフスバウム（Buchsbaum MS）ら[16]，パウルマン（Paulman RG）ら[17]は影響がみられないとしているが，湯浅ら[18]や倉知ら[19]は服薬量との相関性を指摘し，松田（Matsuda H）ら[20]は前頭葉低活性の改善を報告している．また，基底核を中心とした局所脳血流や脳代謝の増加との関連については多くの報告[16,21]がある．しかし，薬物の違いにより集積変化に相違があるとの指摘[22]もあり，各報告については，薬物や症例，方法の相違をも考慮する必要がある．筆者らは前回，局所脳内集積化と服薬量との相関性がみられないことを報告し，今回も分裂病群で左側頭領域に負の相関がみられたほかは，いずれの部位にも相関関係は認められず，IMP集積に対する服薬量の影響はほとんどないと考えられた．それは，各症例の服薬量がクロルプロマジンに換算すると200mg以下のものが多く，比較的少量であったためとも考えられる．また，検査時の精神状態の差異が集積所見に影響を与えることも十分考えられる．既に幻聴を主としたいわゆる「陽性症状」との関連で，ノタルドナト（Notardonato H）ら[23]は尾状核と右側頭葉にIMPの高集積がみられた1症例を報告

し，刑部ら[24]は左側頭領域のIMP集積増加を指摘し，倉知ら[19]もそれを認めている。しかし，^{133}Xeによる局所脳血流[14]やPETを用いた糖代謝の検討[25]で，幻聴に関連した所見の得られなかったという報告もある。また，オコーネル（O'Connell RA）ら[26]は基底核のIMP高集積を，アンドリアセン（Andreasen N）[27]は基底核・辺縁系の高活性を，ムザレク（Musalek M）ら[28]はHMPAOで基底核・海馬領域の血流増加を示唆している。本研究では，非定型群と分裂病群の間に認められた基底核所見の有意差が，幻聴の有無を要因としている結果が得られ，幻聴と基底核領域の集積増加との間に何らかの関連がみられることが推察された。

「陰性症状」については，前頭葉低活性との関連を示唆する報告[18,19]が多くみられる。そこでは，この前頭葉低活性が必ずしも分裂病に認められるとは限らず，またうつ病にもみられるとの報告[29]もあり，この所見が分裂病に特異的なものかどうかの議論がある。しかし，本研究では前頭葉低活性が分裂病群にみられたが，非定型群には認められなかった。このことは，CT所見において分裂病群は大脳縦裂の開大を示すグループと側脳室の拡大を示すグループに分けられ，非定型群は大脳縦裂の開大所見を認めなかったとする林[4]の報告と極めてよく対応した所見と考えられる。

分裂病群にはいわゆる「陰性症状」が多く認められるために，前頭葉低活性と陰性症状との関連も検討しておく必要があろう。しかし，本研究における分裂病群の症例では幻聴など陽性症状も多く認められること，さらに非定型群でもまれならずこの陰性症状がみられることから，両者を単純に関連づけることはできない。確かに精神分裂病の診断に際して，筆者らはこの陰性症状を重視しており，そこには疾患特異的な症状も含まれていると考えている。しかし，操作的に陰性症状を評価するためアンドリアセンが使用した症状評価尺度（SANS）[30]は，その客観性をある程度認めるにしても，皮相・表面的であるといわざるを得ず，"陰性症状"と称される症状群は，さらに厳密な記述現象学的方法によって細分規定され，生物学的パラメーターとの関連が窺われる症状が取り出されるべきであろう。

ところで，IMP-SPECTの初期分布像についての大方の見解として，それが脳血流を反映するとされる一方，後期分布像ではIMPの停滞が脳組織の生存能力につながる非特異的結合能を示すことが指摘されており[31]，IMP低集積が器質的な変化を反映し，高集積がIMPと結合しやすい成分の増加あるいは親和性の亢進を疑わせる。このことから我々の結果をみれば，分裂病群では左側を中心とした前頭領域に比較的広範な器質的変化が疑われ，非定型群では右視床領域に機能的障害が示唆される。また，どちらの群においても幻聴という精神症状の発現に際して，左側を中心とした基底核領域に，IMP動態と関与する何らかの変化が生じるように思われる。

さて，画像診断を用いた精神分裂病性疾患の研究では，その所見によっていくつかの亜型に分類した報告がみられる。例えば，ボゲルツ（Bogerts B）ら[32]は，CTを用いて形態学的に分けた病型と精神病理学的症状との関連を示唆している。また，岸本（Kishimoto E）ら[33]は，PETを用いて両側前頭葉型，右頭頂葉型，左側頭葉型の3型に分類し，リドル（Liddle PF）ら[34]は局所脳血流と精神症状との相関性を分析して，左前頭前野背側部型と右前頭前野腹側部型，それに側頭葉内側部型の3型に分けている。また既に述べたように，林も多変量解析を用いて，頭部CTの特徴から分裂病性疾患を5つのグループに分けてそれぞれの特徴

を調べ，精神分裂病や非定型精神病という臨床診断との明快な対応を示している．筆者もまた，今回の報告で多変量解析を用いて，SPECT所見による分裂病性疾患の類別を行い，臨床診断との対応を検討している．

まず最初に，主成分分析によってその説明要因に中心的役割を果たすROI指標を明確にした上で，クラスター分析を行った．そして4つのクラスターと残遺群の5つのグループに分けられた．その結果，分裂病が3群と4群に多く分布しているが，正常対照群を主とした1群や他の群にも若干みられる．このことは分裂病自体がなお多くの疾患を含み，均質でない可能性を示しているのであろう．その中で中核群と考えられるものは3群と4群であるが，前頭領域の集積低下から前頭領域に主たる病変が存在する可能性が窺われる．

非定型精神病は2群に主として分布するが，5群にも多くみられる．特に2群では右視床領域の集積低下を特徴とし，この領域に主たる変化のあることがわかる．また，5群では両側視床領域の集積低下がみられる．このクラスター分析の結果は，非定型精神病が分裂病性精神病の中で独自の位置を占めることを示している．

5. まとめ

幻覚妄想などの精神病症状を有する内因性精神病患者32名と正常対照者16名にIMP-SPECTを施行し，次の結果を得た．
1) 定型分裂病では前頭領域にIMPの低集積がみられた．一方，非定型精神病では右視床領域の集積低下が認められた．
2) いずれの群にも，基底核領域に集積増加が認められたが，精神症状，とりわけ幻聴との関連が疑われた．
3) これらの所見に，性，罹病期間，服薬量の影響は認められなかった．
4) SPECTによるデータを用いたクラスター分析により全症例を5群に分けてみると，臨床診断によって類別した精神分裂病と非定型精神病とは，それぞれ異なったグループに集まる傾向が認められた．

これらの結果から，精神分裂病と非定型精神病とが病因を異にする疾患である可能性が推測された．

文　献

1) 満田久敏：精神分裂病の遺伝臨床的研究．精神経誌 46：298-362, 1942.
2) Mitsuda H (ed)：Clinical genetics in psychiatry. Problems in nosological classification. Igaku-Shoin, Tokyo, 1967.
3) 林　拓二，渡辺豊信，鬼頭　宏，他：精神分裂病と非定型精神病の頭部CT研究．愛知医大誌 16：171-185, 1988.
4) 林　拓二：非定型精神病のCT所見―多変量解析による検討―．愛知医大誌 17：609-625, 1989.
5) 林　拓二，須賀英道：精神分裂病と非定型精神病の^{123}I-IMP SPECT所見．精神医学 35：489-497, 1993.
6) American Psychiatric Association：Diagnostic and statistical manual of mental disorders. 3rd edition revised. American Psychiatric Association, Washington, DC, 1991.
7) 木下　潤：精神薬理学の進歩（上巻）．pp. 194, 吉富製薬，大阪, 1990.
8) 福田哲雄：非定型精神病 2. 疾病学的位置づけ．現代精神医学大系，12巻，pp. 129-156, 中山書店，東京, 1981.
9) Hatotani N：Nosological consideration of periodic psychoses. Neurobiology of periodic psychoses (ed) by Hatotani N & Nomura J, pp. 1-14, Igaku-Shoin, Tokyo, 1983.

10) Fukuda T & Matsuda Y : Comparative characteristics of the slow wave EEG autonomic function and clinical picture during and following EST in typical and atypical schizophrenia. Int Pharmacopsychiat. 3 : 13-41, 1967.

11) Asano N : Pneumoencephalographic study of schizophrenia. Clinical genetics in psychiatry (ed by Mitsuda H), pp. 209-219, Igaku-Shoin, Tokyo, 1967.

12) 須賀英道, 林 拓二, 可知敏明, 他：精神分裂病の^{123}I-IMP SPECT所見について. 愛知医大誌 18：515-521, 1990.

13) Gur RE & Gur RC : Gender differences in regional cerebral blood flow. Schizophr Bull, 16 : 247-254, 1990.

14) 佐川勝男：精神分裂病の局所脳血流分布についての研究. 山形医学 7：19-33, 1989.

15) Berman KF, Zec RF & Weinberger DR : Physiologic dysfunction of dorsolateral prefrontal cortex in schizophrenia. Arch Gen Psychiatry, 43 : 126-135, 1986.

16) Buchsbaum MS, Wu JC, DeLisi LE, et al. : Positron emission tomography studies of basal ganglia and somatosensory Cortex neuroleptic drug effects : differences between normal controls and Schizophrenic patients. Biol Psychiatry, 22 : 479-494, 1987.

17) Paulman RG, Devous MD, Gregory RR, et al. : Hypofrontality and cognitive impairment in schizophrenia : Dynamic Single photon tomography and neuropsychological assessment of schizophrenic brain function, Biol Psychiatry, 27 : 377-399, 1990.

18) 湯浅 悟, 葛野洋一, 角田雅彦, 他：精神分裂病のSPECT所見—臨床症状との関連と経時的変化—. 臨床精神医学 19：1840-1848, 1990.

19) 倉知正佳, 湯浅 悟, 鈴木道雄：精神分裂病と画像診断—局所脳血流を中心に—. 精神医学 32：609-617, 1990.

20) Matsuda H, Jibiki I, Kinuya K, et al. : Tc-99mHMPAO SPECT analysis of neuroleptic effects on regional brain function. Clin Nucl Med, 16 : 660-664, 1991.

21) Wolkin A, Jaeger J, Brodie JD, et al. : Persistencen of cerebral metabolic abnormalities in chronic schizophrenia as determined by positron emission tomography. Am J. Psychiatry, 142 : 564-571, 1985.

22) Wik G, Wiesel FA, Sjögren I, et al. : Effects of sulpiride and chlorpromazine on regional cerebral glucose metabolism in Schizophrenic patients as determined by positron emission tomography, Psychopharmacology, 97 : 309-318, 1989.

23) Notardonato H, Gonzalez-Avilez A, Van Heertum RL, et al. : The potential value of serial cerebral SPECT scanning in the evaluation of psychiatric illness. Clin Nucl Med, 14 : 319-322, 1989.

24) 刑部 侃, 松田博史, 久田欣一, 他：N-isopropyl-p-[^{123}I] iodoamphetamine (IMP) と Single photon emission computed tomography (SPECT) による幻聴についての所見. 精神経誌 90：334-358, 1988.

25) Buchsbaum MS, Ingvar DH, Kessler R, et al. : Cerebral glucography with positron tomography : use in normal subjects and in patients with schizophrenia. Arch Gen Psychiatry, 39 : 251-259, 1982.

26) O'Connell RA, Van Heertum RL, Billick SB, et al. : Single photon emission computed tomography (SPECT) with [^{123}I] IMP in the differential diagnosis of Psychiatric disorders, J Neuropsychiatry Clin Neurosci, 1 : 145-153, 1989.

27) Andreasen NC : Brain imaging : applications in psychiatry. Science, 239 : 1318-1388, 1988.

28) Musalek M, Podreka I, Walte H, et al. : Regional brain function in hallucinations : a study of regional cerebral bloodflow with 99m-Tc-HMPAO-SPECT in patients with auditory hallucinations, tactile hallucinations and normal controIs, Compr Psychiatry, 30 : 99-108, 1989.

29) Buchsbaum MS, DeLisi LE, Holcomb HH, et al. : Anteroposterior gradients in cerebral glucose use in schizophrenia and affective disorders. Arch Gen Psychiatry. 41 : 1159-1166, 1984.

30) Andreasen NC : Negative symptoms in Schizophrenia : Definition and reliability. Arch Gen Psychiatry, 39 : 784-788, 1982.

31) Moretti JL, Cinotti L, Cesaro P, et al. : Amines for brain tomoscintigraphy, Nucl Med Commun, 8 : 581-595, 1987.

32) Bogerts B, Wurthmann C und Piroth, HD : Hirnsubstanz defizit mit paralimbischem und limbischem

Schwerpunkt im CT Schizophrener, Nervenarzt, 58 : 97-106, 1987.
33) Kishimoto H, Kuwahara H, Ohno S, et al. : Three subtypes of chronic schizophrenia identified using 11C-glucose positron emission tomography. Psychiatry Res, 21 : 285-292, 1987.
34) Liddle PF, Friston KJ, Frith CD, et al. : Patterns of cerebral blood flow in Schizophrenia. Br J Psychiatry, 160 : 179-186, 1992.

（初出）　須賀英道：N-isopropyl-p[123I]iodoamphetamine（IMP）を用いたSingle Photon Emission Computed Tomography（SPECT）による非定型精神病の画像診断─定型分裂病との比較─．愛知医大誌 21：281-295，1993．

III. 精神分裂病と非定型精神病のMRI所見の相違について

はじめに

　精神分裂病（以下，分裂病と略）の生物学的研究にCTやSPECT，さらにはPETやMRIなどの画像診断的な方法が用いられるようになって以来，フーバー（Huber G）[1]が気脳写によって指摘した第3脳室の拡大所見や，ジョンストン（Johonstone EC）ら[2]が報告した側脳室の拡大所見などの他，大脳皮質の萎縮所見などが，その後，多くの研究者によってあらためて確認されている。しかし，このような所見は必ずしもすべての分裂病患者に認められるものではなく，画像所見上，全く異常を認めない症例も少なからず認められる。

　林ら[3〜5]は，分裂病性疾患が生物学的に均質な群ではなく，いくつかの群に分けられる可能性を考え，分裂病をひとまず，満田[6,7]に従って定型分裂病と非定型精神病とに分類し，2つの疾患の画像上の差異を検討した。まず最初に，CTを用いた研究[4]が行われ，側脳室や第三脳室の拡大，シルビウス裂や前大脳縦裂の開大が，定型分裂病において顕著に認められることを見いだした。このような所見は，非定型精神病では，さほど顕著なものではなかった。また，定型分裂病では，罹病期間と各CT所見との間に相関を認めなかったが，非定型精神病ではシルビウス裂の所見と罹病期間との間に有意の相関を認め，非定型精神病の形態学的異常が進行性の過程を有する可能性が疑われた。

　続いて行われたSPECTによる研究[5,8]では，定型分裂病の前頭葉に ^{123}I-IMPの集積低下が認められ，一方，非定型精神病では右視床領域にIMPの集積低下が認められた。このように，林らが行ってきた画像研究は，両疾患が病因的に異なる可能性を極めて強く示唆している。

　本研究は，CTよりもさらに鮮明なMRI画像を用いて，分裂病性疾患の脳の形態学的変化を研究するとともに，分裂病性疾患を分裂病と非定型精神病に類別することの妥当性を検討することである。そのために，まず，臨床的に分類された2つの疾患のMRI所見の差異を比較し，次に，全ての症例をMRIの所見のみによっていくつかのグループに分類し，いかなるグループにどのような臨床診断を有する患者が属するかを検討した。

1. 対象

　研究の対象は，愛知医科大学精神科において，幻覚や妄想，あるいは奇異な行動異常のために通院あるいは入院治療を行っている分裂病患者と非定型精神病患者，それに正常対照群のボランティア，各々15例（男性11名，女性4名）である。対象者にはそれぞれ検査の目的とその内容を説明し，その同意を得ている。患者群は，40歳以下の

表1 両患者群のICD-10による分類

ICD-10診断	非定型精神病 男性	非定型精神病 女性	定型分裂病 男性	定型分裂病 女性
精神分裂病性障害	11	4	6	0
分裂病型障害	0	0	0	0
急性一過性精神病性障害	0	0	3	2
分裂感情障害	0	0	1	2
その他の非器質性障害	0	0	1	0
合計	11	4	11	4

表2 患者群間の臨床統計学的比較

	精神分裂病 N＝15	非定型精神病 N＝15
年齢	27.0±5.7	28.9±7.0
発症年齢	21.6±5.0	21.9±6.0
性（男性：女性）	11：4	11：4
家族負因（%）	40.0%	53.3%
（一級親族）	(15.3%)	(40.0%)
結婚（%）	13.3%	40.0%
罹病期間（年）	5.4±4.6	7.9±5.4
入院回数	1.9±1.5*	3.8±2.4
服薬量（mg）（クロルプロマジン換算)	920.8±610.0	638.8±425.5

Mean±SD　　two-tailed t-test：* $p < 0.05$

者を選択し，アルコールや薬物の依存歴が最近1年間ないこと，脳器質疾患を有しないこと，あるいはECT治療歴がないこと，また意識障害を伴う頭部外傷の既往のないことを条件とした。

分裂病は，一般的に慢性あるいは推進性に経過し，なんらかの人格水準の低下を来すと考えられる。一方，非定型精神病は急性に発症し，意識の変容を来すことが多く，周期性あるいは相性の経過をたどり，予後は概ね良好であるとされる。しかし国際分類であるICD-10[9]による操作的診断基準では，非定型精神病のような急性精神病でも，分裂病症状が1ヵ月以上持続すると分裂病と診断されている。本研究における症例をICD-10で再診断すると，分裂病は，ICD-10でも全例が分裂病と診断されるが，非定型精神病は6名が分裂病と診断され，5名が急性一過性精神病，3名が分裂感情障害，そして1名は他の非器質性精神病性障害と診断された（表1）。

この2つの患者群の臨床的特徴をみると，再発する傾向が多い非定型精神病は入院回数が多く，分裂病と比べて有意の差が認められた。結婚歴及び第一級親族の家族負因では非定型精神病に多い傾向がみられ，罹病期間も非定型精神病の方が分裂病と比べ若干長い傾向を示している。しかし，年齢，発症年齢，性別に差は認められなかった。服薬量は，クロルプロマジン量に換算したもので120-2170mgと幅がみられたが，両群に有意の差は認められなかった（表2）。

2. 方法

MRIによる撮像には，GE社のSIGNA（1.5T）が用いられた。測定に使用した画像は，IR法のT1強調画像（TR＝1800msec，TE＝13msec，TI＝700msec，FOV＝22×22，Matrix size＝256×192，NEX＝1）であり，両側海馬に平行な平面に垂直な冠状断面像を求め，スライス幅を3mmとして，各56枚のスライスを得た。

ここで得られた画像データは，光磁気ディスクによってPower Macintosh（8600/250）に転送し，画像解析ソフト（INH-image）によって，各スライスごとに面積が測定された。計測した部位は，全大脳，前頭部領域，側頭部領域，海馬領域，海馬傍回，側脳室，第3脳室であり，以下の基準で計測を行った。

全大脳は，冠状断面上の大脳の全スライスが測定された。スライスの平均枚数は約53枚であった。

前頭部領域は，前頭極が最初に出現するスライスから最初に脳梁膝が見え始めるスライスまでとした。

側頭部領域は，側頭極が最初に出現するスライスから視床枕が明瞭に見えるスライスまでとした。

海馬は扁桃体との間の移行部位を明確に判別することが困難であるため，その後半部分，すなわち，乳頭体が描出されるスライスから視床枕が明瞭に見えるスライスまでを計測した。ここには，海馬白板や歯状回，それに海馬台が含まれている。海馬傍回もまた同じスライスを使用して測定した。

側脳室は，前角・後角・下角・体部に細分化した。側脳室前角は，Monro孔が最初に見えるスライスで体部から分けられた。後角と下角は視床枕が明瞭に見えるスライスを境界とした。

第三脳室は，視交差陥凹から後交連が見えるスライスまでを計測した。

ここで得られた各測定値は積分されて体積値が求められた。そして，海馬，海馬傍回，第3脳室は全脳との比，側脳室前角は前頭部との比，側脳室下角は側頭部との比が計算され，統計的な比較が行われた。

第三脳室の測定はA医師，それ以外の部位を筆者が患者の臨床データをブラインドにしたまま測定した。このうち，5例において，Pearsonの相関係数を用いた測定者内一致率を求めたところ，第三脳室が0.970，全大脳が0.995と高い値を得た。また，測定者間一致率も，第三脳室が0.947，全大脳が0.996と高い値を得られた。

2つの患者群の臨床特徴は，χ^2テストあるいは両側性のtテストによって検定された。3つの対象群間のMRI計測指数の差異は，多変量分散分析（MANOVA）を使用して，性差すなわち男対女，左右差すなわち右半球対左半球の効果が解析された。分散分析により有意の差がみられた際には，群間差の検定として，症例数が等しく，かつ，正規分布しているためにFisherの最小有意差テスト（PLSD）が使用された。さらに，各パラメーターの相関にはSpearmanの相関係数が用いられた。MRI指数による症例の分類には，最遠隣法によるクラスター分析が行われた。これらの統計的検討には，パソコン用のソフトであるSPSSが用いられた。

3. 結果

視察による形態的異常としてベルガ腔がコントロール群に1名と，非定型精神病群に2名認められた。また透明中隔腔は，コントロール群と非定型精神病群に7名，分裂病群の12名に認められた。

2つの患者群とコントロール群の脳体積データが**表3，4**に示されている。まず，疾患群を要因として，二元配置分散分析を行ったが，両側の海馬，側脳室下角，第三脳室において群間に有意な差が認められた。しかし，性に関しては，第三脳室以外のパラメーターでは明らかな効果は認められなかった。

Fisherの最小有意差の検定によると，分裂病と非定型精神病は，コントロール群に比較して両側海馬で有意の体積減少が認められたが，両患者群間では有意の差は認められなかった。

脳室に関しては，対照群と比較して分裂病の第三脳室と側脳室下角が有意に拡大していた。しかし，非定型精神病ではこれらの所見は認められなかった。左側脳室下角では，分裂病と非定型精神病との間に有意の差が認められた（**図1**）。

表3　MRIによる両患者群と正常群の脳体積の相違

	定型分裂病 N=15	非定型精神病 N=15	正常対照群 N=15	ANOVA F	P
前頭部（×100）					
右／全脳	6.00±0.77	6.01±0.66	6.19±0.62	0.394	0.677
左／全脳	5.69±0.81	5.95±0.78	5.90±0.66	0.444	0.644
側頭部（×100）					
右／全脳	7.63±0.76	7.34±0.66	7.51±0.82	0.381	0.686
左／全脳	7.11±0.42	7.22±0.60	7.06±0.67	0.424	0.658
海馬（×100）					
右／全脳	0.266±0.058*	0.263±0.066*	0.315±0.066	3.236	0.049
左／全脳	0.249±0.055*	0.241±0.066*	0.301±0.062	4.281	0.020
海馬傍回（×100）					
右／全脳	0.320±0.057	0.301±0.058	0.353±0.091	1.857	0.169
左／全脳	0.318±0.061	0.302±0.055*	0.352±0.067	2.456	0.098

Mean±SD　Fisher's PLSD test　*$p<0.05$（対照群との比較）

表4　MRIによる両患者群と正常群の脳室容積の相違

	定型分裂病 N=15	非定型精神病 N=15	正常対照群 N=15	ANOVA F	P
側脳室（×100）					
右／脳	0.662±0.266	0.638±0.292	0.645±0.212	0.019	0.981
左／全脳	0.868±0.452	0.722±0.330	0.732±0.282	0.669	0.518
VBR	1.530.68	1.360.62	1.370.45	0.317	0.730
右前角／全脳	1.57±0.58	1.54±0.65	1.37±0.55	0.509	0.605
左前角／全脳	2.03±0.99*	1.64±0.65	1.51±0.55	1.837	0.172
右下角／全脳	0.654±0.517*	0.455±0.224#	0.325±0.160	3.365	0.044
左下角／全脳	0.819±0.688*	0.422±0.278	0.440±0.304	3.250	0.049
第三脳室（×100）	0.166±0.065	0.137±0.057	0.109±0.050	3.584	0.037

Mean±SD　Fisher's PLSD test
　*$p<0.05$（正常群との比較）　#$p<0.05$（分裂病との比較）

　海馬のスライス枚数（コントロール群：10.2枚，精神分裂病：9.9枚，非定型精神病：9.6枚）と海馬体積との関係を検定するために，海馬のスライス数を共変量とした分散分析を行ったが，3つのグループ間に有意の差は認めなかった。

　左右差は，海馬，側脳室前角，側脳室下角において顕著に認められたが，繰り返しのある分散分析を行ったところ，群間と左右差の間に交互作用は認められなかった。このことは，左側の所見が患者群にとりわけ顕著であるとはいえないことを示している。

　MRI指数と罹病期間との間の相関をみると，精神分裂病と同じく非定型精神病においても有意な相関関係を認めなかった（**表5**）。

　全ての患者のデータで各パラメータの相関関係を検討すると，両側の海馬は，他のMRIパラメーターとの相関を認めなかった。第三脳室は，両側海馬を除くパラメーターと有意の相関を認めた

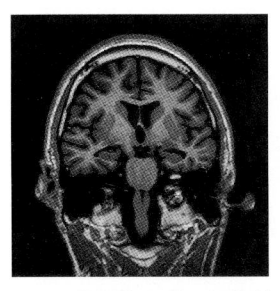

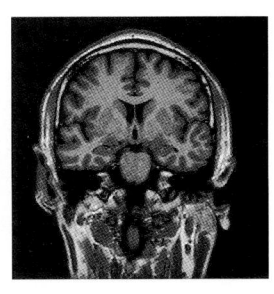

図1 乳頭体を通る冠状断
左：K.K. 23歳，男性．精神分裂病．22歳時発症．被害関係妄想，幻聴等が認められ，無為自閉傾向が顕著．
右：T.M. 37歳，男性．非定型精神病．26歳時発症．以降，幻覚妄想状態・亜昏迷・躁状態の再燃・寛解を繰り返す．
分裂病例は，罹病期間が短いにもかかわらず，非定型精神病例に比例して，側脳室，第三脳室が大きく，海馬も小さい．

（表6）。

これまで，我々は臨床症状から分裂病性疾患を定型分裂病と非定型精神病に分類し，その画像所見の相違を検討してきたが，今度は，逆に，画像所見から症例を分類し，臨床診断の妥当性を検討した。すなわち，MRIの各指標のみに基づいたクラスター分析を行い，得られた5つのクラスターに，どのような臨床診断を有する症例が属するかを検討してみた。図2はこのクラスター分析による樹形図である。ここで，グループVに属する最も右側の2名は，一卵性双生児の破瓜型分裂病の患者であった。

表6は，クラスター分析によって5つに分類されたグループ（I～V）を示しているが，グルー

表5 患者群のMRI指数と罹病期間との相関

罹病期間	右海馬	左海馬	右前頭部	左前頭部	右側頭部	左側頭部	第三脳室
精神分裂病群	ns	ns	ns	ns	ns	ns	ns
非定型精神病群	ns	ns	ns	ns	ns	ns	ns

Ns： 有意差なし

表6 全患者における各MRI指数間の相関関係

	I群 (N=16)	II群 (N=8)	III群 (N=14)	IV+V群 (N=7)
定型分裂病	5	2	3	5
非定型精神病	4	2	7	2
正常対照群	7	4	4	0
右海馬／全脳	0.296 ± 0.054	0.324 ± 0.055	0.253 ± 0.052	0.254 ± 0.100
左海馬／全脳	0.279 ± 0.060	0.297 ± 0.059	0.236 ± 0.053	0.243 ± 0.090
右前角／前頭部	0.935 ± 0.189	1.778 ± 0.363	1.497 ± 0.279	2.424 ± 0.472
左前角／前頭部	1.012 ± 0.211	1.871 ± 0.400	1.658 ± 0.279	3.198 ± 0.312
右下角／側頭部	0.303 ± 0.141	0.560 ± 0.158	0.375 ± 0.159	1.017 ± 0.591
左下角／側頭部	0.344 ± 0.163	0.811 ± 0.305	0.331 ± 0.173	1.266 ± 0.753
第三脳室／全脳	0.111 ± 0.042	0.173 ± 0.042	0.116 ± 0.049	0.211 ± 0.069

Mean ± SD

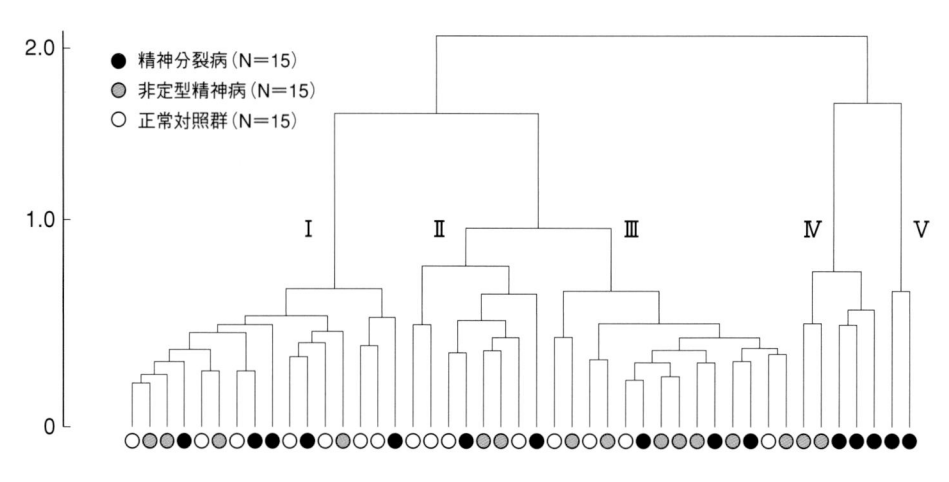

図2　MRIの指数に基づくクラスター分析結果

プⅣとⅤとは少人数のため，便宜的に同一群として分類した。ここで明らかなように，分裂病にしろ非定型精神病にしろ，その分布は各グループにまたがっているものの，グループⅠとⅡにはコントロール群が多く，グループⅢには非定型精神病が，グループⅣとⅤには分裂病が多く分布する傾向が認められた。

4. 考察

a. 海馬の所見

分裂病のCT研究によって，脳室の拡大や脳表の萎縮所見が多くの研究者によって報告されてきたが，ボゲルツ（Bogerts B）ら[10]は，前頭葉や側頭葉の新皮質は辺縁系と密接な関連があり，脳室周囲構造もまた広義の辺縁系に属すことから，大脳辺縁系の中心的な構造である海馬，扁桃核，嗅内野の神経病理学的な変化が分裂病に認められる可能性を推定した。そして，死後脳の研究[11]において，淡蒼球体積の減少のほかに，扁桃核，海馬や海馬傍回の大脳辺縁系，および第3脳室近傍の脳室周囲核の体積が，正常群に較べ著しく減少していることを報告した。さらに，海馬の錐体細胞の減少[12]や，左の海馬傍回の皮質が減少している[13]ことなどが報告され，海馬傍回にある嗅内野の細胞構築的異常[14]を指摘する報告も見られる。ファルカイ（Falkai P）ら[15]は，嗅内野の体積の減少を報告し，さらに神経細胞が著明に減少しているものの，グリア細胞の増加は認められなかったと報告している。グリア細胞の増殖は通常，成人脳の病的過程に見られることから，彼らは，分裂病の側頭葉内側面の構造的変化は胎生期の発達性障害であると仮定している。このような神経病理学的所見は，MRIを用いた比較的多数の症例による研究からも確認されるようになり，ベッカー（Becker T）ら[16]の他にも，多くの研究者によってその結果が報告されている[17]。

筆者らもまた，以前にMRIを用いて海馬の面積測定を行ったが[18]，分裂病や非定型精神病における海馬面積の減少所見は認められなかった。そこで，本研究では海馬の体積測定を行ったところ，コントロール群と較べて両患者群に有意の体積減少を認めた。これは，前後に細長い構造を持つ海

馬では，横断面像のみでは有意の差が捉えられなかったからと考えられる。また，本研究では海馬の後半部の体積を測定しており，乳頭体の見える断面を使用した前回の面積測定は，今回の測定の最前部にあたっている。これは，ボゲルツら[19]が指摘するように，海馬の所見は後半部に顕著に認められるのかもしれない。彼らは，分裂病の海馬は横断面での面積に変化を認めず，前後方向への発達が不十分である可能性を指摘しているが，我が国の福迫ら[20]も同じ見解を発表している。

しかし，このような所見はすべての分裂病性疾患に認められる所見なのだろうか。海馬体積の減少所見は，分裂病と非定型精神病との間に有意の差を認めなかったものの，海馬のスライス枚数と体積との関係を調べたところ，非定型精神病ではスライスの枚数が少なくなっており，スライスの枚数が体積の差に影響し，前後の長さが減少していることが示唆されている。しかし，分裂病では，スライスの枚数は対照群とほぼ同じであり，スライスの枚数の影響は認められなかった。このように，海馬の萎縮の様式を見ると，分裂病と非定型精神病では若干の差異があるようにも思われる。

b．脳室の拡大所見

脳室拡大所見は，これまでも多くの報告で認められたものである。しかし，すべての症例にこのような所見が認められるのではない。これは，分裂病とされる疾患の多様性に起因するものと思われる。林ら[4]のCT研究では，分裂病性疾患が分裂病と非定型精神病に分類され，非定型精神病では脳室拡大が認められないものの，分裂病に顕著な拡大所見が認められたと報告されている。本研究においても，分裂病性疾患が2つの患者群に分けられて検討され，CT研究とほぼ同じ結果が得られた。すなわち，分裂病には顕著な脳室拡大が認められたが，非定型精神病ではこのような所見は認められなかった。とりわけ，左側の側脳室下角には，分裂病と非定型精神病との間に有意の差が認められた。しかし，左右差に関する統計的な検討では，左側の脳室拡大所見がとりわけ分裂病において有意に大きいとは言えなかった。

第3脳室や側脳室の拡大所見と海馬所見との相関を調べると，これらの所見は互いに相関しなかった。海馬の所見が分裂病にしろ，非定型精神病にしろ，この両疾患に共通に認められることは，分裂病性疾患の中心的所見として，海馬の病変を推定することも可能であろう。しかし，海馬と脳室所見に相関が認められないことは，これらは互いに独立した所見と考えられる。この点で，脳室拡大を示さなかった非定型精神病はともかくとして，脳室拡大と海馬体積の減少をともに示す分裂病が，主として脳室拡大を示すグループと，主として海馬体積の減少を示すグループとに分けられる可能性は十分に考えられる。HayashiらのCT研究では，脳室拡大が顕著であった分裂病が，前頭葉を主たる病変とする一群と，左側頭葉を主たる所見とする一群に分類される可能性が検討されているが，本研究の結果は，分裂病の亜型分類にはさらに多くの要因を考慮する必要があることを示唆している。

c．前頭葉の所見について

分裂病の中核症状である感情の平板化，意欲・発動性減弱，思考の平板化等の陰性症状は，前頭葉損傷患者の自発性や意欲の低下，感情鈍麻等の症状と酷似しており，クレペリン（Kreapelin E）以来，前頭葉は分裂病を理解する上での重要な部位と考えられてきた。そのため，これまでも分裂病の画像研究において，多くの研究者が前頭葉領域に注目してきた。中でも，前頭部における脳血

流の低下所見を報告したイングバー（Ingvar DH）ら[21]の報告が有名である。この所見は前頭葉低活性（hypofrontality）として，その後，PETやSPECTによる追試が行われ，分裂病における重要な所見と考えられてきた。須賀ら[8]もまた，SPECTを用いた局所脳血流の研究により，分裂病患者の前頭葉に有意の血流低下を認めている。ちなみに，彼らは非定型精神病の視床領域に血流の低下を認め，両疾患の脳の機能的な差異について考察している。

前頭葉の形態学的な研究もCTやMRIを用いて行われ，これまでにも多くの報告がなされている。林らは，CT研究により分裂病の前大脳縦裂が正常群と比べて有意に開大していることを認めたが，非定型精神病にそのような所見を認めなかった。アンドレアセン（Andreasen NC）ら[22]は，MRIによって分裂病患者の前頭葉面積が有意に小さいと報告している。彼女ら[23]は，さらに前頭葉の体積の測定を行い同じ結果を得ているが，さらに視床の体積減少を報告し[24]，分裂病の病因として，前頭葉と視床―皮質系を含む複雑な回路系に生じた障害の可能性を示唆している。ベネ（Bene FM）ら[25]は，分裂病の死後脳の研究で，前頭前野や帯状回皮質の神経細胞数の減少を報告したが，その後も前頭前野の神経細胞密度の異常は，セレモン（Selemon LD）ら[26]やアクバリアン（Akbarian S）ら[27]によって報告されている。たしかに，前頭前野や帯状回は辺縁系あるいは辺縁系関連領野に属する皮質であり，海馬など辺縁系中心構造と密接な関連を有することから，これら含めて統一的に考えられる一群の疾患が存在する可能性は充分考えられる。

本研究では，前頭葉領域の体積を測定したが，この領域の体積減少の所見は，分裂病群においても確認できなかった。この結果は，測定部位が広い範囲であり，特定の部位に限定されなかったことに起因するかも知れず，また，前頭葉の形態学的変化自体がさほど顕著なものではないからかも知れない。おそらく前頭葉の所見は主として機能的なものであり，SPECTやPETでこそ明確に捉えられる所見なのであろう。

d．分裂病性疾患の異種性について

近年の分裂病研究は，ICD-10やDSM-Ⅳなどの操作的診断を使用することが多く，分裂病の診断名のもとに，なお多くの疾患が包含されているように思われる。このことは，脳の画像研究においても，すべての分裂病症例に形態学的あるいは機能的な所見が認められるわけではなく，もし認められたとしても，その所見は多様であって，さらにそれぞれの所見が相関関係を示さないことが多いことからも明らかであろう。分裂病研究においては，まずその異種性を認め，多様な病因を考慮することがまず必要なことのように思われる。岸本ら[28]は，DSM-Ⅲで分裂病と診断された患者にPETを施行し，分裂病とされる疾病は単一の疾患ではなく，傷害されている脳の部位は様々であり，両側前頭葉が傷害されて陰性症状を顕著に示すもの，右頭頂葉が傷害されて幻覚妄想などの陽性症状を活発に示すもの，それに左側頭葉が傷害されて，幻覚妄想をもつがある程度の病識を示すものの3型に分けられると報告している。ボゲルツら[10]もまたCT研究に基づいて，分裂病者の脳の各部位の変化が相関しないことから，傷害が仮定される部位に従って分裂病が3つの亜型に分けられる可能性を考えている。林ら[4,8]もまた，CTやSPECTのデータを用いてクラスター分析を行い，分裂病性疾患を5つの亜型に分類したが，臨床診断との関連を考慮すると，満田が示唆したように，現時点では分裂病性疾患を分裂病と非定型

精神病とに分けておくのが妥当であろうと結論している。

本研究では，脳室拡大所見は分裂病に認められるものの，非定型精神病には見られなかった。さらに，非定型精神病には遺伝負因が多く認められることは，両疾患の間に病因的な差異があることを示唆しているように思われる。スダー（Suddath RL）ら[29]は，15組の一卵性双生児分裂病不一致例について検討し，分裂病罹患者を非罹患の相手と比較したとき，側脳室が有意に拡大していたと報告している。この事実は，脳の形態学的変化は遺伝子によってのみ規定されるものではなく，周産期における微細な環境的変化が強く関与していると考える所見なのであろう。ステーバー（Stöber, G）ら[30]は，分裂病者の母親が，妊娠中期にインフルエンザなどに感染している率が高く，このような患者はさらに産科的合併症を起こし易いことを報告している。そして，この場合の分裂病は定型的なものであって，レオンハルト（Leonhard K）[31]によれば系統性分裂病（systematishe Schizophrenie）であることが多いとしている。フランツェック（Franzek E）ら[32]もまた，この系統性分裂病は，双生児の一致例が認められず，発病者に出産時の合併症が多く出現するが，一方，非系統性分裂病（unsystematishe Schizophrenie）では双生児の一致率が高く，遺伝の関与が強く疑われると報告している。この「系統性」分裂病は，満田による「定型」分裂病と概ね対応しており，分裂病を病因的な観点から類別しうる可能性が示されている。なお，本研究では1組の一卵性双生児一致例が含まれているが，この症例は臨床的には分裂病の破瓜型，すなわち定型分裂病であった。しかし，両名とも脳室拡大所見を示したことは，これらが遺伝的要因に基づくというよりも，出生時の同一の環境の影響と考えられるのかも知れない。

e．MRI所見は静止性か，進行性か

林ら[4]は，分裂病性精神病のCT所見と罹病期間との相関を調べ，定型分裂病のCT所見は疾患の経過によっても変化しないが，非定型精神病では疾患の過程とともに顕著となる可能性を指摘している。しかし，今回のMRI研究においては，この林の指摘を裏づける所見は得られなかった。

しかし，MRIを用いた近年の画像診断学的研究は，その所見が進行性か否かをめぐって，分裂病性疾患がいくつかの亜型に類別されうる可能性を示唆する報告が散見されるようになっている。ウッズ（Woods BT）ら[33]は，慢性の分裂病患者のMRIにおいて，前頭領域の頭蓋内容積の減少と，側頭葉を中心にした脳組織と頭蓋内容積との比の減少を認め，前者は脳の成長が完了する前の出産前や周産期に生じ，後者の所見は脳の容積が最大に達した後に生じる可能性を指摘している。このような所見は，2つの過程が別個に生じるのか，あるいは連続的な過程と考えられるかが問題となるが，慢性分裂病自体が病因を異にする，少なくとも2つの疾患から構成されると考えてもよい所見なのかも知れない。デリージ（DeLisi LE）ら[34]は，50人の分裂病患者の初発エピソードから4年間の前方視的追跡研究を行い，疾患の経過によるMRI所見の変化率を正常対照群と比較検討している。そして，左右の脳や小脳の体積，左側の脳室容積，それに脳梁峡部の面積の変化率に有意の差が認められると報告し，分裂病の過程が発症後もなお数年間は持続するかも知れないとしている。この報告を見ると，著者らは言及していないものの，分裂病患者群のMRI変化率が正規分布ではなく，2峰性を示すようにも見え，対象の分裂病症例が2群に分けられる可能性が推測される。

ネール（Nair TR）ら[35]の報告では，対象が18名のDSM-IVによる分裂病様障害患者であるが，デリージらの報告よりも明確な2峰性を示している。すなわち，彼らは，2～3年後に再度MRI検査を行って脳室の年間拡大率を求め，この脳室拡大率が患者群で2つの群に分かれることを見いだし，脳室拡大率の顕著なグループには分裂感情障害が散見される。DSM-IVの分裂感情病は，満田の非定型精神病にほぼ包含されることから，この報告は，非定型精神病と分裂病との差異を明らかにするかもしれないものとして興味深いものである。

このように，MRI研究でもまた，横断的研究のみならず，縦断的な研究がきわめて重要であり[36]，分裂病性疾患の異種性を証明するためにも，今後はさらに長期的な経過研究が必要となるであろう。

おわりに

分裂病性精神病を満田の分類に従って，定型分裂病と非定型精神病に類別し，MRIの画像上で，全大脳，前頭部領域，側頭部領域，海馬，海馬傍回，側脳室，第三脳室の体積を計測し，コントロール群との比較を行った。その結果は，以下の通りである。

1) 海馬の体積については，コントロール群に比較して両疾患群とも有意な体積減少が認められた。しかし，分裂病と非定型精神病の間には，有意の差は認められなかった。
2) 脳室の所見については，分裂病が非定型精神病より顕著な拡大傾向を示し，とりわけ左側の側脳室下角では，両群間に有意の差を認めた。
3) 海馬所見と脳室の所見の間には相関が認められなかった。

MRIの各指標に基づくクラスター分析の結果，全症例は5つのクラスターに分類された。これらの群に属する症例をみると，分裂病と非定型精神病は，異なるグループに分布する傾向が示された。しかし，分裂病にしろ非定型精神病にしろ，その分布はなお多様であり，さらに多くの亜型に分類される可能性が示された。

文　献

1) Huber G : Pneumoencephalographische und psychopatholgische Bilder bei endogenen Psychosen. Berlin : Springer international, 1957.
2) Johnstone EC, Crow TJ, Frith CD, Husband J, Kreel L : Cerebral ventricular size and cognitive impairment in chronic schizophrenia. Lancet ii ; 924-926, 1976.
3) Hayashi T, Kitou H, Kachi T, Suga H, Ohara M : Multivariate analyses of brain imaging data from typical and atypical schizophrenic psychoses. In : Racagni G, Burunello N, Fukuda T (eds) Biological psychiatry. vol. 1 Amsterdam : Elsevier ; 452-464, 1991.
4) Hayashi T, Watanabe T, Kitoh H, Sekine T : Multivariate analyses of CT findings in typical schizophrenia and atypical psychosis. Jpn. J. Psychiatry Neurol 46 : 699-709, 1992.
5) Hayashi T, Suga H : ^{123}I-IMP-SPECT studies in typical schizophrenia and atypical psychosis. Neurol. Psychiatr and Brain Research 1 : 136-142, 1993.
6) 満田久敏：精神分裂病の遺伝臨床的研究．精神経誌 46 : 298-362, 1942.
7) Mitsuda H : Clinical Genetics in Psychiatry : Problems in nosological classification. Tokyo : Igaku-Shoin, 1967.
8) Suga H, Hayashi T, Ohara M : Single Photon Emission Computed Tomography (SPECT) findings using N-isopropyl-p-[123I] iodoamphetamine (IMP) in schizophrenia and atypical psychosis. Jpn J Psychiatry Neurol 48 : 833-848, 1994.
9) World Health Organization, The ICD-10 Classification of Mental and Behavioural Disorders : Clinical

descriptions and diagnostic guidelines. Geneva, WHO, 1989.
10) Bogerts B, Wurthmann C, Piroth HD : Hirnsubstanzdefizit mit paralimbischem und limbischem Schwerpunkt im CT Schizophrener. Nervenarzt 58 : 97-106, 1987.
11) Bogerts B, Meertz E, Schonfeld-Bausch R : Basalganglia and limbic system pathology in schizophrenia. Arch Gen Psychiat 42 : 784-791, 1985.
12) Falkai P, Bogerts B : Cellloss in the hippocampus of schizophrenics. Eur Arch Psychiat Neurol Sci 236 : 154-161, 1986.
13) Brown R, Colter N, Corsellis JAN, et al. : Postmortem evidence of structural brain weight, temporal horn area and parahippocampal gyrus compared with affective disorder. Arch Gen Psychiat 43 : 36-42, 1986.
14) Jacob H, Beckmann H : Prenatal developmental disturbances in the limbic allocortex in schizophrenics. J Neural Transm 65 : 303-326, 1986.
15) Falkai P, Bogerts B, Rozumek M : Limbic pathology in schizophrenia : The enthorhinal region-a morphometric study. Biol Psychiat 24 : 515-521, 1988.
16) Becker T, Elmer K, Schneider F, Schneider M, Grodd W, Bartels M et al. : Confirmation of reduced temporal limbic structure volume on magnetic resonance imaging in male patients with schizophrenia. Psychiatry Res Neuroimaging 67 : 135-143, 1996.
17) Nelson MD, Saykin AJ, Flashman LA, Riordan HJ : Hipppocampal volume reduction in schizophrenia as assessed by magnetic resonance imaging. Arch Gen Psychiatry 55 : 433-440, 1998.
18) Suga H, Hotta N, Andoh T, Hayashi T, Ohara M : Differences of MRI findings between schizophrenia and atypical psychosis. Jpn J Psychiatry Neurol 51 : S77, 1997.
19) Bogerts B, Falkai P, Greve B : Evidence of reduced temporolimbic structure volumes in schizophrenia. Arch Gen Psychiatry 48 : 956-957, 1991.
20) Fukuzako H, Fukuzako T, Hashiguchi T, Hokazono Y, Takeuchi K, Hirakawa K, et al. : Reduction in hippocampal formation volume is caused mainly by its shortening in chronic schizophrenia : Assessment by MRI 39 : 938-945, 1996.
21) Ingvar DH, Franzen G : Abnormalities of cerebral blood flow distribution in patients with chronic schizophrenia. Acta Psychiatr Scand 50 : 425-462, 1974.
22) Andreasen NC, Nasrallah HA, Dunn V, Olson SC, Grove WM, Ehrhardt JC, et al. : Structural abnormalities in the frontal system in schizophrenia. Arch Gen Psychiatry 43 : 136-143, 1986.
23) Andreasen NC, Flashmann L, Flaum M, Arndt S, Swayze V, O'Leary DS, et al. : Regional brain abnormalities in schizophrenia measured with magnetic resonance imaging. JAMA 272 : 1763-1769, 1994.
24) Andreasen NC, Arndt A, Swayze VW II, Cizadlo T, Flaum M, O'Leary D, et al. : Thalamic abnormalities in schizophrenia visualized through magnetic resonance imaging averaging. Science 266 : 294-298, 1994.
25) Benes FM, Davidson J, Bird ED : Quantitative cytoarchitectual studies of the cerebral cortex of schizophrenics. Arch Gen Psychiat 43 : 31-35, 1986.
26) Selemon LD, Rajkowska G, Goldman-Rakic PS : Abnormally high neuronal density in the schizophrenic cortex. a morphometric analysis of prefrontal area 9 and occipital area 17. Arch Gen Psychiatry 52 : 805-818, 1995.
27) Akbarian S, Kim JJ, Potkin SG, Hetric WP, Bunney WE Jr, Jones EG : Maldistribution of interstitial neurons in prefrontal white matter of the brains of schizophrenic patients. Arch Gen Psychiatry 53 : 425-436, 1996.
28) Kishimoto H, Kuwahara H, Ohno S, Takazu O, Hama Y, Sato C, et al. : Three subtypes of chronic schizophrenia identified using 11C-glucose positron emission tomography. Psychiatry Res 21 : 285-292, 1987.
29) Suddath RL, Christison GW, Torrey EF, Casanova MF, Weinberger DR : Anatomical abnormalities in the brains of monozygotic twins discordant for schizophrenia. N Engl J Med 322 : 789-794, 1990.
30) Stöber G, Franzek E, Beckmann H : Maternal infectious illness and schizophrenia. Am J Psychiatry 152 292-293, 1997.
31) Leonhard K : Aufteilung der endogenen Psychosen

und ihre differenzierte Ätiologie. (mit Kommentar von H. Beckmann) Thieme, Stuttgart, 1995.
32) Franzek E, Beckmann H：Die genetische Heterogenität der Schizophrenie. Nervenarzt 67：83-94, 1996.
33) Woods BT, Yurgelun-Todd D, Goldstein JM, Seidman LJ, Tsuang MT：MRI Brain Abnormalities in Chronic Schizophrenia：One Process or More？ Biol Psychiatry 40：585-596, 1996.
34) DeLisi LE, Sakuma M, Tew W, Kushner M, Hoff AL, Grimson R：Schizophrenia as a chronic active brain process：a study of progressive brain structural change subsequent to the onset of schizophrenia. Psychiatry Res 74：129-140, 1997.
35) Nair TR, Christensen JD, Kingsbury SJ, Kumar NG, Terry WM, Graver DL：Progression of cerebroventricular enlargement and the subtyping of schizophrenia. Psychiatry Res 74：141-150, 1997.
36) Gur RE, Cowell P, Turetsky BI, Gallacher F, Cannon T, Bilker W, et al.：A follow-up magnetic resonance imaging study of schizophrenia. Arch Gen Psychiatry 55：145-152, 1988.

（初出）　堀田典裕：精神分裂病と非定型精神病のMRI所見の相違について．愛知医大誌　27：73-83, 1999.

IV. 非定型精神病の探索眼球運動所見

はじめに

満田は，分裂病性精神病を定型分裂病と非定型精神病とに類別し，臨床遺伝学的検討[18,19]の結果，これらが互いに独立した疾患である可能性を主張した。満田は遺伝型と表現型を研究したのであるが，その後，多くの研究者が，この両端を結ぶ病態発生的側面に関する研究を行ってきた。鳩谷は[5]非定型精神病の一型である周期性精神病を研究し，間脳―下垂体系の機能的低格性を推測し，福田ら[3]は，脳波やメコリルテストを用いて，非定型精神病における自律神経系の不安定性や過剰反応性を指摘している。また，林らは，CT，SPECT，さらにMRIを用いた画像診断的研究[6,7,22]を行い，非定型精神病が形態学的・機能的に分裂病と異なる所見を有することを指摘した。さらに関根ら[20]は，事象関連電位P300を用いて，精神分裂病と非定型精神病との差異を検討した。

探索眼球運動は，小島らによって開発された方法であり，精神分裂病に特異的な所見[13]，すなわち，第一に，記銘課題時に注視点の動く範囲が狭いこと，第二に，比較・照合課題時の念押しの質問に対し，反応的な注視点の動き（反応的探索スコア）が少ないことが指摘されている。本研究の目的は，探索眼球運動を用いて，満田による定型分裂病と非定型精神病との分類の妥当性を調べ，両者の病態生理学的な相違を確認することである。

1. 対象

愛知医科大学にて，通院・入院治療を行っている分裂病性精神病患者を，満田の分類[17,18]に基づき，定型分裂病30例（男性15例，女性15例）と非定型精神病30例（男性15例，女性15例）に類別し，病院職員等の正常対照群50例（男性25例，女性25例；平均年齢28.7 ± 4.6歳）と比較した。対象は45歳以下とし，ECT治療歴のないこと，アルコールや薬物の依存歴のないこと，他の脳器質性疾患のないことを条件にした。検査に際しては，書面での同意を得た。

一般に，定型分裂病は，緩徐に発症し，自閉，感情の平板化，意欲の減退を示し，慢性に経過して人格変化をきたす。一方，非定型精神病は急性発症し，錯乱，昏迷あるいは夢幻様状態を示すが，経過は一過性ないしは周期性で，寛解時には人格変化がほとんど認められないといわれる[18,19]。

表1で，患者群間の臨床所見を比較した。一級親族の家族歴の割合は，非定型精神病群の方が，定型分裂病に比べ有意に高かった（χ^2検定，$p < 0.05$）。また，抗精神病薬の投与量は，非定型精神病群の方が，定型分裂病群と比べ有意に低かった（Mann-Whitney検定，$p < 0.05$）。検査時の臨床症状は，簡易精神症状評価尺度（Brief Psychiatric Rating Scale：BPRS）で評価した。感情的引きこもり・思考解体・衒奇的な行動や姿勢・運動減

表1 患者群間の臨床所見の比較

	非定型精神病(n=30)	定型分裂病(n=30)
年齢（歳）	31.1±5.1	28.4±5.9
発症年齢（歳）	21.8±3.7	21.4±4.4
性差（男性：女性）	1：1	1：1
家族歴（％）（第一級親族）	43.3％	13.3％+
結婚歴（％）	33.3％	20.0％
罹病期間（年）	9.3±4.1	7.0±4.3
入院回数	2.7±1.6	2.2±1.21
1日あたりの抗精神病薬投与量（chlorpromazine換算：mg）	693.0±463.0	1095.8±711.9*
検査時の臨床症状（BPRS）		
感情的引きこもり	1.00±1.00	4.00±0.00**
思考解体	1.00±1.00	3.00±1.00**
奇異な行動や姿勢	1.00±0.25	2.00±1.25**
運動減退	1.00±2.00	3.00±1.00**
情動鈍麻	1.00±1.25	4.00±1.00**

平均値±標準偏差　　Mann-Whitney検定　*p＜0.05　**p＜0.01
　　　　　　　　　χ²検定　　　　　　　+p＜0.05

表2 患者群のICD-10による再分類

	非定型精神病(n=30)		定型分裂病(n=30)	
	男性	女性	男性	女性
F20 精神分裂病	5	3	14	14
F21 分裂病型障害	0	0	1	1
F23 急性一過性精神病性障害	9	8	0	0
F25 分裂感情障害	1	1	0	0
F30 躁病エピソード	0	1	0	0
F31 双極性感情障害	0	2	0	0
計	15	15	15	15

退・情動鈍麻の5症状において，非定型精神病群は，定型分裂病群に比べ有意に低いスコアを示した（Mann-Whitney検定，p＜0.01）。

また，患者群のICD-10[9,23)]による再分類を**表2**に示した。定型分裂病は，ほぼ全例である28例（93.3％）が精神分裂病（F20）に分類された。一方，非定型精神病では，17例（56.7％）が急性一過性精神病性障害（F23）であったが，シュナイダー（Schneider K）の一級症状あるいは陰性症状が1ヵ月以上持続したため，8例（26.7％）が，精神分裂病（F20）に分類された[9)]。このような症例を，林らは「急性精神病の遷延型」として臨床的特徴を検討した[8)]。今回，「急性精神病の遷延型」の特徴を明らかにするため，非定型精神病群のう

ち，急性一過性精神病性障害（F23）と診断された17例を「非定型精神病中核群」，精神分裂病（F20）と診断された8例を「急性精神病の遷延型群」とみなし，精神分裂病（F20）と診断された定型分裂病28例を「定型分裂病中核群」として，これら3群についても比較した。

2. 方法

探索眼球運動の方法は，小島らの方法[12]に従った。椅子に腰掛けた被験者に，NAC-V型アイマークレコーダーを装着し，150cm前方に置いたスクリーン上に，横S字型図形の標的図を幅90cm×高さ75cmになるように映写した。注視点の動きは，VCR録画して，パソコン上でスロー再生し，運動数・総移動距離・平均移動距離・再認時探索スコア・反応的探索スコアの5つの指標値を求めた。結果は，Bonferroniによるノンパラメトリック多重比較を行った。BPRSで評価した臨床症状と指標値との相関は，Spearmanの順位相関係数で評価した。検査順序として，

a. 記銘課題

① 「これから見ていただく図を，あとで描いてもらいますから，よく見てください」と指示し，標的図（図1上）を15秒間呈示した。1ヵ所に0.25秒以上停留しているものを注視点と定義し，標的図を呈示した15秒間の注視点の個数を運動数とした。また，それぞれの注視点間の移動距離を測定して，合計した値を総移動距離とし，単位はcmで表した。

② この標的図をスクリーンから消し，思い出してもらい，紙に描いてもらった。

b. 比較照合課題

① 「最初に描いてもらった図と違いがあるかどうか，後で質問しますのでよく見てください」と指示し，標的図と一部異なる図を15秒間呈示した。図1中で示した○で囲んだ部位に注視点が3回以上停留した場合に1点を与え，最初の標的図と比較している15秒間の注視点を再認時探索スコア（CSS）としてスコア化した。○で囲んだ部位は，図形の特徴を把握するのに重要な部位とされており，標的図と一部異なった図2枚のスコアを合わせて，9点満点とした。

② 呈示した直後に，そのまま図を見せながら，標的図との異同を質問し，被験者が「違います」と答えた場合は，どこが違うか質問した。質問に対する答えが出尽くした後で，「他に違いはありませんか？」と尋ねた。答えが出尽くした後，「他に違いはありませんか？」と念押しの質問をし，

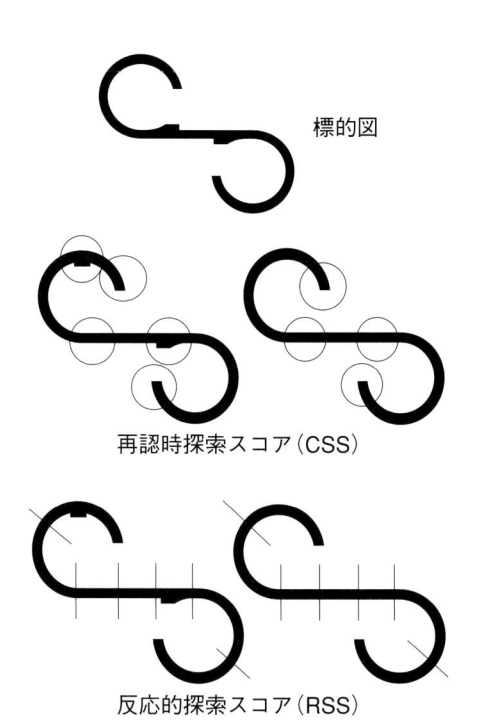

図1 横S字型図形の標的図、再認時探索スコア（CSS）、反応的探索スコア（RSS）

質問後5秒間に，図1下で示した7つの領域のうち，反応的な注視点の及んだ領域数を反応的探索スコア（RSS）としてスコア化した。標的図と一部異なった図2枚のスコアを合わせて，14点満点とした。

3. 結果

a. 正常群・非定型群・分裂病群間の比較

正常対照群・非定型精神病群・定型分裂病群3群間における，5指標の結果は表3に示した。ま

表3 5指標の結果

(a) 正常対照群・非定型精神病群・定型分裂病群間の比較（平均値±標準偏差）

	正常対照群 (n=50)	非定型精神病群 (n=30)	定型分裂病群 (n=30)
運動数	32.80±4.75	30.73±5.25	23.53±5.67 **
総移動距離（cm）	592.30±143.10	531.22±125.99	359.85±116.27 **
平均移動距離（cm）	18.47±2.79	17.81±2.94	15.65±1.76 ##
再認時探索スコア（CSS）	7.04±0.62	5.90±0.70 ##	4.67±0.84 **
反応的探索スコア（RSS）	10.66±1.14	9.20±1.33 ##	7.23±1.45 **

Bonferroniの多重比較　**$p<0.01$　非定型群との比較
　　　　　　　　　　　##$p<0.01$　正常群との比較

(b) 非定型精神病中核群・急性精神病遷延型群・定型分裂病中核群間の比較（平均値±標準偏差）

	非定型精神病中核群 (n=17)	急性精神病遷延型群 (n=8)	定型分裂病中核群 (n=28)
運動数	31.59±4.42	32.13±2.88	23.86±5.78 **
総移動距離（cm）	543.12±115.02	551.93±116.43	366.03±118.40 **
平均移動距離（cm）	17.77±2.96	17.65±2.58	15.68±1.85
再認時探索スコア（CSS）	5.71±0.70	6.00±0.50	4.61±0.85 **
反応的探索スコア（RSS）	9.06±1.37	9.88±1.41	7.25±1.48 **

Bonferroniの多重比較　**$p<0.01$　非定型精神病中核群との比較

(c) 臨床症状と眼球運動の5指標との相関

	運動数	総移動距離	平均移動距離	CSS	RSS
感情的引きこもり				−0.44	
緊張				−0.35	
奇異な行動や姿勢					−0.35
幻覚					−0.38
運動減退				−0.52	
情動鈍麻				−0.52	−0.38

スペアマンの順位相関係数にて、$p<0.01$の項目のみ表示

た，総移動距離と反応的探索スコア間の散布図を図2として示した。

定型分裂病群の運動数と総移動距離は，正常対照群と非定型精神病群に比べ有意に低い値を示した（p＜0.01）。しかし，正常対照群と非定型精神病群の間に有意差はなかった。一方，定型分裂病群の平均移動距離は，正常対照群と比べ有意に低い値を示し（p＜0.01），非定型精神病群に比べ低い傾向を示した（p＜0.1）。正常対照群と非定型精神病群の間に有意差はなかった。再認時探索スコアと反応的探索スコアについては，正常対照群が最も高い値を示し，定型分裂病群が最も低い値であった。非定型精神病群は中間の値であり，この3群間には有意差が得られた（p＜0.01）。

今回，抗精神病薬の投与量と反応的探索スコアの間にも負の相関が得られたが，一方で，精神病薬の投与量は，BPRSで評価した臨床症状とも相関した。小島らの研究[13]では，抗精神病薬の投与と探索眼球運動の因果関係は否定されている。

b．「急性精神病の遷延型」について

非定型精神病中核群・急性精神病の遷延型・定型分裂病中核群の3群間での5指標の結果も表3に示した。運動数・総移動距離・再認時探索スコア・反応的探索スコアの4指標について，非定型精神病中核群と急性精神病の遷延型群との間に有意差は認められず，定型分裂病中核群のみ有意に低い値を示した（p＜0.01）。また，平均移動距離については，3群間に有意差は認められなかった。

c．臨床症状との相関

探索眼球運動の指標値と，BPRSで評価した臨床症状との相関の結果も表3に示した。運動数・総移動距離・平均移動距離の3指標については臨床症状と相関は認められなかった。一方，再認時

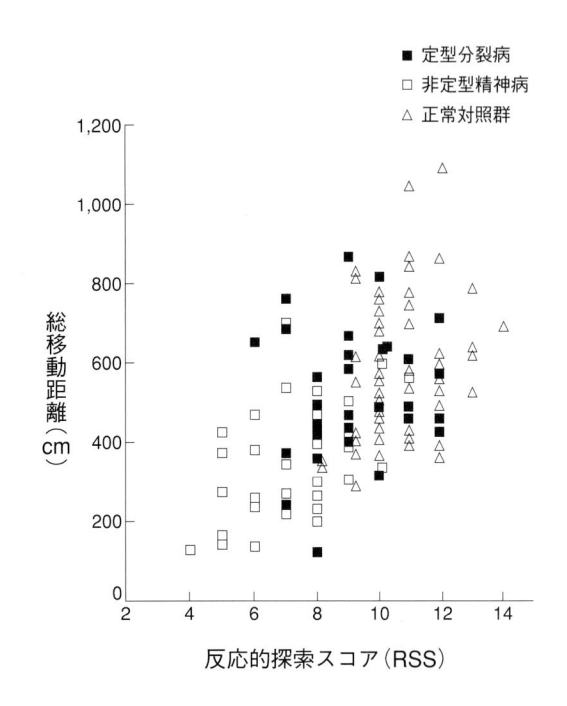

図2 正常対照群50例・非定型精神病群30例・定型分裂病群30例による散布図

探索スコアは，感情的引きこもり・緊張・運動減退・情動鈍麻の4症状と負の相関が認められた（Spearmanの順位相関係数，p＜0.01）。反応的探索スコアは，奇異な行動や姿勢・幻覚・情動鈍麻の3症状と負の相関が認められた（Spearmanの順位相関係数，p＜0.01）。

4．考察

a．眼球運動についての報告

眼球運動の異常が精神分裂病に認められることは，古くから指摘されてきた。1908年に，ディーフェンドルフ（Diefendorf）とドッジ（Dodge）[2]により，滑動性追跡眼球運動（smooth pursuit eye movement：SPEM）の障害が初めて指摘された後，ホルツマン（Holzman）らは，家族研究や双

生児研究を通して，SPEMの障害が分裂病の素因性指標となりうることを指摘した[10,11]。

本邦では，守屋や小島らによって，アイマークレコーダーを用いた探索眼球運動（exploratory eye movement）が詳細に研究された。この探索眼球運動の検査は，他の検査方法と比べ，標的図との異同について会話するため，検査条件が対人反応を記録していることに特徴がある。覚醒剤精神病でスコアのよいことや対人反応を反映した臨床症状と相関があることも踏まえ，反応的探索スコアは，臨床場面で精神科医が感じる「分裂病臭さ（Praecoxgefühl）」を数量化したものとみなされている[12,13]。精神分裂病の反応的探索スコアは，特異的に低い値を示し，探索眼球運動による判別分析の結果，分裂病患者を分裂病と判別し得た判別率（sensitivity）は75.6％，非分裂病者を非分裂病として判別し得た判別率（specificity）は81.4％であったという[17]。また，反応的探索スコアは，分裂病の遺伝素因のマーカーとなる可能性が示唆されている[13,14]。

本研究で，非定型精神病群は，定型分裂病群と異なる結果が得られた。記銘課題では，正常対照群と非定形精神病群とほぼ等しい値を示したが，定型分裂病群のみ低い値を示した。一方，反応的探索スコアなどの比較・照合課題では，正常対照群が最も高い値を，定型分裂病群が最も低い値を示し，非定型精神病群はその中間の値だった。反応的探索スコアは，上述した通り，精神分裂病において，表現型（phenotype）と遺伝型（genotype）の両側面に関係していると考えられる。そのため，本研究において，定型分裂病と非定型精神病の探索眼球運動の相違が何を表現しているかが問題となろう。

b．表現型との関連について

クロウ（Crow）は経過類型，脳形態学的・生化学的・薬理学的所見から，分裂病性精神病をⅠ型とⅡ型に分類した[1]。Ⅰ型は，陽性症状を主体とした「急性精神病」に相当し，ドーパミン神経伝達に関係があって，可逆的とされる。一方，Ⅱ型は，「欠陥状態」に相当し，陰性症状を主徴とし，脳の構造変化と関係のある，非可逆的で予後不良な一群とされる。クロウの2症候群概念に従うと，急性精神病と慢性分裂病との間で精神生理学的相違が得られる可能性が考えられる。

小島らの研究によると，急性精神病や分裂病寛解患者は，慢性分裂病患者に比べて，反応的探索スコアが高い値を示し，また，感情的引きこもりや情動鈍麻といった陰性症状と負の相関が認められた[12,13]。本研究でも，定型分裂病患者は，非定型精神病患者と比べ，衒奇的な行動や姿勢・情動鈍麻の2症状において，有意に高いBPRSスコアを示すとともに，反応的探索スコアと負の相関が認められた。そのため，定型分裂病と非定型精神病の反応的探索スコアの差は，陰性症状に関係している可能性が考えられる。

しかし，急性精神病の遷延型群と定型分裂病中核群は，ICD-10による操作的診断基準で共に精神分裂病（F20）に分類されたにもかかわらず，4つの指標で，定型分裂病中核群の方が有意に低い値を示した。一方，急性精神病の遷延型群と非定型精神病中核群との間では，全ての指標について有意差が認められなかった。そのため，定型分裂病と非定型精神病の探索眼球運動の相違は，横断的臨床症状だけでなく，病因論的相違を反映している可能性がある。林らは，急性精神病の遷延型群を，疾病学的には広義の非定型精神病に含めた方が適当であると指摘してきたが[8]，本研究で得られた所見は，その主張を精神生理学的に支持す

るものと言えるかもしれない。

c. 遺伝型との関連について

　小島らによって，探索眼球運動と分裂病の遺伝負因との関連を示唆する多くの報告がなされている。彼らは，分裂病患者の両親の反応的探索スコアが，健常者に比べて有意に低く，一卵性双生児の分裂病患者の反応的探索スコアは，一致例，不一致例にかかわらず，双生児同士で極めて近似した低い値を示すことを報告している[13,14]。さらに，一級親族に精神疾患が認められる分裂病患者は，一級親族に精神疾患のいない分裂病患者に比べ，反応的探索スコアが低い値を示している[14]。

　満田は，家系調査と双生児研究[18,19]から，精神分裂病・躁うつ病・真性てんかんといった内因性精神病を，臨床症状から定型病像を示す定型群と非定型病像を示す非定型群に分け，2つの群での家庭内変異を検討し，各非定型群は遺伝的に近縁関係にあり，各定型群とは独立した疾患であるとみなした。今回，患者群における一級親族での家族歴の割合は，定型分裂病群に比べ，非定型精神病群の方が有意に高い結果が得られた。しかし，家族歴を有する群と有しない群との間に，反応的探索スコアを含め，探索眼球運動の結果に有意差は得られなかった。我々の今回の結果は，患者群の両親についての検査を施行しておらず，遺伝との関連についてここで言及することはできない。

　満田と同じく，分裂病性精神病を病因的に異なる疾患に細分類しようと試みたレオンハルトは，これらを，系統性分裂病，非系統性分裂病，類循環性精神病の3群に大別して，それぞれの独立性を主張してきた[15]。系統性分裂病は満田の定型分裂病にほぼ対応し，類循環性精神病はおおむね非定型精神病の中核群に対応していると考えられるが，非系統性分裂病は類循環性精神病の悪性の親戚とみなされ，急性精神病の遷延型を包含する一群と考えられる。近年，シューテーバー（Stöber）ら[21]は，系統性分裂病の発症に産科的合併症が大きな要因を占めていると主張し，また，フランツェック（Franzek）ら[4]は，双生児研究から，一卵性双生児である系統性分裂病の全症例が不一致例であり，健常者である同胞に比べ，産科的合併症が約3倍多いと報告している。彼らは，これらの結果をもとに系統性分裂病が非系統性分裂病や類循環性精神病とは疾病学的に異なった疾患であると考えている。分裂病性精神病の発症に関しては，なお多くの要因を考慮しながら研究をする必要があろう。

d. 認知機構との関連について

　最後に，定型分裂病と非定型精神病の探索眼球運動の相違について，両疾患の認知機構の相違から簡単に考察してみたい。松島ら[16]は，探索眼球運動における認知機能を解明するために，眼球運動所見，局所脳血流所見および頭部MRI所見を分裂病患者について検討した。その結果，記銘課題が前頭葉を中心とした神経回路網の障害と関係するのに対し，比較照合課題が後部大脳皮質や視床・基底核領域を含む右側脳の神経回路網の障害と関係しているとした。一方，須賀ら[22]のSPECT研究によると，定型分裂病では前頭葉の機能障害を示したのに対し，非定型精神病では右視床領域の低集積を示したという。これらの研究を踏まえると，両疾患における記銘課題の相違は，前頭葉機能障害の相違と関係しているかもしれない。すなわち，定型分裂病では前頭葉機能障害を反映して記銘課題で異常を示すのに対し，前頭葉機能障害が認められない非定型精神病は記銘課題で異常を示さない。しかし，より高度な課題である比較照合課題では，視床・基底核を含めた右側脳の神

経回路と関係があるため，非定型精神病でも，右視床領域の機能障害から軽度の異常が認められるのかもしれない。

まとめ

探索眼球運動の結果，記銘課題では，正常対照群と非定型精神病群はほぼ同じ値を示し，定型分裂病群のみ低い値を示した。一方，比較照合課題における反応的探索スコアでは，正常対照群が最も高い値を，定型分裂病群が最も低い値を示し，非定型精神病群はその中間の値を示した。すなわち，非定型精神病は，定型分裂病と異なり記銘課題では異常を示さないが，比較照合課題では正常群と比べ軽度な異常所見を示しており，両疾患群が異なる病態を示している可能性を示唆している。

文献

1) Crow TJ : The two-syndrome concept : origins and current status. Schizophr. Bull. 11 : 471-485, 1985.
2) Diefendorf AR, Dodge R : An experimental study of the ocular reactions of the insane from photographic records. Brain 31 : 451-489, 1908.
3) Fukuda T, Matsuda Y : Comparative characteristics of the slow wave EEG autonomic function and clinical picture during and following EST in typical and atypical schizophrenia. Int Pharmacopsychiar 3 : 13-41, 1967.
4) Franzek E, Beckmann H : Die genetische Heterogenität der Schizophrenie. Nervenarzt : 67 : 583-594, 1996.
5) Hatotani N : Nosological consideration of periodic psychoses. In : Hatotani N, Nomura J (eds) Neurobiology of Periodic Psychoses. Igaku-Shoin, Tokyo, pp 1-14, 1983.
6) Hayashi T, Kitou H, Kachi, et al. : Multivariate analyses of brain imaging data from typical and atypical schizophrenic psychoses. In : Racagni G, Burunello N, Fukuda T (eds) Biological psychiatry. vol. 1 Amsterdam : Elsevier, 452-454, 1991.
7) Hayashi T, Suga H, Hotta N, et al. : Brain imaging approach to atypical psychoses. Biol Psychiatry 42 (suppl.) : 195S, 1997.
8) Hayashi T, Hotta N, Suga H, et al. : Are protracted-type acute psychoses really schizophrenia? Neurol Psychiatr Brain Res, 6 : 167-176, 1999.
9) 林 拓二，須賀英道，堀田典弘，他：非定型精神病と操作的診断基準．精神科治療学 15 : 511-518, 2000.
10) Holzman PS, Proctor LR, Hughes DW : Eye-tracking patterns in schizophrenia. Science 181 : 179-181, 1973.
11) Holzman PS, Kringlen E, Levy DL, et al. : Abnormal pursuit eye movements in schizophrenia : evidence for a genetic indicator. Arch Gen Psychiatry 34 : 802-805, 1977.
12) Kojima T, Matsushima E, Nakajima K, et al. : Eye movements in acute, chronic, and remitted schizophrenics. Biol Psychiatry 27 : 975-989, 1990.
13) Kojima T, Matsushima E, Ando K (eds) : Eyes and the mind. Tokyo, Japan Scientific Societies Press, 2000
14) 小島卓也，松島英介：精神分裂病における認知機能障害―探索眼球運動による解析．精神経誌 102 : 445-458, 2000.
15) Leonhard K : Aufteilung der endogenen Psychosen und ihre differenzierte Ätiologie. Stuttgart : Thieme, 1995.
16) 松島英介，竹林 宏，小島 卓，他：精神分裂病患者における探索眼球運動の異常と認知機構．臨床脳波 38 : 291-294, 1996.
17) Matsushima E, Kojima T, Ohta K, et al. : Exploratory eye movement dysfunctions in patients with schizophrenia : possibility as a discriminator for schizophrenia. Psychiatry Res 32 : 289-295, 1998.
18) 満田久敏：精神分裂病の遺伝臨床的研究．精神経誌 46 ; 298-362, 1942.
19) 満田久敏：非定型精神病の概念．精神医学 3 ; 967-969, 1961.
20) Sekine T, Tachibana K, Fukatsu N, Fukatsu E, Hayashi T : Differences of P300 between Schizo-

phrenia and Atypical Psychoses (Mitsuda). Neurol. Psychiatr. Brain Res 8 ; 165-170, 2000.

21) Stöber G, Franzek E, Beckmann H : Schwangerschafts und Geburtskomplikationen : ihr Stellenwert in der Entstehung schizophrener Psychosen. Fortschr Neurol Psychiar 61 : 329-337, 1993.

22) Suga H, Hayashi T, Ohara M : Single photon emission computed tomography (SPECT) findings using N-isopropyl-p-[^{123}I]iodoamphetamine (^{123}I-IMP) in schizophrenia and atypical psychosis. Jpn J Psychiatr Neurol 48 : 833-848, 1994.

23) World Health Organization : The ICD-10 Classification of Mental and Behavioural Disorders : Clinical descriptions and diagnostic guidelines. Geneva : WHO, 1992.

(初出) 深津尚史, 深津栄子, 関根建夫, 山下功一, 新井啓之, 林 拓二：非定型精神病の探索眼球運動所見. 精神医学 43 : 1297-1304, 2001.

V. 分裂病性精神病の精神生理学的所見に基づく多変量解析

はじめに

クレペリンは，臨床症状と経過の観察から，内因性精神病を精神分裂病（以下，分裂病と略す）と躁うつ病に二分したが，実際の臨床場面では，そのどちらにも分類できない中間群が少なからず経験される。こうした中間群をどのように理解するかについては，これまでも多くの研究者による議論がなされ，各国・各学派間での意見の一致を見ていない。その多くは，分裂病の概念を拡大するか，あるいは躁うつ病の概念を拡大して，これらをそのいずれかに吸収することで解決するか，あるいはまた，この両者の合併を考えることでこれらを理解しようとしてきた。一方，このような中間群を，病因論的に独立した第3の疾患群とみなす立場もある。クライスト（Kleist K）やレオンハルト（Leonhald K）[27]は，横断的な臨床症状・経過・遺伝調査から，類循環性精神病（Cycloid psychoses）などの疾患群を提唱し，また，我が国では，満田が非定型精神病の概念を提唱した。

満田は，家系調査と双生児研究[31,32]から，精神分裂病・躁うつ病・真性てんかんといった内因性精神病を，臨床症状から定型病像を示す定型群と非定型病像を示す非定型群に分け，2群間での家庭内変異を検討し，各非定型群は遺伝的に近縁関係にあり，各定型群とは独立した疾患であるとみなした。そして，これらをひとまず非定型精神病と呼称し，各定型的な内因性精神病とは異なる，互いに独立した疾患であると主張した。この満田の主張を裏付けるために，多くの研究者が様々な研究方法を用いて，遺伝と臨床症状とを結ぶ病態発生的側面の研究を行ってきた。この10数年間，林らはCT，SPECT，さらにMRIを用いた画像診断的研究[10~12,42,43]を行い，非定型精神病が形態学的にも，また機能的にも定型分裂病とは異なる所見を有することを指摘してきた。さらに，画像診断的所見のみから全対象群をクラスター分析によって分類し，得られたクラスター内での定型分裂病と非定型精神病の分布を検討して，その診断の妥当性を検証している。さらに，関根らは事象関連電位[38]を，深津らは探索眼球運動[6,7]を用いて，定型分裂病と非定型精神病との相違を報告したが，そのデータの相違はあくまで臨床診断に基づくものであって，逆の検討はなされておらず，得られたデータによる分類がどの程度診断分類を反映しているかは議論されていない。

今回，我々は満田の分類の妥当性を検討するために，患者群と正常対照群でP300と探索眼球運動を計測し，得られたデータのみを用いたクラスター分析を施行し，定型分裂病と非定型精神病の分布を検討したので，ここに報告する。

1. 対象

愛知医科大学にて，通院・入院治療を行っている分裂病性精神病患者43例を，満田の分類[31,32)]に基づき，定型分裂病20例（男性10例，女性10例）と非定型精神病23例（男性11例，女性12例）に類別し，病院職員等の正常対照群23例（男性14例，女性9例；平均年齢28.0±5.0歳）と比較検討した。対象は，40歳以下の者を選択し，ECT治療歴のないこと，アルコールや薬物の依存歴が最近1年間ないこと，脳器質性疾患のないことを条件にした。検査に際しては，その趣旨を十分に説明し，書面での同意を得た。

一般に，定型分裂病は，緩徐に発症し，自閉，感情の平板化，意欲の減退などを示し，慢性に経過して人格変化をきたすとされる。一方，非定型精神病は急性発症して，意識障害を伴い，錯乱，昏迷あるいは夢幻様状態を示すが，経過は一過性，挿間性ないしは周期性で，寛解時には人格変化が認められないか，あっても軽度とされる。また，非定型精神病は定型分裂病と比べ，遺伝負因が高いとされている[31,32)]。

表1は，患者群間の臨床所見を比較している。第一級親族の家族歴の割合については，非定型精神病群の方が，定型分裂病に比べ有意に高かった（χ^2検定，$p < 0.05$）。また，抗精神病薬の投与量については，非定型精神病群の方が，定型分裂病群と比べ有意に低かった（Mann-Whitney検定，$p < 0.05$）。検査時の横断的臨床症状は簡易精神症状評価尺度（Brief Psychiatric Rating Scale：BPRS）で評価した。BPRSの総スコアでは，非定型精神病群は，定型分裂病群に比べ有意に低い値を示した（Mann-Whitney検定，$p < 0.05$）。

また，患者群のICD-10[13,15,45)]による再分類を表2に示した。定型分裂病は，ほぼ全例である18例（90％）が精神分裂病（F20）に分類された。一方，非定型精神病では，13例（56.5％）が急性一過性精神病性障害（F23）に分類されたが，シュナイダー（Schneider K）の一級症状あるいは陰性症状が1ヵ月以上持続したため，5例（21.7％）が，精神分裂病（F20）となった[12)]。このような症例を，我々は以前に，「急性精神病の遷延型」とし

表1 患者群間の臨床所見の比較

	非定型精神病(n=23)	定型分裂病(n=20)
年齢（歳）	30.9±6.4	26.6±6.7
発症年齢（歳）	22.3±4.9	20.0±5.3
性差（男性：女性）	11：12	10：10
家族歴（％）（第一級親族）	52.2％	15.4％ #
結婚歴（％）	20.0％	15.0％
罹病期間（年）	8.7±5.6	6.8±5.8
入院回数	2.7±2.0	2.2±2.0
1日あたりの抗精神病薬投与量（chlorpromazine換算：mg）	700.8±605.3	1146.3±768.0 *
BPRS, total	30.9±10.4	40.1±13.2 *

平均値±標準偏差　　Mann-Whitney検定　＊$p<0.05$
　　　　　　　　　　χ^2検定　　　　＃$p<0.05$

表2 患者群のICD-10による再分類

	非定型精神病 (n=23)		定型分裂病 (n=20)	
	男性	女性	男性	女性
F20 精神分裂病	2	3	9	9
F21 分裂病型障害	0	0	1	1
F23 急性一過性精神病性障害	8	5	0	0
F25 分裂感情障害	1	2	0	0
F30 躁病エピソード	0	1	0	0
F31 双極性感情障害	0	1	0	0
計	11	12	10	10

て症例報告をし，その臨床的特徴を検討した[14]。また，探索眼球運動所見[7]においても，「急性精神病の遷延型」は，定型分裂病とは異なった所見を示し，むしろ，急性一過性精神病性障害と類似な所見を示したため，広義の非定型精神病に含まれうると我々はみなしている。

2. 方法

a. 事象関連電位（ERPs）

事象関連電位P300はオドボール課題を用いて測定した。ヘッドホンを通して，周波数の異なる2種類の音刺激をランダムに呈示し，呈示数の少ない方の刺激回数を数えるよう教示した。高頻度刺激として1000Hzの純音を，低頻度刺激として2000Hzの純音を用い，呈示間隔を平均2.0sec，呈示確率を0.8：0.2とした。音刺激の立ち下がり時間を10msec，持続時間を120msec，強度を60dBSLとした。被験者には，低頻度刺激の呈示数を数えるように教示し，課題遂行後にその回数を答えてもらった。予備練習を行った後，2回の課題遂行を行い，正答率が90％以下の場合には対象から除外した。ERPs測定は，国際式10-20法に従い，銀・塩化銀の電極を通して，Fz・Cz・Pzから導出し，基準電極は両耳朶連結とした。電極間インピーダンスは5kΩ以下とし，眼球運動やまばたきによるアーチファクトを除外するために，眼窩上縁に設置した電極より眼電図（EOG）を記録した。加算処理は，刺激呈示前100msecから呈示後900msecまで行い，低頻度刺激に対する波形は30回加算した。今回の研究では，P300振幅と潜時として，2回の課題遂行においてPzから導出した値の平均値を用いた。

b. 探索眼球運動（EEM）

探索眼球運動 exploratory eye movement（EEM）は，従来の小島らの方法[22]に従った。椅子に腰掛けた被験者に，NAC-V型アイマークレコーダーを装着し，150cm前方に置いたスクリーン上に，幅90cm×高さ75cmになるようにプロジェクターで映写した。被験者の注視点の動きは，アイマークレコーダーを通じて，VCR録画し，パソコン上でスロー再生して，運動数・総移動距離・再認時探索スコア・反応的探索スコアの4つの指標を求めた。検査順序として，

① 「これから見ていただく図を，あとで描いてもらいますから，よく見てください」と指示し，

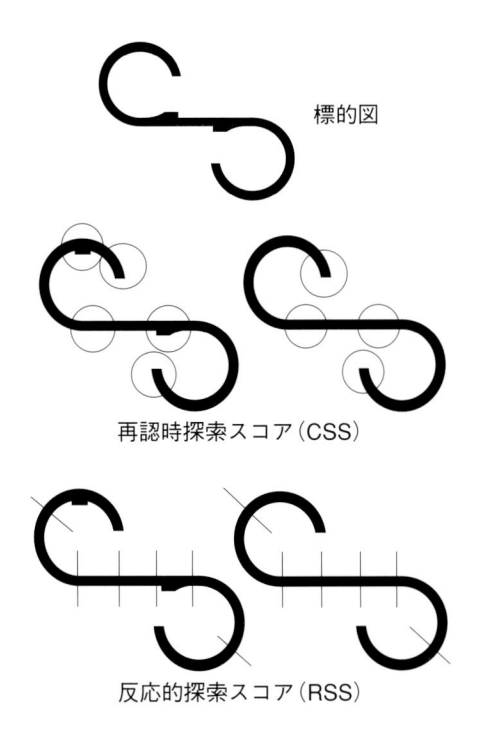

図1 横S字型図形の標的図、再認時探索スコア（CSS）、反応的探索スコア（RSS）

標的図（図1上）を15秒間呈示した。1ヵ所に0.25秒以上停留しているものを注視点と定義し、標的図を呈示した15秒間の注視点の個数を運動数とした。また、それぞれの注視点間の移動距離を測定して、合計した値を総移動距離とし、単位はcmで表した。
②標的図をスクリーンから消した後、思い出して紙に描いてもらった。
③「最初に描いてもらった図と違いがあるかどうか、後で質問しますのでよく見てください」と指示し、標的図と一部異なる図を15秒間呈示した。図1中で示した○で囲んだ部位に注視点が3回以上停留した場合に1点を与え、最初の標的図と比較している15秒間の注視点を再認時探索スコア（CSS）としてスコア化した。○で囲んだ部位は、図形の特徴を把握するのに重要な部位とされており、標的図と一部異なった図2枚のスコアを合わせて、9点満点とした。
④呈示した直後に、そのまま図を見せながら、標的図との異同を質問し、被験者が「違います」と答えた場合は、どこが違うか質問した。質問に対する答えが出尽くした後で、「他に違いはありませんか？」と尋ねた。被験者が標的図との違いを指摘した場合は、「他に違いはありませんか？」とさらに尋ね直し、被験者が「ありません」「わかりません」と答えるまで続けた。答えが出尽くした後、「他に違いはありませんか？」と念押しの質問をし、質問後5秒間に、図1下で示した7つの領域のうち、反応的な注視点の及んだ領域数を反応的探索スコア（RSS）としてスコア化した。標的図と一部異なった図2枚のスコアを合わせて、14点満点とした。

c．統計的解析

得られた結果は、統計解析ソフト Statistical Package for the Social Science（SPSS）を用いて、以下の方法で統計的解析を行った。
①定型分裂病群20例、非定型精神病群23例、正常対照群23例の3群において、P300振幅と潜時、EEMでの運動数・総移動距離・再認時探索スコア・反応的探索スコアの6つの指標値について、Bonferroniの方法によるノンパラメトリック多重比較を行った。
②定型分裂病群20例、非定型精神病群23例、正常対照群23例において、P300振幅と潜時、EEMでの運動数・総移動距離・再認時探索スコア・反応的探索スコアの6つの指標値を用いて、Ward法によるクラスター分析を施行した。
③定型分裂病群20例、非定型精神病群23例において、BPRSでスコア化した臨床症状と分裂病の素因性指標とされているP300振幅・反応的

探索スコアの2つの指標値を用いて，主因子法による因子分析を施行した。回転法は，varimax回転を用い，因子得点は最小二乗法を用いて計算した。ただし，検査時に，見当識障害を示した対象がいなかったため，この項目のみ除外した。

3. 結果

a. Bonferroniによる多重比較の結果

正常対照群・非定型精神病群・定型分裂病群3群間において，6つの指標を多重比較した結果を表3に示した。

P300振幅について，定型分裂病群は，非定型精神病群（p＜0.05）や正常対照群（p＜0.01）と比べ有意に低い値を示したが，非定型精神病群と正常対象群との間には有意の差はなかった。また，P300潜時について，定型分裂病群と非定型精神病群は，正常対照群に比べ有意な延長がみられたが（p＜0.01），定型分裂病群と非定型精神病群の2群間に有意差はなかった。一方，EEMについては，定型分裂病群の運動数と総移動距離は，正常対照群と非定型精神病群に比べ有意に低い値を示したが（p＜0.01），正常対照群と非定型精神病群の間に有意差はなかった。また，再認時探索スコアと反応的探索スコアでは，非定型精神病群は，定型分裂病群に比べ有意に高い値を示し（CSS：p＜0.01；RSS：p＜0.01），正常対照群に対しては有意に低い値を示した（p＜0.01）。

b. 正常群・非定型群・分裂病群によるクラスター分析の結果

全対象66例によるデンドログラムを，横軸を対象群，縦軸を最大距離として，図2に示した。デンドログラムで示したように，クラスター分析の結果，5つのクラスターが得られ，それぞれグループⅠ～Ⅴとした。また，各グループ間の指標値の比較を表4に示した。定型分裂病群はグループⅠとⅡには分布せず，一方，正常対照群はグループⅤには分布しなかった。しかし，非定型精神病群は全てのグループに分布した。

グループⅠ（n＝11）は，主に正常対照群からなり，最も長い総移動距離を示し，またP300潜時延長がみられなかった。グループⅡ（n＝12）は非定型精神病群7例と正常対照群5例からなり，

表3 正常群・非定型群・分裂病群間の多重比較（平均値±標準偏差）

	正常対照群 （n＝23）	非定型精神病群 （n＝23）	定型分裂病群 （n＝20）
P300 平均振幅（μm）	12.6±6.2	11.0±5.0	7.7±4.9 *##
P300 平均潜時（msec）	325.4±20.7	366.5±30.5 ##	375.1±44.0 ##
運動数	33.8±5.3	31.4±7.0	23.5±6.5 **
総移動距離（cm）	635.7±192.0	534.4±182.0	336.1±128.7 **
再認時探索スコア（CSS）	7.4±0.8	6.0±1.0 ##	4.9±1.3 **
反応的探索スコア（RSS）	11.0±1.4	8.8±1.9 ##	7.3±1.7 *

Bonferroniの多重比較　　*p＜0.05　非定型群との比較
　　　　　　　　　　　　**p＜0.01　非定型群との比較
　　　　　　　　　　　　##p＜0.01　正常群との比較

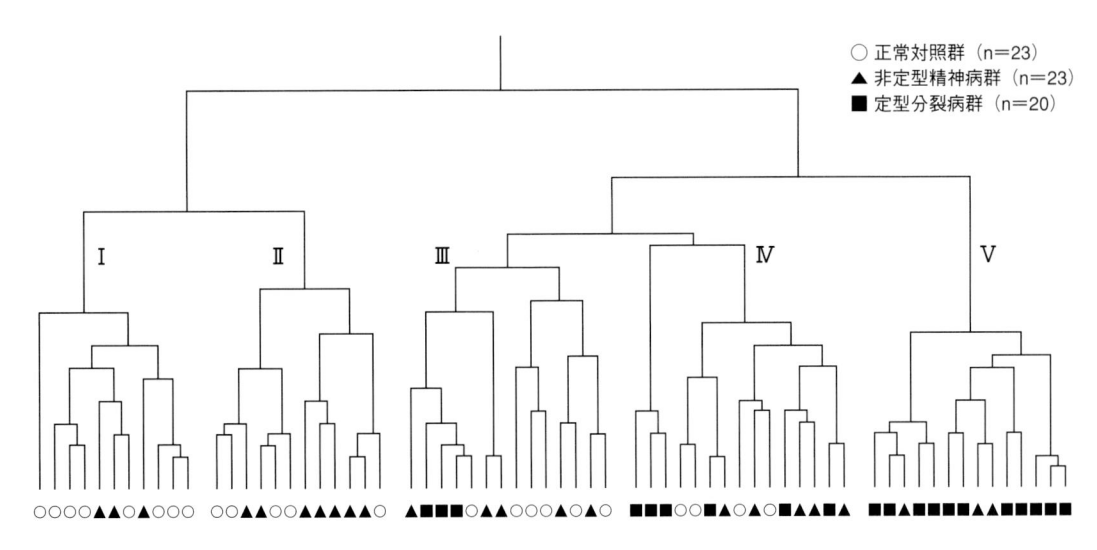

図2 クラスター分析によるデンドログラム

○ 正常対照群（n=23）
▲ 非定型精神病群（n=23）
■ 定型分裂病群（n=20）

表4 各クラスター間での比較（平均値±標準偏差）

	GroupⅠ (n=11)	GroupⅡ (n=12)	GroupⅢ (n=14)	GroupⅣ (n=15)	GroupⅤ (n=14)
定型分裂病群	0	0	3	6	11
非定型精神病群	3	7	5	5	3
正常対照群	8	5	6	4	0
P300 平均振幅（μm）	11.6±6.4	13.1±6.4	10.6±5.8	8.1±4.1	10.3±5.6
P300 平均潜時（msec）	331.5±24.3	361.7±33.0	347.2±40.7	370.8±43.2	357.4±40.3
運動数	37.9±2.8	35.3±3.2	32.5±3.8	27.7±3.3	18.6±3.6
総移動距離（cm）	842.5±96.8	639.7±44.8	516.0±29.5	412.4±34.5	234.4±72.6
再認時探索スコア（CSS）	7.2±0.8	6.8±1.3	6.4±1.3	6.1±1.1	4.5±1.0
反応的探索スコア（RSS）	10.4±2.0	10.0±2.4	10.3±1.5	8.6±1.9	6.8±1.4

最も高いP300振幅を示した．グループⅢ（n＝14）は，主に正常対照群と非定型精神病群からなり，明確な所見はなかった．グループⅣ（n＝15）は，主に患者群（分裂病群6例と非定型群5例）からなり，最も低いP300振幅と最も延長したP300潜時を示した．グループⅤ（n＝14）は，主に，定型分裂病群（n＝11）からなり，定型分裂病群全体の55％がこのグループに分布した．グループⅤは，最も短い総移動距離と最も低い反応的探索スコアを示したが，P300振幅については，グループⅣよりも高い値を示した．

c. 非定型群と分裂病群による因子分析の結果

非定型精神病群23例と定型分裂病群20例について，BPRSスコア・P300振幅・反応的探索スコアを用いて因子分析を行った．4番目の因子の時点で，累積寄与率が60％を超えたため（65.9％），第4因子までを抽出した．

表5に示した通り，各因子間で異なる臨床症状のグループが高い因子負荷量を示した。第1因子は，感情的引きこもり・情動鈍麻・運動減退の症状項目で高い因子負荷量を示し，いわゆる陰性症状と関係があると思われた。第2因子は，疑惑・思考内容の異常・幻覚の症状項目で高い因子負荷量を示し，いわゆる陽性症状と関係があると思われた。第3因子は，不安・抑うつ気分・罪悪感などの症状項目で高い因子負荷量が得られ，不安・抑うつ症状と関係あるように思われた。第4因子は，衒奇的な行動や姿勢などの症状項目で高い因子負荷量が得られ，いわゆる「分裂病臭さ（Praecoxgefühl）」と関係があるように思われた。

一方，P300振幅と反応的探索スコアに関しては，第1因子で反応的探索スコアだけが負の因子負荷量を示し，第3因子でP300振幅だけが正の因子負荷量を示した。第2因子ではP300振幅と反応的探索スコアの両方が負の因子負荷量を示し，第4因子では反応的探索スコアが負の高い因子負荷量を示した。

図3に第1因子と第2因子による因子得点の分布図を示し，また，図4に第1因子と第3因子による分布図を示した。図3と図4が示すように，定型分裂病群と非定型精神病群は異なる分布を示した。第1因子では，定型分裂病群が正の因子得点を示す傾向があったのに対し，非定型精神病群は負の因子得点を示す傾向があった。非定型精神病の一部は，第1因子と第2因子ともに負の因子

表5 患者群による因子分析の結果

累積寄与率	第1因子 31.1%	第2因子 46.5%	第3因子 58.4%	第4因子 65.9%
感情的引きこもり	0.88*	0.10	−0.08	0.18
情動鈍麻	0.83*	0.28	0.06	0.13
運動減退	0.72*	0.17	0.38	0.001
思考解体	0.49	0.48	0.09	0.28
非協調性	0.48	0.39	−0.22	0.002
疑惑	0.32	0.79*	0.12	0.15
思考内容の異常	0.09	0.73*	0.13	0.41
幻覚	0.08	0.72*	0.09	0.16
敵意	0.18	0.29	0.11	0.20
不安	−0.15	0.16	0.84*	−0.09
抑うつ気分	0.21	−0.12	0.80*	0.01
罪悪感	0.04	0.43	0.61*	−0.15
心気的訴え	0.04	0.0008	0.59*	0.05
緊張	0.40	0.11	0.48	0.46
衒奇的な行動や姿勢	0.35	0.08	0.04	0.64*
興奮	−0.12	0.27	−0.20	0.56*
誇大性	−0.43	0.26	−0.03	0.32
P300平均振幅	−0.04	−0.32	0.23	−0.22
反応的探索スコア（RSS）	−0.13	−0.36	−0.04	−0.56*

*因子負荷量の絶対値が0.5以上の項目

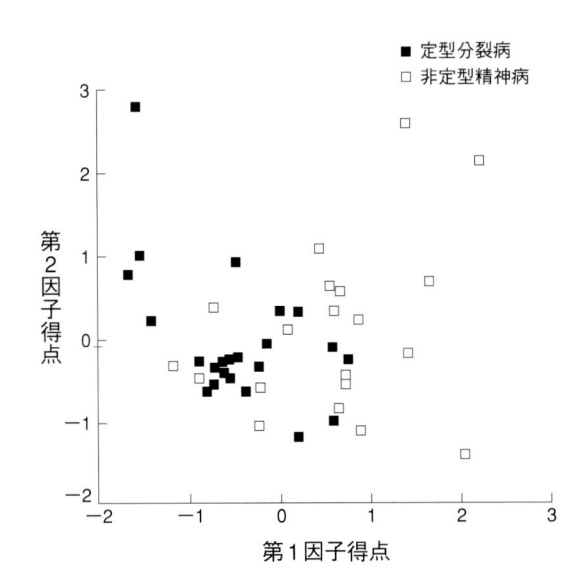

図3　第1因子得点と第2因子得点による分布図

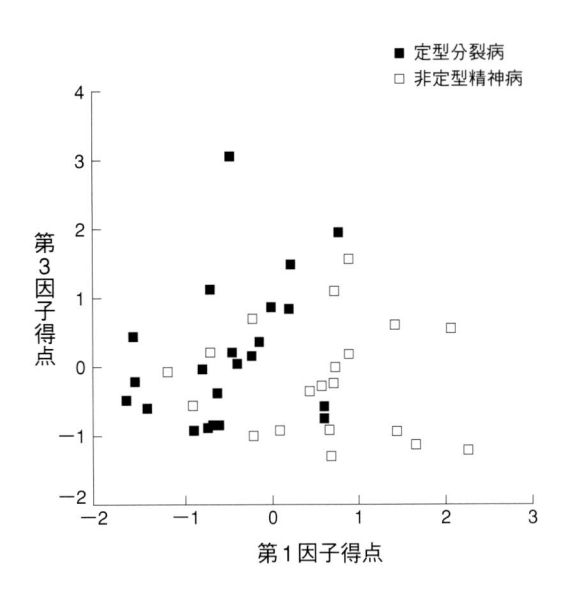

図4　第1因子得点と第3因子得点による分布図

得点を示した。また，第3因子では，非定型精神病群は，定型分裂病群に比べ高い因子得点を示す傾向が得られた。

4. 考察

a. 分裂病の精神生理学的所見

1972年，Rothら[36]は，聴覚刺激を用いた事象関連電位P300において，分裂病患者が，健常者に比べ有意に低い減衰を示すことを初めて報告した。分裂病患者の示すP300の低振幅は，その後多くの研究者達により確認されている。スクワイア（Squires NK）ら[39]によると，P300成分はP3aとP3bとに分けられ，P3aは課題遂行とは無関係に前頭部優位に出現する早期成分で，受動的注意に関連したより原始的な反応であり，一方P3bは低頻度の課題関連刺激で生じる後頭部優位な成分で，より高度な認知機能を反映しているとされる。小椋（Ogura C）ら[35]は，主成分分析の結果，分裂病患者ではP3bが小さいと報告している。また，分裂病患者におけるP300の潜時延長も報告されているが，潜時延長は，薬剤や加齢などによって影響されるという報告が多い[16]。しかし，P300の低振幅は，そういった要因による影響が少なく，また，分裂病の家族研究や双生児研究を踏まえ，分裂病の素因性指標（trait maker）になりうる可能性が指摘されている[5,16,21]。この分裂病患者におけるP300低振幅の原因を探るために，MRIなどの画像研究やP300トポグラフィーなどを用いた数多くの研究が行われ，ブラックウッド（Blackwood DH）ら[2]は，分裂病患者のMRI所見と，P300および滑動性追跡眼球運動との関係を考察している。一般に，分裂病患者のP300低振幅は左側頭上に著しく，非対称性を示すとされる。サリスベリー（Salisbury DF）ら[37]によると，初回発症（first-episode）の分裂病患者は，初回発症の感情障害患者や健常者と比べ，左側頭葉上でのP300の低振幅が認められた。そのため，左側頭葉の障害が分裂病の発症に関係している可能性が疑

われる。さらに，この非対称性は，MRI所見での左後上側頭回の体積減少と関係しているという報告もある[30,34]。

一方，分裂病患者が眼球運動の異常を示すことも以前より知られていた。1908年に，ディーフェンドルフ（Diefendorf AR）とドッジ（Dodge R）[4]により，滑動性追跡眼球運動（smooth pursuit eye movement：SPEM）の障害が初めて指摘された後，ホルツマン（Holzman PS）らは，家族研究や双生児研究を通して，SPEMの障害が分裂病の素因性指標となりうることを指摘した[16〜19]。本邦では，守屋[33]や小島ら[22]によって，アイマークレコーダーを用いた探索眼球運動（exploratory eye movement：EEM）が詳細に研究されている。特に，反応的探索スコアでは他の検査方法と異なり，検査者と被検者とが標的図の異同について会話することに特徴があり，検査条件が対人反応を記録する一種のアクティブ・スタディとみなすことができる。そのため，覚醒剤精神病でスコアのよいことや対人反応を反映した臨床症状と相関があることも踏まえ，反応的探索スコアは，臨床場面で精神科医の感じる「分裂病臭さ」を数量化したものと考えられている[24,25]。小島らは，分裂病患者の両親の反応的探索スコアは健常者に比べて有意に低く，一卵性双生児の分裂病患者の反応的探索スコアは一致例，不一致例ともに双生児同士で近似して低値を示すことを報告し[24,25]，一級親族に精神疾患が認められる分裂病患者は，一級親族に精神疾患のいない分裂病患者に比べ，反応的探索スコアが低い値を示している[19]。このような所見から，彼らは反応的探索スコアを分裂病の素因性指標とみしている。さらに，反応的探索スコアが，右の前頭葉機能を反映する迷路検査，右の後部機能を反映するWAIS-Rの動作性IQと相関し[23]，MRI検査で，右の大脳半球の体積・右の側頭葉体積・右の基底核や視床体積と相関[28]していることが報告され，これらの結果は，分裂病での反応的探索スコアの低値が右半球機能障害と関連している可能性が示唆されている。

b．クラスター分析による考察

今回報告した正常群・非定型群・分裂病群の3群間の多重比較において，対象数は少ないが，以前の報告[6,7,38]とほぼ同様の結果が得られた。定型分裂病群のP300振幅は非定型精神病群や正常対照群に比べ有意な減衰を示したが，非定型精神病群と正常対照群との間に有意差はなかった。一方，非定型精神病群の反応的探索スコアは定型分裂病群より有意に高い値を示したが，正常対照群より低い値を示した。今回，我々は，定型分裂病と非定型精神病との病態的相違をさらに検討するため，対象群から得られた精神生理学的指標だけによるクラスター分析を施行した。その結果は，次のように要約できる。

① 反応的探索スコアの最も低いクラスター（グループⅤ）に定型分裂病の約半数が分布し，2つの検査により，定型分裂病群と正常対照群とはほぼ識別できた。

小島らによると，精神分裂病の反応的探索スコアは，他の精神疾患と比べて，特異的に低い値を示している[22〜25]。また，松島らの反応的探索スコアを用いた判別分析[29]の結果，EEMはP300やSPEMなどの精神生理学的検査に比べ分裂病の判別力が高く，分裂病患者を分裂病と判別し得た判別率（sensitivity）は75.6％，非分裂病者を非分裂病として判別し得た判別率（specificity）は81.4％であったという[21]。今回の結果でも，解析法は異なるが，同様の結果が得られていると思われる。

②反応的探索スコアの最も低いクラスター（グループⅤ）とP300振幅の最も低いクラスター（グループⅣ）とは，完全には一致しなかった。

上述した如く，P300振幅は左側頭葉の障害と，反応的探索スコアは右半球機能障害との関連が疑われ，これらの指標は，脳機能障害の局在性を評価する簡便な指標として応用できる可能性がある。もし，そうであれば，ほとんど定型分裂病によって占められるグループⅤは，反応的探索スコアが最も低値を示しており，右半球の機能障害が強く疑われ，一方，定型分裂病と非定型精神病とがほぼ等しく分布するグループⅣは，P300の振幅が最も低い値を示し，左側頭葉の機能障害が主たる所見と考えられる。しかし，グループⅤにしろグループⅣにしろ，P300の振幅と反応的探索スコアの双方の低値が認められており，これらの症例では，主たる病変が異なるにしても，反対側にも何らかの所見が存在するものと考えられる。

③P300振幅の最も高いクラスター（グループⅡ）に定型分裂病は認められず，主として非定型精神病が分布していた。

レオンハルトは，満田と同じく分裂病性精神病を病因的に細分類しようと試み，系統性分裂病，非系統性分裂病，類循環性精神病の3群に大別して，それぞれの独立性を主張している[27]。系統性分裂病は満田の定型分裂病に，類循環性精神病は非定型精神病の中核群にほぼ対応していると考えられるが，非系統性分裂病は類循環性精神病の悪性の親戚とみなされ，我々が報告した「急性精神病の遷延型」を包含する一群と考えられる。ストリク（Strik WK）ら[40,41]によると，類循環性精神病は正常対照群に比べ有意に高いP300振幅を示し，一方，系統性分裂病は正常対照群に比べ有意に低いP300振幅を示すと共に，そのピークは右側に偏在していたという。我々のクラスター分析の結果を見ると，P300振幅の最も高いクラスター（グループⅡ）には主として非定型精神病が分布し，定型分裂病は認められなかった。この結果は，ストリクらの類循環性精神病の所見と類似しており，満田の非定型精神病がP300の高い振幅を持つタイプと低い振幅を持つタイプとに分かれる可能性を示唆しているのかもしれない。非定型精神病は全体として，両タイプの振幅が平均化され，正常対照群とほぼ同じ振幅となっている可能性が考えられる。

須賀ら[43]は，CTとSPECTのそれぞれの所見によってクラスター分析を行い，分裂病性精神病がいくつかのサブタイプに分類できるとしている。今回の研究の結果を，須賀らの画像所見の結果と重ね合わせるとすれば，**表6**で示されるものとなるかも知れない。しかし，対象の症例が必ずしも一致していないために，同一の表中にまとめるには難点があり，今後，同じ対象群を用いて，画像所見とともに精神生理学的検査所見を検討していく必要があろう。

c．因子分析による考察

我々は，BPRSでスコア化した臨床症状とP300振幅・反応的探索スコアの2つの精神生理学的指標から4つの因子を抽出した。第1因子は陰性症状症候群とみなすことができ，反応的探索スコアだけが負の因子負荷量を示したことから，右半球機能との関係が疑われる。小島らによると，慢性分裂病患者において，反応的探索スコアは感情的引きこもりや情動鈍麻といった陰性症状と負の相関が認められることが指摘されている[22,23]。第2因子は陽性症状症候群とみなすことができ，P300振幅と反応的探索スコアがそれぞれ負の因子負荷量を示したことから，左側頭葉と右半球両方の機能障害と関係ある可能性がある。

注目すべきことは，不安・抑うつ症状症候群とみなすことのできる第3因子において，P300振幅が正の因子負荷量を示し，また，非定型精神病群が定型分裂病群よりも高い因子得点を示したことである．この所見とクラスター分析の所見を重ね合わせると，非定型精神病が大きく二つに分類される可能性が考えられる．すなわち，一つは，高いP300振幅と不安・抑うつ症状を持ち，レオンハルトの類循環性精神病に対応するタイプであり，もう一つは，低いP300振幅・眼球運動障害・陽性症状を持ち，レオンハルトの非系統性分裂病に対応するタイプである．ストリクらによると，類循環性精神病のP300高振幅は，ヴァルケチン（Warketin S）ら[44]の脳血流量の所見から，高い覚醒水準を反映しているとみなされている．このような所見は，これまでに行われてきた非定型精神病の研究において，鳩谷[9]による間脳－下垂体系の機能的低格性の指摘や，福田ら[8]による自律神経系の不安定性や過剰反応性の指摘，さらに，須賀ら[11,42]による右視床領域の機能障害の指摘を思い起こさせる．視床は，脳幹網様体と大脳皮質を中継する部位であり，間脳－下垂体系として意識の覚醒水準と密接な関係がある．非定型精神病は，意識障害の存在と間脳－下垂体系の機能失調とを特徴とする一群を定型群としているものの，必ずしも均質な疾患であるとは言えないのであろう．

まとめ

分裂病性精神病を対象に，P300とEEMを検討した結果，非定型精神病は，定型分裂病とは異なる所見を示すと共に，これらの疾患群が病因的にさらに細分類されうる可能性が認められた．

文 献

1) American Psychiatric Association : Diagnostic and statistical manual of mental disorders, 4th edn. Washington, DC : APA, 1994.
2) Blackhood DH, Young AH, McQueen JK, et al. : Magnetic resonance imaging in schizophrenia : Altered brain morphology associated with P300 abnormalities and eye tracking dysfunction. Biol. Psychiatry 30 : 753-769, 1991.
3) Crow TJ : The two-syndrome concept : origins and current status. Schizophr. Bull. 11 : 471-485, 1985.
4) Diefendorf AR, Dodge R : An experimental study of the ocular reactions of the insane from photographic records. Brain 31 : 451-489, 1908.
5) Duncan CC, Morihisa JM, Fawcett RW, et al. : P300 in schizophrenia : State or trait marker? Psychopharmacol. Bull. 23 (3) : 497-501, 1987.
6) Fukatsu N, Fukatsu E, Hayashi T : Differences of exploratory eye movement between schizophrenia and atypical psychoses. Neurol. Psychiatr. Brain Res. 8 : 91-98, 2001.
7) 深津尚史，深津栄子，林 拓二：非定型精神病の探索眼球運動所見．精神医学 43：1297-1304, 2001.
8) Fukuda T, Matsuda Y : Comparative characteristics of the slow wave EEG autonomic function and clinical picture during and following EST in typical and atypical schizophrenia. Int Pharmacopsychiar 3 : 13-41, 1967.
9) Hatotani N : Nosological consideration of periodic psychoses. In : Hatotani N, Nomura J (eds) Neurobiology of Periodic Psychoses. Igaku-Shoin, Tokyo, pp 1-14, 1983.
10) Hayashi T, Kitou H, Kachi, et al. : Multivariate analyses of brain imaging data from typical and atypical schizophrenic psychoses. In : Racagni G, Burunello N, Fukuda T (eds) Biological psychiatry. vol. 1 Amsterdam : Elsevier, 452-454, 1991.
11) Hayashi T, Suga H : ^{123}I-IMP SPECT studies in typical schizophrenia and atypical psychosis. Neurol Psychiatry Brain Res 1 : 136-142, 1993.

12) Hayashi T, Suga H, Hotta N, et al.: Brain imaging approach to atypical psychoses. Biol Psychiatry 42 (suppl.): 195S, 1997.

13) Hayashi T, Hotta N, Fukatsu N, et al.: Clinical and socio-demographic studies of atypical psychoses using ICD-10 criteria. Neurol, Psychiatr Brain Res, 6: 147-154, 1998.

14) Hayashi T, Hotta N, Suga H, et al.: Are protracted-type acute psychoses really schizophrenia? Neurol Psychiatr Brain Res, 6: 167-176, 1999.

15) 林 拓二, 須賀英道, 堀田典弘, 他: 非定型精神病と診断基準. 精神科治療学 15: 511-518, 2000.

16) Hirayasu Y, Asato N, Ohta H, et al.: Abnormalities of auditory event-related potentials in schizophrenia prior to treatment. Biol. Psychiatry 43: 244-253, 1998.

17) Holzman PS, Proctor LR, Hughes DW: Eye-tracking patterns in schizophrenia. Science 181: 179-181, 1973

18) Holzman PS, Proctor LR, Levy DL, et al.: Eye-tracking dysfunctions in schizophrenic patients and their relatives. Arch Gen Psychiatry 31: 143-151, 1974.

19) Holzman PS, Kringlen E, Levy DL, et al.: Abnormal pursuit eye movements in schizophrenia: evidence for a genetic indicator. Arch Gen Psychiatry 34: 802-805, 1977.

20) Iwanami A, Okajima Y, Kuwakado D, et al.: P300 on systematic and non-systematic schizophrenia: a preliminary finding. In: Franzek E, Ungvari G, Rüther E, Beckmann H (eds) Progress in Differentiated Psychopathology. International Wernike-Kleist-Leonhald Society Würzburg, Germany: pp135-140, 2000.

21) Kidogami Y, Yoneda H, Asaba H, et al.: P300 in first degree relatives of schizophrenics. Schizophr Res. 6: 9-13, 1992.

22) Kojima T, Matsushima E, Nakajima K, et al.: Eye movements in acute, chronic, and remitted schizophrenics. Biol Psychiatry 27: 975-989, 1990.

23) Kojima T, Matsushima E, Ando K, et al.: Exploratory eye movements and neuropsychological tests in schizophrenic patients. Schizophr Bull 18: 85-94, 1992.

24) Kojima T, Matsushima E, Ando K (eds): Eyes and the mind. Tokyo, Japan Scientific Societies Press, 2000.

25) 小島卓也, 松島英介: 精神分裂病における認知機能障害—探索眼球運動による解析. 精神経誌 102: 445-458, 2000.

26) Liddle PF, Friston KJ, Frith CD, et al.: Pattern of Cerebral Blood Flow in Schizophrenia. British Journal of Psychiatry 160: 179-186, 1992.

27) Leonhard K: Aufteilung der endogenen Psychosen und ihre differenzierte Ätiologie. (mit Kommentar von H. Beckmann) Thieme, Stuttgart, 1995.

28) 松島英介, 竹林 宏, 小島卓也: 精神分裂病患者における探索眼球運動の異常と認知機構. 臨床脳波 38: 291-294, 1996.

29) Matsushima E, Kojima T, Ohta K, et al.: Exploratory eye movement dysfunctions in patients with schizophrenia: possibility as a discriminator for schizophrenia. Psychiatry Res 32: 289-295, 1998.

30) McCarley RW, Shenton ME, O'Donnell BF, et al.: Auditory P300 abnormalities and left posterior temporal gyrus volume reduction in schizophrenia. Arch Gen Psychiatry 50: 190-197, 1993.

31) 満田久敏: 精神分裂病の遺伝臨床的研究. 精神経誌 46; 298-362, 1942.

32) 満田久敏: 非定型精神病の概念. 精神医学 3; 967-969, 1961.

33) Moriya H, Ando K, Kojima T, et al.: Eye movements during perception of pictures in chronic schizophrenics. Folia psychiar Neurol Jpn 26: 189-199, 1972.

34) O'Donnell BF, Shenton ME, McCarley RW, et al.: The auditory N2 component in schizophrenia: relationship to MRI temporal lobe gray matter and the other ERP abnormalities. Biol. Psychiatry 34: 26-40, 1993.

35) Ogura C, Nageishi Y, Shimokochi M, et al.: Evaluation of event-related potentials in schizophrenia using principal component analysis. Current Trend in Event-Related Potential Research, Johnson R, et al (eds), pp 733-737, Elsevier, Amsterdam, 1987.

36) Roth WT, Cannon FH: Some features of the auditory event-related response in schizophrenia. Arch. Gen. Psychiatry 27: 466-471, 1972.

37) Salisbury DF, Shenton ME, Sherwood AR, et al.: First-episode schizophrenic psychosis differs from first-episode affective psychosis and controls in P300 amplitude over left temporal lobe. Arch. Gen. Psychiatry 55: 173-18, 1998.
38) Sekine T, Tachibana K, Fukatsu N, Fukatsu E, Hayashi T: Differences of P300 between Schizophrenia and Atypical Psychoses (Mitsuda). Neurol. Psychiatr. Brain Res. 8: 165-170, 2000.
39) Squires NK, Squires KC, Hillyard SA: Two varieties of long-latency positive waves evoked by unpredictable stimuli in man. Electroencephalogr. Clin. Neurophysiol. 38: 387-401, 1975.
40) Strik WK, Dirks T, Franzek E, et al.: Differences in P300-amplitudes and topography between cycloid psychosis and schizophrenia in Leonhard's classification. Acta. Psychiatr. Scand. 87: 179-183, 1993.
41) Strik WK, Fallgatter AJ, Stoeber G, et al.: Specific P300 features in patients with cycloid psychosis. Acta. Psychiatr. Scand. 94: 471-476, 1996.
42) Suga H, Hayashi T, Ohara M: Single photon emission computed tomography (SPECT) findings using N-isopropyl-p-[^{123}I]iodoamphetamine (^{123}I-IMP) in schizophrenia and atypical psychosis. Jpn J Psychiatr Neurol 48: 833-848, 1994.
43) Suga H, Hayashi T: Atypical psychoses as distinct from schizophrenia: Results of brain imaging' study and cluster analysis thereof. 7: 191-198, 2000.
44) Warketin S, Nilsson A, Karlson S, et al.: Cycloid psychosis: regional cerebral blood flow correlates of a psychotic episode. Acta Psychiatr scand 85: 23-29, 1992.
45) World Health Organization: The ICD-10 Classification of Mental and Behavioural Disorders: Clinical descriptions and diagnostic guidelines. Geneva: WHO, 1992.

（初出）深津栄子，深津尚史，関根健夫，立花憲一郎，須賀英道，林　拓二：分裂病性精神病の精神生理学的所見に基づく多変量解析．精神医学 44：39-47, 2002.

VI. 探索眼球運動を用いた非定型精神病の臨床単位の検討
―急性精神病遷延型の疾病分類について―

はじめに

急性一過性内因性精神病のなかには，再燃を繰り返すにつれて病相期間が遷延し，何らかの欠陥状態に至る症例もある。ICD-10では，分裂病症状が1ヵ月以上遷延する内因性精神病はすべてschizophrenia（F20）に分類される[20]。しかし，満田[14,15]は，このような症例を中間型と呼称し，家族内精神病の表現型から非定型精神病に分類した。またレオンハルト[11]も同様の症例を非系統性分裂病（unsystematic schizophrenia）として記載し，系統性分裂病（systematic schizophrenia）とは疾病学的に異なり，類循環性精神病（cycloid psychosis）の悪性の親戚とみなした。また，林らは，満田やレオンハルトの研究を踏まえた上で，これらの遷延性症例を急性精神病の遷延型として検討し，本当に統合失調症なのか問いかけた[4,5]。

確かに，ICD-10[20]やDSM-Ⅳ[1]といった操作的診断基準は，発症までの期間や客観的な臨床の持続時間などを明確に規定し，精神疾患の類型を実証的統計的に抽出している。しかし，同じ類型に含まれる症例が必ずしも病因的に均質であるとは限らない。一方，満田は臨床遺伝研究によって分裂病性精神病が複数の疾患群に分類されうる可能性を指摘し，疾病学的な分類を提唱している。ところが，満田の非定型精神病には明確な診断基準がなく，精神科医の恣意的な判断に基づいて臨床診断が下されているという批判がある[7]。

そのため，今回，小島らの方法[8]に従い，統合失調症と非定型精神病の探索眼球運動所見を検討した[2]。統合失調症の探索眼球運動所見として，第一に記銘課題時の注視点の数が少なく，動く範囲が狭いこと，第二に比較・照合課題時の念押しの質問に反応した注視点の動き（反応的探索スコアresponsive search score：RSS）が少ないことが指摘されている。特にRSSは，今までに報告された精神生理学的研究の中で，統合失調症の特異性を最もよく反映した指標といえる[8,9]。さらに，小島らは遺伝子解析[10]を試み，RSSが統合失調症の疾病学的診断を可能にする客観的な指標であると考えている。

本研究では，満田の記載とICD-10分類の二つの異なる立場より診断した分裂病性精神病患者65例を対象に，BPRSにて症状評価した上で，横S字型図形を用いた探索眼球運動を計測し，多変量解析の手法を用いて，以下の3点について検討した。

①操作的診断基準ICD-10でschizophrenia（F20）に分類される急性精神病の遷延型は，探索眼球運動でも統合失調症と同様な所見を示すだろうか？

②症状評価尺度による類型分類は，探索眼球運動の指標をいかに反映するのだろうか？

③満田の分類の妥当性は，症状評価尺度による類型分類やRSSによる分類によって検証されるだ

ろうか？

1. 対象と方法

a. 対象

ECT治療歴，薬物依存歴，他の脳器質性疾患のない45歳以下の分裂病性精神病患者65例を対象とし，書面と口頭により研究の趣旨と方法について説明をし，書面での同意を得ている。対象は満田の記載[14, 15]に基づき，定型分裂病32例（男性16例，女性16例）と非定型精神病33例（男性16例，女性17例）に類別し，検査時の臨床症状を症状評価尺度のBPRSでスコア化した。一般に，定型分裂病は緩徐に発症し，自閉，感情の平板化，意欲の減退を示し，慢性に経過して人格変化をきたす。一方，非定型精神病は急性発症し，錯乱，昏迷あるいは夢幻様状態を示すが，経過は一過性ないしは周期性で，寛解時には人格変化がほとんど認められない。

表1（a）で患者群間の臨床所見を比較した。一級親族の家族歴の割合は，非定型精神病群の方が定型分裂病群に比べ有意に高かった（Mann-Whitney検定，$p < 0.01$）。また，抗精神病薬の投与量は，非定型精神病群の方が定型分裂病群と比べ有意に低かった（Mann-Whitney検定，$p < 0.05$）。BPRSの総スコアでは，非定型精神病群が定型分裂病群に比べ有意に低い値を示した（Mann-Whitney検定，$p < 0.01$）。

また，対象群をICD-10によって再分類した結果を表1（b）に示した。定型分裂病は全例がschizophrenia（F20）に分類され，これらを統合失調症とみなした。一方，非定型精神病のうち，17例（51.5％）はacute and transient psychotic disorders（F23）に分類され，これらを急性一過性内因性精神病とみなした。

また，Schneiderの一級症状または陰性症状が1ヵ月以上持続し，ICD-10ではschizophrenia（F20）に分類された10例（30.3％）を急性精神病遷延型とみなした。これらの10例には，半年以上続いた症状の遷延が認められた。

残りの6例（18.2％）はschizoaffective disorders（F25）またはmood disorders（F3）といった感情障害群に分類された。

一級親族の家族歴が認められた19例の内訳は，統合失調症4例（12.5％），急性一過性内因性精神病7例（41.2％），急性精神病遷延型3例（30％），感情障害群5例（83.3％）であった。4群間では，統合失調症と感情障害群にのみ有意差が認められた（Bonferroniの補正によるノンパラメトリック多重比較，$p < 0.05$）。

b. 探索眼球運動の方法

椅子に腰掛けた被験者に，NAC-V型アイマークレコーダーを装着し，150cm前方のスクリーン上に，幅90cm×高さ75cmになるように横S字型標的図を映写した。注視点はVCR録画した後，パソコン上でスロー再生して，運動数・総移動距離・再認時探索スコアcognitive search score（CSS）・反応的探索スコアresponsive search score（RSS）の4つの指標を求めた。検査順序[8]として，

① 「これから見ていただく図を，あとで描いてもらいますからよく見てください」と指示した後，横S字型標的図を15秒間呈示し，注視点の個数を運動数とした。また，注視点間の移動距離の合計を総移動距離とした。

② 標的図をスクリーンから消した後，紙に描いてもらった。

③ 「最初の図と違いがあるかどうか，よく見てく

表1 (a) 患者群間の臨床所見の比較

	非定型精神病 (n=33)	定型分裂病 (n=32)
年齢（歳）	30.9±5.0	28.2±5.7
発症年齢（歳）	21.8±3.6	21.3±4.4
性差（男性：女性）	16：17	16：16
家族歴（1度親族：%）	45.4%	12.5%**
結婚歴（%）	30.3%	18.8%
罹病期間（年）	9.1±4.4	6.9±4.2
入院回数	2.6±1.5	2.3±1.2
抗精神病薬投与量 （CP換算：mg/day）	678±443	1035±609*
総BPRSスコア	30.7±9.0	39.8±9.2**

平均値±標準偏差　Mann-Whitney検定　*p＜0.05　**p＜0.01

表1 (b) 患者群のICD-10による再分類

	非定型精神病 (n=33)		定型分裂病 (n=32)	
	男性	女性	男性	女性
F20 精神分裂病	6	4	16	16
F23 急性一過性精神病	9	8	0	0
F25 分裂感情障害	1	2	0	0
F30 躁病エピソード	0	2	0	0
F31 双極性感情障害	0	1	0	0
計	16	17	16	16

ださい」と指示した後，標的図と一部異なる2種類の図を15秒間呈示し，その間の注視点をCSSとしてスコア化した。

④呈示した直後に，標的図との異なる部位を質問し，その答えが出尽くした後，「他に違いはありませんか？」と念押しの質問をした。質問後5秒間の反応的な注視点の及ぶ領域数をRSSとしてスコア化した。

c. 多変量解析

得られた結果は，統計解析ソフトSPSS 11.0J for Windows base systemおよびcategoriesを用いて多変量解析を行った。

①統合失調症32例，急性一過性内因性精神病17例，急性精神病遷延型10例の3群間で，探索眼球運動の運動数・総移動距離・CSS・RSSについて，Bonferroniの補正によるノンパラメトリック多重比較を行った。

②対象群を症状評価尺度によって類型分類するために，検査時のBPRSスコアを因子分析した後，因子得点をクラスター分析し，臨床症状による類型群を抽出した。そして，各類型の運動数・総移動距離・CSS・RSSを比較した。因子分析は主因子法とvarimax回転を用い，因子得点を計算した後，Ward法によるクラスター分析を施行した。

③等質性分析 homogeneity analysis by means of alternating least squares (HOMALS) は，カテゴリカル主成分分析に対応する手法であり，異なる次元のカテゴリーを数量化し，二次元平面上にプロットすることで，各カテゴリーの類似度をカテゴリー間の距離として視覚的に検討できる[6]。

山岸[18]が指摘したように，非定型精神病という疾病分類は，症状と経過だけでは安定した臨床単位を形成できず，そのため，客観的な指標によって，診断の妥当性を検証する必要がある。そこで，満田の記載による分類，症状評価尺度による類型分類，RSSによる分類，性別・発症年齢・一級親族の家族歴・結婚歴を7つのカテゴリー変数とみなし，HOMALSを用いて各カテゴリーを数量化して，オブジェクトスコアによる散布図からカテゴリー間の関係を検討した。

2. 結果

a. 急性精神病遷延型の眼球運動結果

統合失調症・急性精神病遷延型・急性一過性内因性精神病の3群間で，眼球運動所見を多重比較した結果を表2に示した。運動数・総移動距離・CSS・RSSにおいて，統合失調症は，他の2群に比べ有意に低い値を示したが（p＜0.01），急性一過性内因性精神病と急性精神病遷延型には有意差はなかった。

b. 症状評価尺度による類型の眼球運動結果

検査時のBPRSスコアを因子分析し，スクリーンプロットから判断して第3因子までを抽出した。表3で示したように，第1因子は，感情的引きこもり・情動鈍麻・運動減退・思考解体などの項目で高い負荷量を示し，陰性欠陥症状と関係があった。第2因子は，思考内容の異常・興奮・誇大性・見当識障害・幻覚などの項目で高い負荷量を示し，陽性錯乱症状と関係があった。第3因子は，不安・抑うつ気分・罪悪感・心気的訴えなどの項目で高い負荷量が得られ，不安抑うつ症状と関係があった。さらに3つの因子得点をクラスター分析し，6つのクラスターⅠ～Ⅵを得た。各クラスターの探索眼球運動所見と因子得点を表4に示した。

クラスターⅠ（n＝16）は3つの因子得点が低い明確な症状のない群であり，主に非定型精神病からなり，最も高いRSSを示した。クラスターⅡ（n＝8）は第3因子得点が高く，不安抑うつ症状のみ示し，非定型精神病5例と定型分裂病3例が含まれた。クラスターⅢ（n＝19）は第1因子と第3因子得点が高く，陰性欠陥症状と不安抑うつ症状が認められ，非定型精神病群8例と定型分裂病11例が含まれた。クラスターⅣ（n＝5）は第2因子得点が高く，陽性錯乱症状のみ認められ，すべて非定型精神病であった。運動数と総移動距離は高い値を示したが，RSSは低スコアを示した。

表2 急性一過性内因性精神病・急性精神病遷延型・統合失調症の比較（平均値±標準偏差）

	急性一過性 内因性精神病 （n＝17）	急性精神病 遷延型 （n＝10）	統合失調症 （n＝32）
満田の分類	非定型精神病	非定型精神病	定型分裂病
ICD-10分類	F23	F20	F20
男：女	9：8	6：4	16：16
総BPRSスコア	30.7±8.7	32.0±9.0	39.8±9.2 #
抗精神病薬投薬量 （CP換算mg/day）	787±525	385±265	1035±609 *
運動数	31.6±5.4	31.3±6.6	24.3±7.1 **
総移動距離（cm）	543.1±148.4	538.0±188.6	370.7±143.6 **
再認時探索スコア	5.7±0.9	5.8±1.2	4.8±1.1 **
反応的探索スコア	9.1±1.7	9.3±2.0	7.3±1.8 **

Bonferroniの補正による多重比較　*p＜0.05　**p＜0.01　急性精神病遷延型との比較
#p＜0.05　急性一過性内因性精神病との比較

F20：schizophrenia, F23: acute and transient psychotic disorders

表3 BPRSスコアによる因子分析の結果

	第1因子	第2因子	第3因子
累積寄与率	20.6%	36.8%	50%
感情的引きこもり	0.88*	0.003	−0.02
情動鈍麻	0.85*	0.06	0.02
運動減退	0.78*	−0.02	0.29
思考解体	0.65*	0.56*	−0.02
非協調性	0.59*	0.27	−0.12
衒奇的な行動や姿勢	0.48	0.48	0.15
緊張	0.46	0.12	0.44
思考内容の異常	0.30	0.72*	0.19
興奮	0.006	0.61*	−0.10
誇大性	−0.13	0.59*	−0.01
見当識障害	−0.004	0.55*	−0.04
幻覚	0.26	0.50*	0.11
疑惑	0.35	0.49	0.21
敵意	0.23	0.36	0.14
不安	−0.14	0.05	0.88*
抑うつ気分	0.16	−0.14	0.76*
罪悪感	−0.009	0.01	0.59*
心気的訴え	0.14	0.28	0.52*

*因子負荷量の絶対値が0.5以上の項目

表4 BPRSスコアによる各クラスターの比較（平均値±標準偏差）

	クラスターI (n=16)	クラスターII (n=8)	クラスターIII (n=19)	クラスターIV (n=5)	クラスターV (n=10)	クラスターVI (n=7)
定型分裂病	3	3	11	0	8	7
非定型精神病	13	5	8	5	2	0
運動数	28.6±8.2	25.6±6.0	27.0±5.9	37.8±2.2	25.4±8.1	21.6±8.8
総移動距離（cm）	476.0±183.4	408.2±133.0	438.0±146.6	705.6±60.7	381.9±145.1	334.7±225.8
CSS	6.1±1.1	4.9±0.8	5.2±1.1	6.6±0.5	4.7±1.1	4.4±1.3
RSS	9.3±2.1	7.8±1.7	8.3±1.9	7.4±1.5	7.6±1.6	6.7±1.8
第1因子得点	−0.93±0.21	−0.33±0.48	0.54±0.69	−1.06±0.42	0.68±0.79	0.85±0.97
第2因子得点	−0.42±0.23	−0.62±0.46	0.02±0.40	1.65±0.72	−0.76±0.25	1.50±0.91
第3因子得点	−0.52±0.54	1.52±0.73	0.48±0.54	0.17±0.71	−0.95±0.23	−0.61±0.60
臨床症状	特になし	不安抑うつ症状	陰性欠陥症状と不安抑うつ症状	陽性錯乱症状	陰性欠陥症状	陰性欠陥症状と陽性錯乱症状

クラスターⅤ（n＝10）は第1因子得点が高く，陰性欠陥症状のみ示し，主に定型分裂病群からなり，すべての指標で低値を示した．クラスターⅥ（n＝7）は第1因子と第2因子得点が高く，陰性欠陥症状と陽性錯乱症状の両方を示した．全症例が定型分裂病であり，4指標で最も低い値を示した．

c. HOMALSによるカテゴリー数量化の結果

①満田の記載による分類，②症状評価尺度による類型分類，③RSSによる分類，④性別，⑤発症年齢，⑥一級親族の家族歴，⑦結婚歴を7つのカテゴリー変数とみなし，表5のように，カテゴリー項目を割り当てた．

【満田の記載による分類】統合失調症32例，急性精神病遷延型10例，急性一過性内因性精神病17例，感情障害群6例の4つの疾患群を4カテゴリーとみなした．

【症状評価尺度による類型分類】BPRSスコアから因子分析とクラスター分析によって抽出したクラスターⅠからⅥまでの6つのクラスターを6カテゴリーとみなした．

【RSSによる分類】全対象群のRSSの分布を検討し，スコアが4〜5点の群，6〜7点の群，8〜

表5　HOMALSの結果

カテゴリー変数	カテゴリー（ICD-10）	人数	オブジェクトスコア 第Ⅰ軸	第Ⅱ軸
満田分類	定型分裂病（F20）	32	−0.719	0.232
満田分類	遷延型（F20）	10	0.286	−0.905
満田分類	急性一過性（F23）	17	0.702	−0.196
満田分類	感情障害（F25・F3）	6	1.369	0.824
クラスターⅠ	症状なし	16	0.865	−0.535
クラスターⅡ	不安抑うつ	8	0.086	−0.388
クラスターⅢ	陰性と不安抑うつ	19	−0.301	−0.428
クラスターⅣ	陽性錯乱	5	1.557	1.880
クラスターⅤ	陰性欠損	10	−0.526	0.411
クラスターⅥ	陽性と陰性	7	−1.619	0.898
RSS	4〜5点	6	−1.431	0.151
RSS	6〜7点	19	0.368	0.804
RSS	8〜9点	25	−0.292	−0.052
RSS	10〜12点	15	0.592	−0.991
性別	男	32	−0.090	0.311
性別	女	33	0.088	−0.302
発症年齢	19歳以下	23	−0.679	0.263
発症年齢	20歳〜24歳	25	0.462	0.210
発症年齢	25歳〜29歳	11	−0.060	−1.219
発症年齢	30歳以上	6	0.788	0.352
1度親族家族歴	あり	19	0.782	0.713
1度親族家族歴	なし	46	−0.323	−0.295
結婚歴	あり	16	0.781	−0.209
結婚歴	なし	49	−0.255	0.068

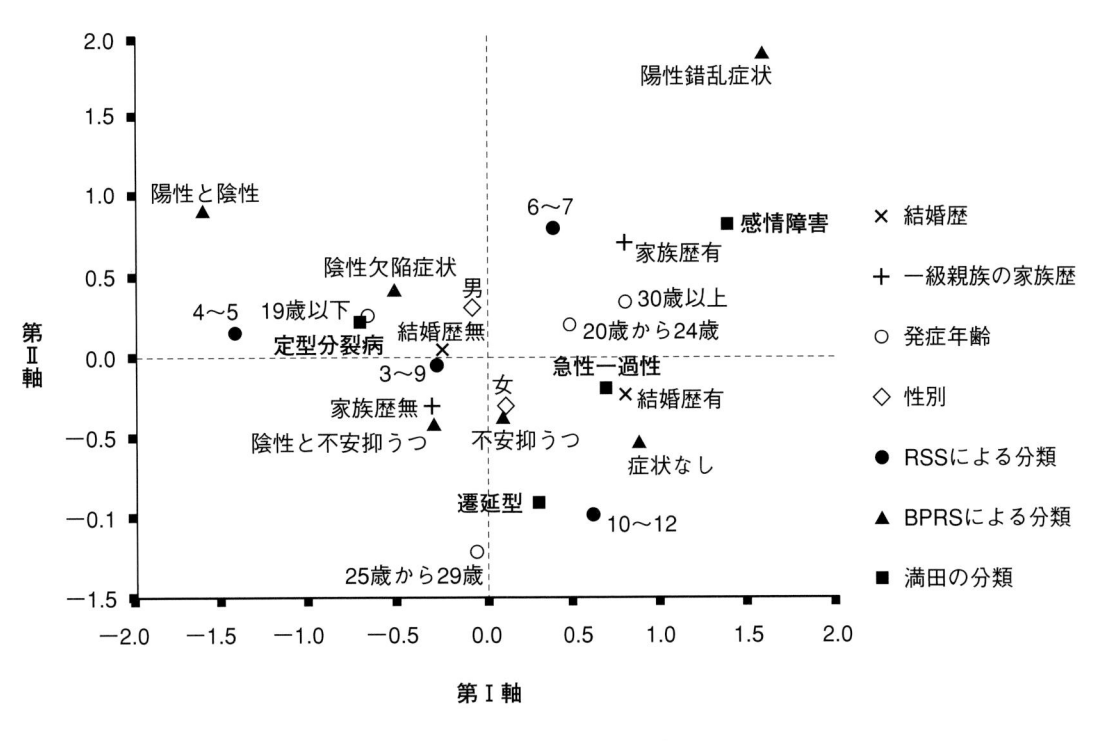

図1 HOMALSによる散布図

9点の群，10〜12点の群に分類し，4カテゴリーとみなした。

【臨床所見による分類】性別を男女の2カテゴリー，発症年齢については，19歳以下，20歳から24歳，25歳から29歳，30歳以上に分類し4カテゴリーとみなした。また，一級親族の家族歴および結婚歴をそれぞれありとなしの2カテゴリーとみなした。

HOMALSの結果は表5に示し，図1としてオブジェクトスコアの散布図を示した。統合失調症のカテゴリーは発症年齢19歳以下と近接し，陰性欠陥症状のクラスターV・RSS 4〜5点の近傍に位置した。一方，急性精神病遷延型のカテゴリーは，RSS 10〜12点・発症年齢25歳〜29歳の近傍に位置しており，統合失調症とは異なる分布を示した。また，急性一過性内因性精神病のカテゴリーは結婚歴ありに近接し，臨床症状のないクラスターⅠの近傍に位置した。感情障害群のカテゴリーは，RSS 6〜7点・一級親族の家族歴ありの近傍に位置した。

3. 考察

a. 急性精神病遷延型の眼球運動所見

満田[14, 15]は，分裂病性精神病を，緩徐に発症し慢性に経過して人格解体を伴う定型群と，急性に発症し，錯乱・昏迷・夢幻様状態を伴うが一過性で人格変化のない非定型群，発症当初に非定型群に近い病像を示すが，最後に何らかの欠陥状態に至る中間型の三つに分類し，それぞれの家系内負因を調査した。その結果，定型群では同型表現を示し，慢性分裂病の負因が高く，一方，非定型群は寛解する分裂病の負因が最も高く，異型表現と

して躁うつ病やてんかんの負因も認められた。また，中間群も非定型群と同じく，寛解する分裂病，躁うつ病，てんかんといった異型表現を示し，定型群と異なる傾向を示した。これらの結果から，満田は中間群を非定型精神病に含め，定型分裂病とは異なる遺伝基盤を持った疾患群であるとした[12]。

林らは，満田の臨床遺伝学的分類を再検討するために，分裂病性精神病患者338名を，満田の記載とICD-10分類から再診断[5]した。その結果，定型分裂病では，約90％がICD-10のschizophrenia（F20）に分類された。一方，非定型精神病ではacute and transient psychotic disorders（F23）が約60％を占めたが，約23％は分裂病症状が1ヵ月以上遷延し，ICD-10ではschizophrenia（F20）に分類された。林らはこのような症例を急性精神病の遷延型として詳細に検討[4]し，満田が中間型として記載した症例との対応を示唆した[5]。すなわち，急性精神病の遷延型は統合失調症に比べ，意識変容，妄想気分，躁うつ症状が多く認められ，病前の社会適応はよく，初発時の誘因や精神病負因は若干高い傾向にあった。

今回，我々は統合失調症と急性精神病遷延型との異同を生理学的に検討するために，探索眼球運動を比較した[2]。その結果，急性精神病遷延型は，ICD-10では同じ類型に分類されたものの，眼球運動では異なった所見を示し，急性一過性内因性精神病と同様，広義の非定型精神病に含まれると思われた。

しかし，満田は，家族内精神病の異型表現という所見から中間型を非定型精神病とみなしており，急性精神病の遷延型と満田の中間型の関連についてはさらに検討が必要である。

b. 症状類型と探索眼球運動の関係

また，症状評価尺度による類型ごとに，定型分裂病と非定型精神病の分布を検討し，探索眼球運動所見を比較した。

クラスターⅠ（臨床症状なし），クラスターⅣ（陽性錯乱症状），クラスターⅤ（陰性欠陥症状），クラスターⅥ（陰性欠陥症状と陽性錯乱症状）の4群は，定型ないしは非定型のどちらかに一方に分布が偏ったことから，これらの類型分類は，統合失調症内の偏倚というよりも，満田の分類による差異を示していると思われた。

また，クラスターⅤとクラスターⅥは，ともに陰性欠陥症状とRSS低スコアが認められ，大部分が定型分裂病であったことから，統合失調症の陰性症状とRSSとの関連を再確認した[8,9]。一方，陽性錯乱症状のみを示したクラスターⅣは，RSSでは低スコアを示したものの，運動数や総移動距離は高い値を示し，全例が非定型精神病であった。

松島ら[13]によると，統合失調症のRSS低スコアは右半球機能障害と関係があり，さらに運動数や総移動距離の低値と前頭葉機能障害の関係が示唆された。また，須賀らのSPECT研究[17]では，定型分裂病の前頭葉機能障害と，非定型精神病の右視床低集積が報告された。そのため，非定型精神病の陽性錯乱症状によるRSS低スコアは，統合失調症の陰性欠陥症状によるRSS低スコアと比較し，脳の限定された部位に原因があると思われた[3]。

c. HOMALSによるカテゴリー分布の検討

HOMALSによって作成したカテゴリーの散布図から，非定型精神病という臨床単位の妥当性について，もう一度検討した。

散布図の第Ⅰ軸では，陰性欠陥症状を伴わないクラスターⅠ，Ⅱ，Ⅳが正の領域に分布し，陰性欠損症状を示すクラスターⅢ，Ⅴ，Ⅵが負の領域

に分布した。また、第Ⅰ軸の正の領域にはRSS 10〜12点のカテゴリーが、負の領域にはRSS 4〜5点のカテゴリーが分布したことから、第Ⅰ軸は、陰性欠陥症状あり【RSS低】⇔陰性欠陥症状なし【RSS高】と解釈できた。さらに、非定型精神病の3カテゴリーは正の領域に、統合失調症のカテゴリーが負の領域に分布し、統合失調症と非定型精神病の相違点の一つは、RSS低スコアを伴う陰性欠陥症状の有無と考えられた[2]。

一方、第Ⅱ軸では、陽性錯乱症状を示すクラスターⅣ、Ⅵが正の領域に、陽性錯乱症状を伴わないクラスターⅠ、Ⅱ、Ⅲは負の領域に分布した。また、第Ⅱ軸の正の領域には、RSS 6〜7点のカテゴリーが、負の領域には、RSS 10〜12点のカテゴリーが分布したことから、第Ⅱ軸は、陽性錯乱症状あり【RSS低】⇔陽性錯乱症状なし【RSS高】と解釈でき、RSS低スコアが一過性の意識変容症状とも関係している可能性が考えられた。また、別の解釈として、RSS 6〜7点のカテゴリーが、一級親族の家族歴ありの近傍に位置しており、RSS低スコアと遺伝負因との関係を示しているのかもしれない[10]。

統合失調症と急性精神病の遷延型はHOMALSでも異なる分布を示した。統合失調症は、陰性・欠陥症状、発症年齢19歳以下、RSS 4〜5点のカテゴリーと類似し、散布図の第Ⅳ象限に位置した。一方、急性精神病の遷延型は、発症年齢25〜29歳、RSS 10〜12点のカテゴリーと類似し、急性一過性内因性精神病のカテゴリーと同じく、散布図の第Ⅱ象限に位置し、統合失調症とは異なる分布を示した。これらの結果から、急性精神病の遷延型は、急性一過性内因性精神病と一括した臨床単位、すなわち非定型精神病とみなすことが妥当であると思われた。

しかし、非定型精神病のうち、感情障害群は、症例数は少ないものの、散布図の第Ⅰ象限に位置し、急性一過性内因性精神病や急性精神病遷延型とはやや異なる分布を示した。さらに、感情障害群のカテゴリーは、一級親族の家族歴ありやRSS 6〜7点のカテゴリーの近傍に位置した。屋良ら[19]によると、一級親族に分裂病のいるうつ病患者のRSSは、親族にうつ病のいるうつ病患者および家族歴のないうつ病患者に比べ、有意に低い所見が得られている。これらの結果から、非定型精神病群のうち、感情障害を示す群はRSS低スコアと遺伝負因を示す可能性がある。

非定型精神病は均一な疾患群ではなく、さらに亜型に細分される可能性がある。

まとめ

今回の報告は、探索眼球運動という認知行動指標や症状評価尺度を用いた多変量解析を通じ、非定型精神病の臨床単位の妥当性を再検討したものである。その結果、急性精神病の遷延型は、統合失調症と類似した類型を示すものの、疾病分類として、満田の非定型精神病とみなすことが妥当であると思われた。

ところが、操作的診断基準では、分裂病症状の持続期間が、ICD-10では1ヵ月間[20]、DSM-Ⅳでは6ヵ月間[1]と機械的に定義されているために、病状が遷延した場合、疾病学的に異なる非定型精神病が統合失調症として診断される可能性がある。

そのため、今後の課題として、急性精神病の遷延症状を厳密に検討するために、精神生理学的指標を時系列データとして経時的に評価する必要がある。村井ら[16]は、意識混濁のある非定型精神病において、神経心理学的検査や脳波検査を縦断的に施行し、器質性精神症候群である急性錯乱状態（acute confusional state：ACS）との関連を報告

した．このように，非定型精神病の特徴的な症状と各種の指標を経過に沿って評価していくことで，非定型精神病の臨床単位は明確になっていくと考えられる．

文　献

1) American Psychiatric Association：Diagnostic and statistical manual of mental disorders, 4th ed. Washington, DC：APA, 1994.
2) 深津尚史，深津栄子，関根建夫，他：非定型精神病の探索眼球運動所見．精神医学 43：1297-1304, 2001.
3) 深津栄子，深津尚史，関根建夫，他：分裂病性精神病の精神生理学的所見に基づく多変量解析；精神分裂病と非定型精神病の相違について．精神医学 44：39-47, 2002.
4) 林　拓二，堀田典弘，須賀英道，他：遷延性経過を示す急性精神病について；ICD-10による3症例の検討．臨床精神医学，28：1147-1157, 1999.
5) 林　拓二，須賀英道，堀田典弘，他：非定型精神病と操作的診断基準．精神科治療学，15：511-518, 2000.
6) 石村貞夫：SPSSによるカテゴリカルデータ分析の手順；第8章等質性分析．東京図書，pp140-155, 2001.
7) 北村俊則：非定型精神病の今日的意義（1）；非器質性精神病症状のクラスター分析．精神科診断学 10：276-299, 1999.
8) Kojima T, Matsushima E, Nakajima K, et al.：Eye movements in acute, chronic, and remitted schizophrenics. Biol Psychiatry, 27：975-989, 1990.
9) 小島卓也，松島英介：精神分裂病における認知機能障害；探索眼球運動による解析．精神経誌 102：445-458, 2000.
10) 小島卓也：精神疾患の生理・生化学的病態．脳と精神の医学 12：303-308, 2001.
11) Leonhard K.：(1999) Classification of endogenous psychoses and their differentiated etiology；revised and enlarged edition（eds Beckmann H）. Springer.：内因性精神病の分類．福田哲雄，岩波　明，林　拓二，監訳．医学書院，2002.
12) 松村人志，堺　俊明：臨床遺伝学からみた分裂病の異種性．最新精神医学 2：25-33, 1997.
13) 松島英介，竹林　宏，小島卓也：精神分裂病患者における探索眼球運動の異常と認知機構．臨床脳波 38：291-294, 1996.
14) 満田久敏：精神分裂病の遺伝臨床的研究．精神経誌 46：298-362, 1942.
15) 満田久敏：非定型精神病の概念．精神医学 3：967-969, 1961.
16) 村井俊哉，十一元三，華園　力，他：急性一過性内因性精神病にみられたacute confusional state様の意識混濁について；神経心理学的検査所見，脳波所見と精神症状との関連．精神医学 38：195-199, 1996.
17) Suga H, Hayashi T, Ohara M：Single photon emission computed tomography (SPECT) findings using N-isopropyl-p-[^{123}I]iodoamphetamine (^{123}I-IMP) in schizophrenia and atypical psychosis. Jpn J Psychiatr Neurol, 48：833-848, 1994.
18) 山岸　洋：非定型精神病再考．精神医学 33：1154-1168, 1991.
19) 屋良一夫，高橋　栄，田辺栄一，他：気分障害患者における精神分裂病素因の抽出；探索眼球運動を用いて．日本大学医学雑誌 58：499-508, 1999.
20) World Health Organization：The ICD-10 Classification of Mental and Behavioural Disorders；Clinical descriptions and diagnostic guidelines. Geneva, WHO, 1992.

（初出）　深津尚史，和田　信，山岸　洋，中東功一，林　拓二：探索眼球運動を用いた非定型精神病の臨床単位の検討―急性精神病遷延型の疾病分類について―．脳と精神の医学 14：41-50, 2003.

第6章 非定型精神病の治療

Ⅰ. 急性一過性精神病性障害あるいは非定型精神病の治療

はじめに

急性一過性精神病性障害（acute and transient psychotie disorders：ICD-10）は，非定型精神病（満田）に概ね一致するとしても，その基本的な概念は大きく異なる。非定型精神病は臨床遺伝学的研究から導かれた疾患概念であるのに対し，ICD-10による概念は症状と経過に基づく類型学的分類と言えよう。

1. 診断

急性一過性精神病性障害は，精神医学がいまだ解決し得ない精神分裂病（あるいは統合失調症）の本質をめぐる難問の中から生じた分類である。精神分裂病が，急性に発症し，比較的短い経過を経て完全寛解し，良好な転帰をとることもあると規定すれば，このようなカテゴリーを設ける必要はない。しかしながら，多くの国々で，急性錯乱（Buoffé délirante），心因性精神病（psychogenic psychosis），反応性精神病（reactive psychosis）分裂病様精神病（schizophreniform psychosis），類循環性精神病（zykloide Psychosen），あるいは，非定型精神病（atypische Psychosen）などの用語がこれまでにも用いられ，分裂病とは本質的に異なる急性精神病の存在が主張されてきた。ICD-10では，本症をいまだ臨床的輪郭が定まらないカテゴリーであるとしながらも，このような精神病の一群を取り出そうとしている。その特徴として，急性発症，症状の多形性，そして急性のストレスが挙げられるが，他の分裂病性精神病と類別するために操作的な基準が用いられ，分裂病症状が1ヵ月持続すると精神分裂病とされ，妄想などの症状が3ヵ月持続した場合は持続性妄想性障害などの診断に変更されている。

言うまでもなく，精神医学的な疾患もまた，本質的な特徴によって分類されるべきである。しかしながら，ICD-10のこの分類は極めて人為的なものであって，持続期間の長短は疾患の本質的な差異を示すものではない。とはいえ，急性精神病の本質的な特徴が見出されえない現状では，とりあえず，このような分類を行わざるを得ないのであろう。

本症は，さらにいくつかの亜型に分けられる。すなわち，急性多形性精神病性障害は分裂病症状を伴うものと伴わないものに分類される。これらは，フランスにおける急性錯乱やクライスト（Kleist K）やレオンハルト（Leonhard K）による類循環性精神病と類似する。満田の非定型精神病の中核群もまた，この群に包含されよう。この多形性の症状は，強度の恍惚，あるいは不安と過敏性を伴う情動の混乱であり，これらの症状が刻々

と変化する。著者らの研究によれば，分裂病症状を伴わないものと比較して，分裂病症状を伴うものでは初回発症時の誘因は少なく，家族になんらかの精神病の負因が認められる場合が多い。亜型の一つである急性分裂病様精神病性障害では，初回発症時の誘因がとりわけ多く認められ，反応性あるいは心因性精神病とされるものと重なるのかも知れない。

満田は，非定型精神病と分裂病との間に，再発を繰り返しながらなんらかの欠陥状態に陥る「中間型」を置いていた。しかし，家族内精神病の研究から遺伝様式の類似が示されたことから，「中間型」は非定型精神病の中に包含されるようになった。このような事情から，非定型精神病（満田）の概念では，必ずしも予後良好と言えるものではない。満田はさらに，臨床遺伝学的研究に基づいて，非定型精神病が躁うつ病（感情障害）やてんかんと関連していることを見出している。抗うつ剤や抗躁剤，あるいは抗てんかん剤が，非定型精神病などの急性精神病に使用されるのは，このような事実に基づいており，この研究の意義は大きい。当然ながら，分裂感情障害（ICD-10）もまた非定型精神病に包含される。

2. 治療

治療の原則は十分な睡眠と安静である。このような看護が家庭で行われるならば，少量の抗精神病薬による外来治療が可能な場合もある。しかし，多くの症例では，幻覚や妄想などによる奇異な行動や興奮が著しいため，入院治療が必要となる。精神科専門施設では，保護的な環境とし，刺激をできる限り少なく，安静が保たれるようにする。そこでは，何よりも，看護の困難さにもかかわらず，あたたかく見守ることができる看護職員の存在が重要である。

本症は，基本的に比較的短期間の経過で寛解すると定義される。疾病の自然な経過に従えば，薬物療法を行わなくとも完全寛解し，感情の平板化や意欲低下，思考障害などの残遺症状を認めない。しかしながら，急性期の症状を軽減して看護を容易にし，病相を短縮して早期の社会復帰を考えるならば，精神科薬物が必要となる。

急性期では，これまでクロールプロマジン（Chlorpromazine），パーフェナジン（Perphenazine），ハロペリドール（Haloperidol）などが使用され，興奮が著しい場合には，ゾテピン（Zotepine）やレボメプロマジン（Levomepromazine）が併用されてきた。しかし，近年では，新しく発売された非定型抗精神病薬が多く使用されている。しかし，その効果にはさほどの差異は無いようである。

本症に特異的に用いられ，再発予防などが期待される薬物としては，カルバマゼピン（Carbamazepine）やバルプロ酸（Sodium varproate）などの抗てんかん剤，あるいは抗うつ薬やリチウム（Lithium）などがある。抗てんかん剤が本症にしばしば用いられるのは，日本のみならず世界的な傾向である。このことは，非定型精神病の概念の中にてんかんとの密接な関係を考える日本の研究者の功績といえよう。電気けいれん療法もまた，本症にはきわめて有効な治療法である。とりわけ，症状が激しく，幻視や夢幻様体験，激しい不安や恍惚感，制止や興奮などによって意識のなんらかの病態が考えられる場合には，劇的な改善が期待される。

維持療法としてカルバマゼピンやパーフェナジンが用いられる。しかし，でき得る限り少量にして，眠前に1回，パーフェナジン（4mg）だけと

することもある。寛解後は投薬せずという研究者（レオンハルトはその著書で繰り返し主張している）もいるが，筆者は，再発の不安が無くなるまでの投薬と外来通院を勧めている。

文　献

1) 福田哲雄・岩波　明・林　拓二，監訳：内因性精神病の分類（Karl Leonhard：Classification of endogenous psychoses and their differentiated etiology). 医学書院，東京，2002.
2) 林　拓二，須賀英道，堀田典裕，他：非定型精神病と操作的診断基準. 精神科治療学 15（5）：511-518, 2000.
3) 林　拓二，堀田典裕，須賀英道，他：遷延性の経過を示す急性精神病について－ICD-10による3症例の検討－. 臨床精神医学 28（9）：1147-1157, 1999.

（初出）　林　拓二：急性一過性精神病性障害（非定型精神病），新精神科治療ガイドライン. 精神科治療学 20, 112-113, 2005.

Ⅱ．非定型精神病

　幻覚や妄想，あるいは奇異な行動の異常があり，脳の器質性疾患や脳に影響を与える身体疾患が否定されれば，おおむね統合失調症とされる。しかし，この統合失調症は症状にしろ経過にしろ極めて多様であり，その中には，慢性に経過し何らかの欠陥状態を示すものから，急性発症して完全に寛解するものまでが含まれる。それゆえ，これらが単一の疾患であるとはとても思われない。そこで，生物学的な所見によって疾患単位を確立しようとする研究が，これまでも，多くの研究者によってなされてきた。この流れの中で，日本において独自に発展をしてきたのが，統合失調症を定型群と非定型精神病（atypical psychoses）とに分類し，とりあえず2群の独立した疾患を仮定する立場である。

　一般に，非定型精神病は幻覚妄想状態として急性に発症し，数週から数ヵ月程度の病相期を経過して寛解する。寛解後に投薬を中止しても（当分の間は）再発しない症例もあるが，再発を繰り返す場合が多い。人格レベルは発病前と同程度に保たれる傾向にある。病像は多彩であり，気分の障害を伴うほかに，なんらかの意識障害と脳波異常（多くは徐波）が出現しやすい。急性増悪時には興奮や錯乱状態で救急外来を受診するが，その病像の重篤さにもかかわらず，家族は「時々，調子を崩しますが，2ヵ月も入院させてもらえればすっかり良くなります」と，その経過まで予想して見せることがある。病前性格は，定型群と異なって対人的な疎通性に問題はなく，無邪気で"乗り"の良い人物であることが多い。家族負因に関しても，定型群には負因が少ないのに対し，非定型精神病では負因の見られることが多く，家族に急性精神病がみられたり，あるいはてんかんや精神遅滞者が見られることもまれではない。

　治療に関しては，病状に応じて薬物を選び，幻覚妄想症状が主な場合には抗精神病薬，躁うつ病に類した場合にはリチウムや抗うつ薬を用いる。また，カルバマゼピンなどの抗てんかん薬を単独あるいは併用で用いると効果が得られることもある。さらに，甲状腺製剤や女性ホルモンが奏効する場合があり，内分泌障害との関連が疑われるケースも存在する。わが国では，思春期の女性で生理周期と関連して精神症状が現れる病態を"若年周期性精神病"と呼んできたが，これは非定型精神病の一型と考えられる。いずれにせよ，非定型精神病はその症状の激しさから，精神科医が対応する以外の選択はない。

　非定型精神病は，国際的診断基準では独立した疾患として扱われていない。しかし，わが国の満田（元大阪医科大学精神医学教室教授）の臨床遺伝学的研究，鳩谷（元三重大学精神医学教室教授）らによる内分泌的研究に続き，筆者らによる脳画像や精神生理学的な研究によって，次第にその輪郭が明らかとなってきている。海外でも，クライ

ストやレオンハルトの研究を継ぐヴュルツブルグ大学のベックマン教授らが精力的な研究を行っており，いつの日か，現在の診断基準が全面的に書き直される日がくるに違いないと考えている。

(初出)　林　拓二：非定型精神病．臨床研修プラクティス 2：24, 2005.

第7章　まとめにかえて

Ⅰ．非定型精神病と精神科診断学

はじめに

　私が大学を卒業したのは，70年安保闘争直後の混乱の時期であり，精神医学もまた混迷を深めていた時代でした。その頃は，クーパーとかサス，あるいはレインといった「反精神医学」者の著作がもてはやされていました。確かに，精神医学が100年をかけて研究を続けてきたにもかかわらず，精神分裂病に存在すると期待された器質性所見が確認されず，分裂病という疾患そのものの存在を疑う意見も少なくありませんでした。しかし，私は，卒業と同時に七山病院という単科の精神病院に就職し，「分裂病」と呼称される患者さんの慢性期の状態を見るにつれ，これらの患者さんの脳にはやはり，なんらかの器質的な所見があるのではないかと考えるようになりました。私のこのような印象は，臨床の現場で，患者さんと真摯に向かいあっていた多くの精神科医が持っていたものとほとんど同じであったであろうと思います。

　私はそれ以来，この分裂病とされる謎に満ちた疾病に興味をもち，一貫してその臨床と研究に従事して参りました。民間の精神病院では13年間，患者さんとともに過ごし，2年間の留学の後は，愛知医大で分裂病性精神病のCTやSPECTを用いた画像研究を行いました。もちろん，これは，私が師事した大阪医大の満田先生の研究を継ぐものであり，彼が非定型精神病と呼ぶ一群の疾患が，定型分裂病群とは遺伝的に異なるものであることを示唆してより始まった内因性精神病の分類と診断の問題を，さらに精緻にし，妥当性のあるものにしていこうとする研究の一部であります。

　この10年間，精神分裂病の生物学的研究は一挙に遺伝子に向かい，精神科診断学が根本的に変革されるかもしれないとの期待も生じました。しかし，現在に至ってもなお，その成果には見るべきものがありません。時代は再び振り出しに戻り，精神分裂病（統合失調症）とは何かという，根本的な問いに向かっているようにも思われます。私はこれまで，精神科医として37年間を過ごしてきましたが，精神分裂病は一つの疾患ではなく，臨床的にもいくつかの疾患に分類されるに違いないと確信しております。世界標準である診断基準（DSM-Ⅳ）の限界が明らかになりつつある現在，分裂病研究の突破口となるのは，丹念に症例を観察し分類する作業に基づく生物学的研究であろうと思われます。本日の講演では，私が研究を始めるきっかけとなった満田先生の研究を踏まえながら，非定型精神病を中心とした内因性精神病の分類についてのお話をさせていただきたいと思います。

1. 非定型精神病と考えられていた症例

まず，最初に私が経験した1症例を御紹介したいと思います。これは，私が七山病院で経験し，医師になって10年目にはじめて論文にした症例です。満田先生は私が書いた原稿を，心筋梗塞で入院した際にもベッドの中で手を入れていただいていたようで，先生が亡くなられたあと，この原稿は行方不明になっておりました。しかし，奥様から大事なものをお預かりしていたようでと送っていただきましたので，「臨床精神医学」誌に投稿いたしました（図1，林　拓二：類循環性精神病の病像を呈した特発性副甲状腺機能低下症の1例．臨床精神医学　9：107-115，1980）。その後，満田先生の追悼集会ともなった第3回生物学的精神医学会（京都）で，さらに2年間の臨床経過と血清電解質の検査値を観察した結果を発表いたしました（図2）。

この患者さんは当時43歳の男性で，18歳時に発症してより頻回の躁うつ症状が繰り返される中で，30歳時にはけいれん発作も認められ，錯乱状態の時には幻聴も見られました。「いわゆる」非定型精神病，あるいはレオンハルト（K. Leonhard）の分類で言えば類循環性精神病と考えられるもので，頻回の入退院を繰り返しておりました。しかし，血清カルシウムの低値とリンの高値が偶然に見いだされ，診断のためにいくつかの検査を行いました。当時の最新鋭の診断機器であるCT検査やエルスウォード・ホワード検査，さらに副甲状腺ホルモンの直接定量も行いまして，両側基底核の石灰化などの所見も認められ，確定診断は特発性副甲状腺機能低下症といたしました。それから，当時治験薬であったアルファロールを投与しまして，血清カルシウムとリンの改善を図りますと，結果は非常に良好で，精神状態の改善は予想以上でした。そこで，特発性副甲状腺機能低下症に基づく症状性精神病と考えてよいであろうと結論いたしました。

治療開始から約1年後，急激な血清カルシウムの低下がみられ，精神症状も悪化したことがありますが，これは単純なミスの結果であり，1マイクログラムのカプセルと，0.25マイクロのカプセルを間違って服用させていました。このことにしばらく気がつきませんでしたが，意図せずして，

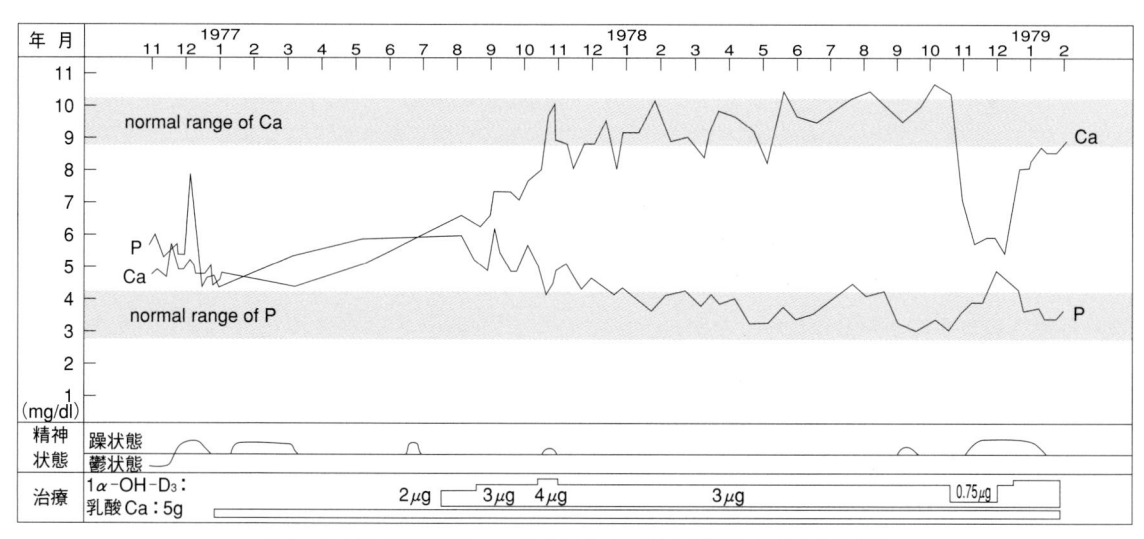

図1　類循環性精神病の症状を示した副甲状腺機能低下症の経過

図1

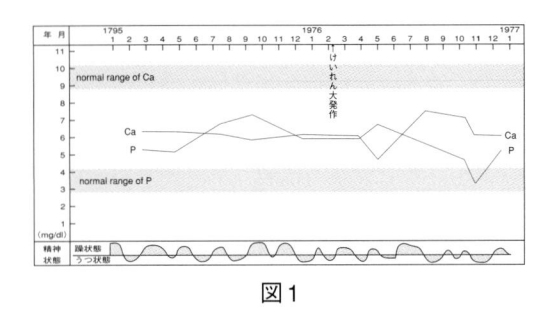

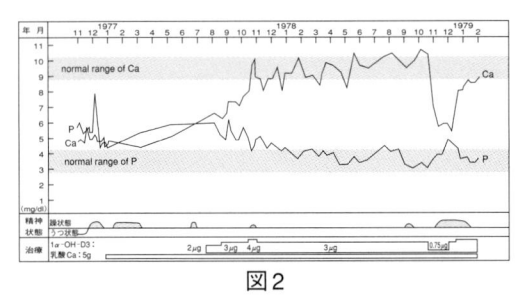

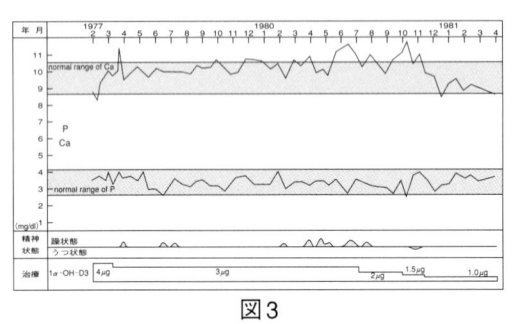

図2

図3

図2　第3回日本生物学的精神医学会
　　　（京都：1981.10.23・24）抄録集より

病状と血清カルシウムとの相関が明らかになったという得がたい結果が得られました。

　このような症例を最初にお示ししましたのは，同じ非定型精神病の病像を示す場合でも異なる疾患の可能性があることを示したかったからです。症状性精神病は意識のなんらかな変容をきたし，軽い場合の感情障害から重度の錯乱状態までの様々な病像を示しますし，このような患者において，もし原因がわからなければ非定型精神病に分類されます。それ故に，たとえ非定型精神病とさ

れていても，身体的な所見が見出されれば，その原因に基づく身体疾患として正しい診断が下されることとなります。診断は症状ではなく，その原因，すなわち，病因によって行われるべきであることに異を唱える人はいないでしょう。しかし，残念ながら内因性精神病はその原因がなお不明ですから，原因による診断ができません。そこで，症状の違いによる分類をするしかないのですが，症状が同じでも異なる疾患であるかも知れず，また異なる症状でも同じ疾患から生じているかもしれません。このように，症状だけに基づいている限り，我々の診断は暫定的なものであり，本来の意味の診断とは言えません。現在，一般的に使用されているDSMやICDなどの操作的診断は，このような限界を有することを銘記しておく必要があります。

2. 精神症状と分類，そして診断

　私は，京都大学の精神科病棟の庭が気に入ってよく散策しております。今はもう季節は過ぎましたが，5月頃はムラサキカタバミがたくさん咲いておりました。私が歩いておりますと，躁病の女性の患者がついて歩き，「先生，最近気付いたのだけど，この庭にはムラサキカタバミが2種類あるよ」と教えてくれました。確かに，葉っぱを見るとどちらも三つ葉で，まったく区別ができません。しかし，花を見ると，色が少し違っています。一方は薄いピンク色ですが，一方は赤みを帯びております。しかし，庭のあちこちで観察しておりますと，ピンク色の花も日陰に咲いていると赤みが増し，赤紫の花も日当たりのよい場所ではピンク色に変わります。そこで，この花の色が本質的な違いなのかそれとも育った環境によるものかに

ついては，なお判断がつきません．ただ，おしべの薬をみると，日当たりに関係なく，ピンクの方は白色であり，赤紫の花は黄色ですので，これらはやはり別な種類と考えたほうがよいかと思います．

この2種類のムラサキカタバミが，明らかに異なるということは，根っこを掘り起こした時にわかりました．地上の葉っぱや花の形では区別できないときも，この根っこを見れば明らかです．昔からのムラサキカタバミは小さな球根が集まっていてポロポロとこぼれるのですが，もう一方のカタバミは岩盤のような塊の根っこを持っています．本で調べますと，この種類はムラサキカタバミとは呼ばずに，イモカタバミと呼ぶようです．遺伝子レベルの検索を行えば，これらが異なる種類であることは容易に確認されるのだろうと思います．

私が満田先生に初めてお会いしたとき，よく似た話をされました．「よく似た花も，詳しく見ていけば違いがわかってくる．妄想や幻覚などの症状が同じように見えても，病気の種類によって違いがあるはずだ」と．そして，「精神病理学は，まだまだしなければならないことがたくさんある．症状をもっと細かく見ていかなければならない」と仰しゃり，私に実証的な精神病理学の研究を勧められました．

植物の分類学では，表現型に基づく任意的分類から，普遍的・基礎的な特徴に基づく合理的分類となり，最終的には系統発生的な観点に基づく自然な分類が行われるべきであると考えられております．精神疾患の分類においても，症状や経過に基づく分類がとりあえず行われていますが，精神医学が科学であろうとすれば病因による自然な分類を目指す必要があります．このことは，遺伝と臨床症状から内因性精神病の分類に迫り，精神医学を科学に近づけようとした満田先生の基本的な立場を表しているものです（表1）．

表1 生物学の分類と精神疾患の診断

	生物学の分類	精神疾患での分類
任意的分類	……表現型	……臨床症状
合理的分類	……普遍的特徴	……臨床経過
	……根本的特徴	……身体病理
自然的分類	……系統発生的関係	……病因（遺伝関係）

3．非定型精神病の症例

ここで，本日の話に戻りたいと思います．

非定型精神病は疾患として存在するのか？それとも存在しないのか？

満田先生は，非定型精神病が疾患として存在する可能性を示唆しました．そして，多くの精神科医が満田先生の主張を裏付けようと努力してきました．しかし，なお確固とした証拠を見いだしたとはいえません．大阪医大で心理学の教授をしていた越賀一雄先生は，私によく「非定型精神病がないという研究をしましょう」と持ちかけられました．そして，「非定型精神病は，結局は分裂病なのですよ」と言っておられました．越賀先生の話しぶりから見て，いつもの冗談かもしれませんが，これは，なお決着をつけなければいけない問題なのです．

ここで，私がながらく見ている症例を示したいと思います．

症例1の女性の患者さんは，27歳に発症し，47歳までの20年間に計9回入院しております．ちなみに，主として症状からエピソードごとに診断するICD-10を用いますと，それぞれの病相は「精神病症状を伴う重症うつ病エピソード（F3）」1回，

「急性多形性精神病（F23）」4回，それに病相が長期間持続して「妄想型分裂病（F20）」と診断されたことが4回となっております。ICD-10では，分裂病症状が1ヵ月を超えて持続すると精神分裂病に変更するという取り決めがありますので，この症例は分裂病という診断になります。しかし，この患者さんは病状の極期には錯乱状態となることが多く，この間，2回の病相において，けいれん発作が見られました。現在，何とか家事を行える状態で，やや児戯的な印象は受けます。しかし，若い精神科医にカルテを見せずに印象を聞きますと，「うつ病なのですか」という答えが返ってきて，分裂病の疑いを持つことは無いようです。

なお，この症例の母親も精神病院への入院歴があり，私は岐阜の山奥の精神病院にまで調べに行ってまいりました。カルテを見れば，本人ときわめて類似した錯乱状態を何回か繰り返していました。しかし，現在は完全寛解しております。弟は緊張病性の病状を示す分裂病で，私が主治医として治療しておりました（**表2**）。

2例目は男性症例です。15歳で発症して以来，31歳になるまでに，計10回の入院治療を行っています。これを，病相ごとにICD-10で診断いたしますと，病相の持続期間から「妄想型分裂病（F20）」と診断されることが4回あり，「急性一過性精神病（F23）」が3回あり，「混合性不安抑うつ障害（F4）」も2回ほど見られています。この患者の特徴は，「頭が冴える」と言い出すや，急激に幻覚妄想状態となり，極期では意識清明とは言い難い病像を示します。しかし，その後は完全寛解に至りますので，我々はこの症例も，定型の分裂病とは考えておりません。

この患者さんもまた，叔母が周期性の精神病に罹患しており，姉もまた私が主治医でして，強迫

表2　臨床症状と経過およびICD-10による診断　症例1．女性

入院	年齢（歳）	入院期間	病相期間	臨床症状	退院時の状態	ICD-10での診断
1	27	2M	1M	妄想知覚，被害関係妄想，夢幻様体験	完全寛解	分裂病症状を伴う急性多形性精神病性障害（F23.1）
2	34	2W	3D	けいれん，完全寛解 もうろう状態（妊娠9M）		分裂病症状を伴わない急性多形性精神病性障害（F23.0）
3	35	2M	2M	抑うつ気分，被害関係妄想，罪業念慮，自殺念慮	軽うつ状態	精神病症状を伴う重症うつ病エピソード（F32.3）
4	37	3M	3M	自殺企図，興奮・錯乱，命令・指示性幻聴（約1M）	軽うつ状態	分裂病症状を伴う急性多形性精神病性障害（F23.1）
(外来)	39		短期間	軽うつ		
5	40	9M	12M	興奮・散乱，昏迷，被害・誇大妄想・命令・指示性幻声	幻声の持続	妄想型分裂病（F20.0）
(外来)	42		2W	軽躁		
6	43	3M	4M	興奮，指示性幻声	完全寛解	妄想型分裂病（F20.0）
7	44	6M	7M	興奮・錯乱，幻声の持続 散乱，人物誤認		妄想型分裂病（F20.0）
8	44	2M	2M	けいれん2回，命令・指示性幻声・拒食，拒絶症	完全寛解	分裂病症状を伴う急性多形性精神病性障害（F23.1）
9	47	5M	5M	興奮・錯乱，衝動行為，命令・指示性幻声	完全寛解（児戯的な傾向）	妄想型分裂病（F20.0）

症状を主として示すものの，時に急性一過性の幻覚妄想状態が見られ，きわめて多彩な病像を示しました。

これらの症例のように，症状と経過という臨床レベルで見ると，てんかんなのか，うつ病なのか，あるいは分裂病なのかが常に議論されなければならない一群の症例が確かに存在いたします。

4．精神医学の体系について

ここで，伝統的精神医学が精神病をどのように理解してきたかを，簡単に説明しておきたいと思います。

我々は，神経症，性欲の異常，そして性格異常，知的障害などを，正常の範囲からの偏倚と考える一方で，精神病は，脳に何らかの障害があるか，あるいは身体の障害が何らかの影響を脳に及ぼした結果と考え，「身体に基盤のある精神病（器質性精神病や症状性精神病）」と見做しています。このような理解の中で，身体的な原因が今なお見出せない躁うつ病や分裂病，そして一部の「てんかん」も，おそらくは「疾患による結果」であろうと考え，とりあえず「内因性」精神病と呼称してきました。すなわち，これらには幻覚や妄想，さらには特異な行動異常が見られ，これらの症状が正常で認められるものとは質的に異なっていて，心理学的には了解できない症状であること，そして，これらの症状が，器質性精神病や症状性精神病の，いわゆる「身体に基盤のある」精神病においても認められることから，これらの疾病にも脳になんらかの病変があるに違いないと仮定しています。

それ故に，「内因性」精神病は，そこに何らかの原因が見出された場合には，身体に基盤のある精神病の中に包含されることになります。残念ながら，その時期を予想することはまだできませんが，「てんかん」という大きな領域が，今では器質性精神病に分類されるようになったように，躁うつ病や分裂病という「内因性」精神病もまた，同じような経緯を経て，その領域を縮小し，次第に消滅するであろうことが期待されます（図3）。

正常からの偏倚か，それとも疾患による結果か？

正常
　神経症
　　性欲の偏倚
　　　性格異常
　　　　知的障害

内因性精神病？

身体に基盤の
ある精神病

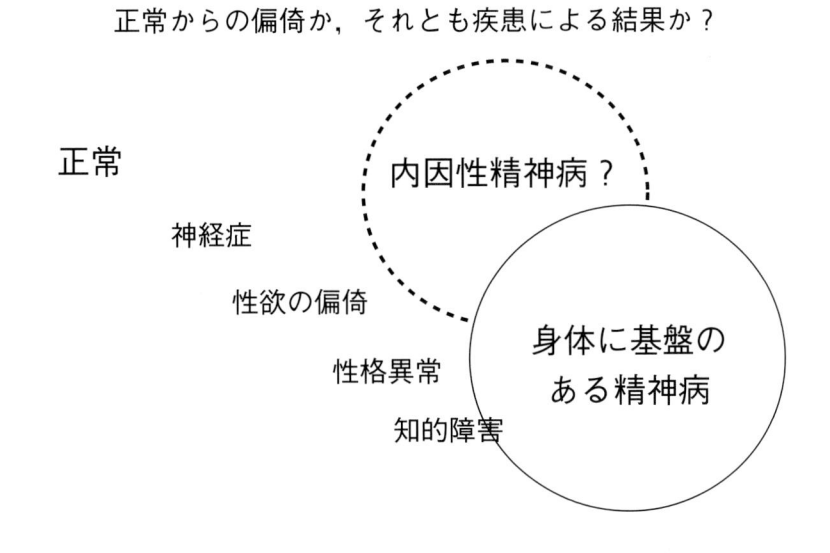

図3　伝統的な精神医学の理解

このような事情から，図3では「内因性」精神病を実線ではなく，点線で囲っておきました。このような理解は，シュナイダー（K. Schneider）によって記載されたあと，フーバー（G. Huber）に受け継がれ，彼の教科書（林　拓二，訳：精神病とは何か．新曜社）に精神医学の3分体系として記述されています。いまから40年ほど前の「反精神医学」の時代には，この伝統的な理解にさえ異議申し立てがあり，精神医学はその根底を揺さぶられました。しかし，現在では，多くの精神科医が，この枠組みを受容しているように思われます。私は，この基本的な枠組みが，今後も大きく変わることはないだろうと思っています。ただ，学問の展開によっては，マイナーな変更が必要とされるかも知れません。この図において，私は，性格障害や知的障害を身体に基盤のある精神病の近縁に布置しましたが，その理由は，知的障害のみならず，神経症や性格障害の一部には身体的な原因を有する疾患が含まれ，これらのすべてが，必ずしも正常からの偏倚と考えられるものではなくなってきたからです。

5. 内因性精神病に関する5つの代表的な見解

さて，このような内因性精神病を，クレペリン（E. Kraepelin）は症状と経過の相違に基づいて，分裂病と躁うつ病とに二分しましたが，その後もなお，どちらとも診断し難い中間的な症例が多数存在することが知られておりました。そして，多くの研究者が様々な見解を述べ，様々な解釈を行って参りました。ここでは，その代表的な見解を5つにまとめて示したいと思います（図4）。

まず，第一にあげられるのは，伝統的な精神医学として一般によく知られているシュナイダーの見解であると思われます。ここでは，分裂病の診断に一級症状を重視するため，分裂病症状の他に感情病症状が認められるにしても，また経過が良くて，完全寛解に至る症例の場合でも，分裂病の枠内に含められます。ただ，シュナイダーは分裂病の原因がなお不明な現在，鑑別診断学は不可能であることを繰り返し強調しており，現在行われているのは鑑別類型学にすぎないとしております。このように，シュナイダーは臨床にきわめて

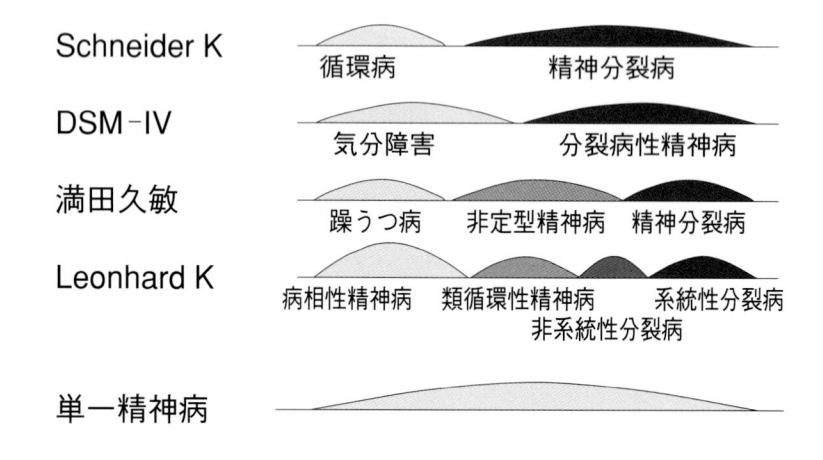

図4　内因性精神病に関する5つの代表的な考え方

忠実な姿勢を堅持しており，診断における限界を謙虚に認めております。

第2の立場は，今日一般に使用されているDSMなどの操作的診断基準によるもので，大感情障害に精神病像を伴うものという概念が提唱され，一級症状である作為体験などが存在したとしても，感情障害に含める傾向にあります。しかし，これらもまた中間的な症例を分裂病に含めるのではなく，躁うつ病の方へ移し替えたにすぎません。また，短期精神障害，分裂病様障害もまた，症状の持続期間のみで任意に分類しているに過ぎず，基本的にはシュナイダーと同様な類型学にすぎません。

クレペリンの2分律に異を唱え，これらを独立した第3の疾患群として考えたのが，満田やレオンハルトの立場です。満田は，ここに「非定型精神病」という疾患群を想定し，レオンハルトは「非系統性分裂病」や「類循環性精神病」という「系統性分裂病」とは異なる疾患群の存在を主張しております。ここで特に注意しておかなければならないことは，これらがAtypische Psychosenとか，あるいは，Unsystematische SchizophrenienやZykloide Psychosenなどの複数形で使用されていることです。このことは，これらが単一の疾患ではなく，いくつかの疾患から構成されていることを示しております。

ここに，類似の立場として，分裂病と躁うつ病との間に合併を考えるクレッチマー（E. Kretschmer）ら（チュービンゲン学派）の見解があります。彼らはこれを混合精神病（Mischpsychose）と呼びました。しかし，分裂病と躁うつ病との遺伝学的な合併は，あるとしてきわめて珍しいものであり，満田は彼の遺伝研究においてその可能性を否定しております。このクレッチマーの立場は，分裂病と躁うつ病という2つの疾患の存在を前提にしている点で，クレペリンの2分律の枠内から大きくはずれるものではなく，満田やレオンハルトの立場とは全く異なったものと言ってよいかと思います。

最後に，近年とみに注目を集めている単一精神病の立場があります。これは，躁うつ病にしても分裂病にしても，ある一つの原因によって生じる疾患が示すその時々の表現型にすぎないとする立場であり，東京女子医大の千谷七郎教授の他，コンラッド（K. Conrad），ワイトブレヒト（HJ. Weitbrecht），ヤンツァリク（W. Janzarik），最近ではクロー（TJ. Crow）などの多くの研究者によって主張され，ボン大学のフーバー教授にしましても，分裂病と躁うつ病（循環病）との間の基本的な差異を認めず，単一精神病論に近い立場をとっているように思われます。

非定型精神病と単一性精神病との関係を，千谷門下の岩井一正先生の御意見を取り入れて考えてみると図5のようなものとなります。非定型精神病を内因性精神病の中核群と考えれば，周辺には自閉性精神病（分裂病），循環性精神病（躁うつ病），それに痙攣性精神病（てんかん）が配置されることになります。ここでは，それぞれの病態が病因的に区別しうるかどうかが問題となりますが，単一精神病の立場からすれば，症状は連続的につながっており，単一の原因による症状スペクトラムと考えることになります。我々はこれまで，それぞれの境界を明らかにしようと試み，それらしい結果を得ましたが，いずれもエビデンスとしては弱いものであり，自然な境界が示されたとは言い難いと思っています。我々はまだまだ多くの研究を必要としていると考えています。

このように，従来の枠組みのなかには納まりがたい症例をどのように理解するかは，クレペリンによる診断体系が出来上がった後も，あるいはク

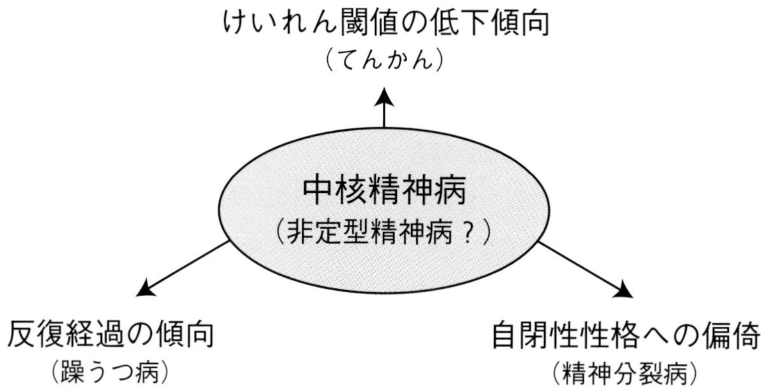

```
         けいれん閾値の低下傾向
             （てんかん）
                 ↑
           ┌─────────┐
           │ 中核精神病 │
           │(非定型精神病？)│
           └─────────┘
          ↙            ↘
   反復経過の傾向        自閉性性格への偏倚
    （躁うつ病）          （精神分裂病）
```

図5　単一精神病と非定型精神病

レペリンの診断体系が出来上がったからこそなお，精神医学の重要な問題となり，これまでも繰り返し議論されてきました。これらをクレペリンの枠内に納めておくべきなのか，あるいはクレペリンの枠そのものを壊してしまうべきなのか，あるいは別の入れ物を新しく作った方が良いのかは，なお未解決の問題であり，我々はこれまで，満田の非定型精神病の概念を再検討するなかで，この問題を検証しようと努めてまいりました。そこで，この第3の立場について今少し詳しく説明しておきたいと思います。

6. 満田とレオンハルトの立場の相違

クライスト（K. Kleist）は，神経因性＜Neurogen＞疾患，いわゆる内因性精神病を分類し，分裂病，躁鬱病（Zirkuläres Irresein：Gemütskrankheiten），パラノイア（Paranoia），てんかん（Epilepsie）を定型精神病とし，類循環性精神病（Zykloide Psychosen），類パラノイア精神病（Paranoide Psychosen），そして類てんかん精神病（Epileptoide Psychosen）を周辺群として取り出し，これらを非定型精神病（Atypische Psychosen）という名称で一括しております。クライストはウェルニッケ（C. Wernicke）の門下であり，ウェルニッケはクレペリンの最大のライバルでした。そこで，クライストはウェルニッケの志を引き継ぎ，終生クレペリンの体系を承認することはありませんでした。このクライストの弟子になるのがレオンハルトです。そして，満田もまたこのクライストから大きな影響を受けており，満田の非定型精神病の概念はその多くをクライストに負っていると言えるかと思います。

しかし，レオンハルトと満田との間には，かなり大きな相違が認められます。満田は，今では精神疾患と言うよりも神経疾患と見なされているてんかんと，非定型精神病との密接な関係を考えています。ここには，クライストの影響が窺われ，既に述べたように，クライストは類てんかん精神病を取り出して非定型精神病の中に含めております。一方，レオンハルトはてんかんとの関係には全く言及しておりません。この点が，両者の大きな相違として挙げられます。また，満田の言う中間型の取り扱いにも相違が認められます。満田は，研究を始めた当初，定型分裂病と非定型精神病の

間に中間型という病型をおき，それぞれについて遺伝様式を調査したのですが，結局，遺伝様式の類似から中間型を非定型精神病に含めました。しかし，レオンハルトは満田の中間型に類似した病型を「類循環性精神病の悪性の親戚」という表現をしながらも，「非系統性分裂病（unsystematishe Schizophrenien）」としてあくまでも異なる疾患だと主張しております。そして，類循環性精神病とされる不安恍惚性精神病（Angst-Glücks-Psychose），興奮ー制止性錯乱精神病（Erregt-gehemmte Verwirrtheitspschose），多動ー無動性運動精神病（Hyperkinetisch-akinetische Motilitätspsychose）のそれぞれに，感情負荷パラフレニー（Affektvolle Paraphrenie），カタファジー（Kataphasie od Schizophasie），周期性緊張病（Periodische Katatonie）を非系統性分裂病として対応させております。

このように，満田とレオンハルトとは多少の相違を示すものの，互いにクライストの影響を強く受けているという関係から，ウェルニッケ-クライスト-レオンハルト学会という学会が1989年に設立され，私を含め満田の流れを汲むものが参加しています。このウェルニッケ-クライスト-レオンハルト学会を主宰しているのが，ヴュルツブルグ大学のベックマン（H. Beckmann）教授で，彼らのグループはこれまでもレオンハルトの分類について精力的に研究し，双生児研究などから，「非系統性分裂病」の独自性を主張しております。

ここに取り上げておいたのは，ベックマン教授のグループが1996年にネルフェン・アルツト（Nervenarzt）誌に投稿した双生児研究のデータ（Franzek E & Beckmann H, Die genetische Heterogenität der Schizophrenie. Nervenarzt 67：83-94, 1996）です（**表3**）。彼らはレオンハルトの分類とDSM-Ⅲ-Rを用いて一卵性双生児と二卵性双生児の一致率を研究し，DSMによる診断と較べ，レオンハルトの分類を用いた時にきわめてきれいな結果が得られたとし，彼らの診断の優位性を主張しており，そこでは，周期性緊張病などの非系統性分裂病の一致率は，一卵性で88％（狭義）と100％（広義），二卵性では17％（狭義）と50％（広義）であるのに対し，系統性分裂病では一卵性双生児の症例はなく，二卵性で一致するものはなかったとして，両群における際立った相違

表3 分裂病双生児の一致率

発端双生児の診断	一致度	一卵性	二卵性
分裂病性精神病全体	狭義 中等 広義	17/28 ＝ 59% 18/29 ＝ 62% 21/29 ＝ 72%	3/19 ＝ 16% 3/19 ＝ 16% 5/19 ＝ 26%
系統性分裂病	狭義 中等 広義	— — —	0/ 6 ＝ 0% 0/ 6 ＝ 0% 0/ 6 ＝ 0%
非系統性分裂病	狭義 中等 広義	14/16 ＝ 88% 14/16 ＝ 88% 16/16 ＝100%	1/ 6 ＝ 17% 1/ 6 ＝ 17% 3/ 6 ＝ 50%
類循環性精神病	狭義 中等 広義	5/13 ＝ 38% 5/13 ＝ 38% 5/13 ＝ 38%	2/ 7 ＝ 29% 2/ 7 ＝ 29% 2 /7 ＝ 29%

を示しております（狭義の一致：一方の双生児パートナーが，同じカテゴリーの疾患に罹患，広義の一致：一方の双生児パートナーが，アルコール濫用や人格障害などを含めた，なんらかの精神障害に罹患）。また，同時に調べられた妊娠と出産時の障害は，系統性分裂病が一番多く認められ，非系統性分裂病が一番少なかったと報告されています。このことは，非系統性分裂病の病因が遺伝によると考えられるのに対し，系統性分裂病では遺伝の関与はなく，妊娠と出産時の障害であろうと考えられます。このデータは，1998年にアメリカンジャーナル（American Journal of Psychiatry）誌にも投稿されましたので，DSMに拠る研究者には相当な衝撃を与えたのではないかと思います。

確かに，レオンハルト自身の調査でも，系統性分裂病には一卵性双生児がいなかったと記載されているのですが，我々は愛知医大で，定型分裂病の一卵性双生児一致例を2例ほど経験しており，これらの症例が彼らの言う非系統性分裂病とは判断しがたく，今後も，彼らの結果を慎重に再検討していく作業が必要であろうと思っております。

7. 満田による家族研究

満田もまた，非定型精神病が精神分裂病とは異なる疾患であることを実証しようとして，詳細な臨床遺伝学的な調査を行っております。彼は，昭和17年に67ページに及ぶ膨大な家系調査を含む大論文（満田久敏：精神分裂病の遺伝臨床的研究．精神経誌 46：298-362, 1942）を著しましたが，昭和28年には，家族内精神病の調査をもとに，非定型精神病に関する彼の見解をまとめております（満田久敏：内因性精神病の遺伝臨床的研究．精神経誌 55：195-215, 1953）。彼はまず，分裂病性精神病を定型群と周辺群とに分類し，周辺群をさらに，非定型精神病とパラフレニーに細分類しました。パラフレニーは，満田によると，高揚性ないし作話性の妄想性疾患であり，クライストの空想性妄想病（Phantasiophrenie）にほぼ相当するものと考えられます。再発を繰り返しながら，何らかの欠陥状態に至る症例は，中間型としてひとまず他の類型に分類されました。

このような臨床分類を用いて行った研究結果は，以下のような表にまとめられました（**表4**）。

ここで明らかに認められるように，分裂病の家系に見られる精神病はほとんどが分裂病であり，いわゆる同型表現（homotype）を示しています。一方，非定型精神病の家族には，確かに非定型精神病が多くみられますが，躁うつ病やてんかんもまた少数ながら見られます。しかし，分裂病は全く認められません。このことは，定型分裂病と非定型精神病とが遺伝的に独立した疾患であることを示唆しております。また，非定型精神病の家族

表4 分裂病性精神病の家族内精神病負因

発端者＼家族内精神病	定型分裂病	中間型	非定型分裂病	パラフレニー	躁うつ病	てんかん	計
定型分裂病	66	2	0	0	0	1	69
中間型	2	6	7	0	2	3	20
非定型分裂病	0	5	41	2	2	3	53
パラフレニー	0	0	1	3	0	0	4

内精神病を詳しくみますと、躁うつ病であるにしろ、意識障害を伴うような非定型的なものであり、てんかんもまた、精神症状を伴うような「定型的とはいえない」ものであることが報告されております。このような理由から、満田は、非定型精神病が遺伝的にも、てんかんを含む3大内因性精神病の交錯する領域に位置すると主張しました。なお中間型は、先ほども述べたように、非定型精神病の遺伝様式ときわめて類似しているため、満田はこれを非定型精神病に含めました。我々もまた、症例は少ないものの愛知医大の症例で確かめてみたのですが、やはり、このような傾向が認められました。

満田は、最終的に精神分裂病と非定型精神病との臨床的な相違をまとめています（表5）。

すなわち、精神分裂病は、概ね慢性かつ推進性に経過し、思考、感情、意欲など人格全般の障害を示し、症状は単調で変化に乏しく自閉的な生活態度を示し、その基盤には人格の退行過程が考えられます。一方、非定型精神病は急性に発症し、挿間性ないし周期性の経過をとり、予後は一般に良好であるとされています。とりわけ、その病像は、躁うつ病にみられるような情動障害がまれらず前景を占め、活発な幻覚や妄想体験をともなった錯乱ないし夢幻様状態が見られ、なんらかの意識障害が疑われることも多いとされます。このように、満田は精神分裂病の背後に人格の病理を考え、非定型精神病の背後に意識の病理を見て、これが両疾患の基本的な差であると考えています。

ここで注目すべき点は、非定型精神病の転帰が、時には変動しながら、多かれ少なかれ重篤な状態に至ることもあるとされることです。このような症例は、他の診断基準では問題なく分裂病と診断されます。そこで、これらを非定型精神病に含むことによって、その概念は確かにある意味であいまいとなり、診断が各診察者の直感に頼る部分が多く、これまでもしばしば信頼性にかけると批判されてきました。しかし、満田は、このような再発と寛解を繰り返しながら、ある種の欠陥像を呈する症例が非定型精神病に類似の遺伝様式を示すことから、これらを非定型精神病に含めております。すなわち、彼の診断は単に類型学的な分類（Typology）ではなく、疾病学的な診断、すなわち疾病学（Nosology）をめざしているということを常に理解しておく必要があります。

表5　定型分裂病と非定型精神病の臨床的相違

	定型分裂病	非定型精神病
性差	男性＞女性	男性＜女性
病前性格	分裂病質	循環気質または　てんかん気質
発症	潜行性	急性または亜急性
誘発因子	少ない	多い
臨床病像 （背景）	不定型または単症状性 （人格の病理）	多形性で変化しやすい （意識の病理）
経過	慢性または段階的増悪	病相性または周期性
転帰	特徴的な欠陥状態	完全寛解または社会寛解 （時には、段階的に多かれ少なかれ重篤な状態に至る―中間型）
家族内精神病	（定型分裂病）	（非定型精神病、躁うつ病、てんかん）

日本における非定型精神病の研究は，満田の臨床遺伝学的研究に始まりますが，それは遺伝型（genotype）と現象型（phenotype），いわば疾患の始まりと終わりとを対象に研究を行ったもので，この遺伝型と現象型とを結ぶ病態・現象発生（patho-phenogenesis）に関する研究は，その後もさまざまな研究者によってさまざまな方法を用いて行われてきました。ここには，大阪医大の先生方による多くの研究と共に，三重大学の鳩谷先生や野村先生らによる周期性精神病の研究があげられると思います。そこでは，その素質として，間脳－下垂体系の機能的低格性が推測されております。我々もまた，画像研究を行い，さらには精神生理学的な研究を続けております。これらの研究は，先ほどの例で言えば，葉っぱや花だけでなく根っこを掘り下げて調べてみようとするものです。すなわち，精神分裂病と非定型精神病とが異なった生物学的な基盤を持っていることを明らかにしようとするものです。

8. 我々による臨床統計学的研究

私が愛知医大に職を得て，まず行ったのは臨床統計学的研究でした。

私は，1982年から1991年の10年間に入院した976名の全患者を調査し，その中から精神病症状を有する内因性精神病の351名を選び，その診断を再検討し，同時に，ICD-10による診断を試みて比較しました。この期間の入院患者は，その多くを私が主治医として診察し，あるいは主治医でなくとも病棟で診察を行っていました。

図6は，発症年齢をグラフにしたものです。非定型精神病は分裂病より発症年齢が高いものの，類似したパターンを示します。しかし，ICD-10でF3と診断された感情病と較べれば，非定型精

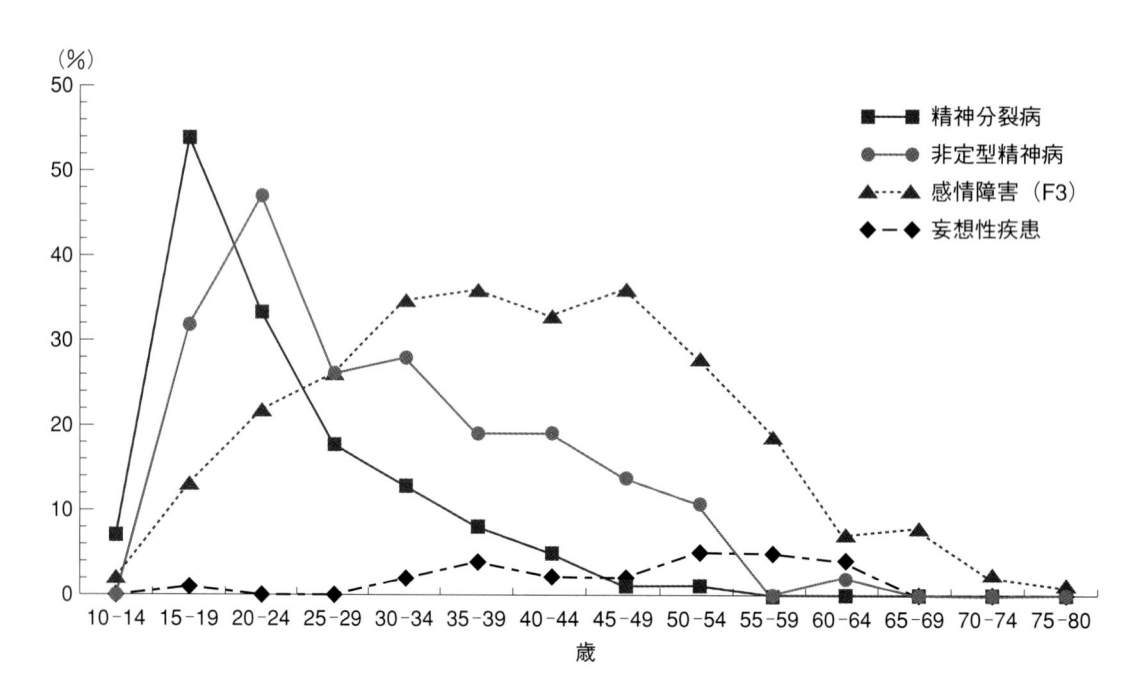

図6 精神疾患の発症年齢

表6 精神分裂病と非定型精神病の臨床症状の比較

	精神分裂病 N＝140	非定型精神病 N＝198
一級症状	117（83.6%）	157（79.3%）
幻声	111（79.3%）	140（70.7%）
自我障害	59（42.1%）	71（35.9%）
妄想知覚	20（14.3%）	40（20.2%）
自己関係づけ妄想	72（51.4%）	99（50.0%）
妄想気分	15（10.7%）	55（27.8%）＊＊ ↑
妄想着想	48（34.3%）	71（35.9%）
迫害妄想	89（63.6%）	110（55.6%）
誇大妄想	10（7.1%）	26（13.1%）
人物誤認	6（4.3%）	14（7.1%）
精神病性意識変容	0	103（52.0%）++ ↑
幻視	8（5.7%）	33（16.7%）＊＊ ↑
憑依体験	10（7.1%）	24（12.1%）
セネストパティー	18（12.9%）	21（10.6%）
緊張病症状	7（5.0%）	26（13.1%）＊ ↑
躁症状	7（2.1%）	58（29.3%）＊＊ ↑
抑うつ症状	15（10.7%）	73（36.9%）＊＊ ↑

χ^2 test ＊＊ $p<0.01$, ＊ $p<0.05$
Fisher's exact test ++ $p<0.01$, + $p<0.05$

神病は明らかに異なる発症年齢のパターンを示しております。

　分裂病と躁うつ病とは，症状と経過をみれば明らかに異なる疾患であると思われますが，生物学的な研究において性と年齢をマッチさせて比較しようとする時，適当な症例が少なくなり，両者の比較はことのほか難しいということがわかります。我々が行った生物学的研究では，症例は40歳以下に限っておりますので，躁うつ病の症例が少なく，私自身はこれらの研究を行うことができませんでした。しかし，それでもなお，私は分裂病と躁うつ病とはやはり違う疾患だと考えております。それは，この図を見てもわかるように，分裂病と感情障害の発症年齢が明らかに異なるパターンを示しているからです。

　次に，我々は，分裂病と非定型精神病の精神症状を比較しました。我々の診断では，非定型精神病が特徴的な精神症状に基づいて分類されるた

表7 精神分裂病と非定型精神病の統計学的データの比較

	精神分裂病 （N＝140）	非定型精神病 （N＝198）
性（男性 %）	45.7%	33.8%＊ ↓
誕生月（10月〜3月）	57.9%	58.6%
教育（大学卒 %）a)	22.8%	31.0%
	（N＝114）	（N＝168）
結婚の有無（結婚 %）	25.0%	61.6%＊＊ ↑
発症年齢（mean±SD）	23.2±8.3	30.2±10.8 ## ↑
男性	21.9±6.4	27.1± 9.2 ## ↑
女性	24.2±9.6	31.9±11.2 ## ↑
初回エピソードの誘因	9.3%	53.0%＊＊ ↑
家族負因（一級親族）a)	（N＝122）	（N＝164）
何らかの精神障害	24.6%	34.1%
精神病障害	12.3%	17.7%
感情障害	2.5%	6.1%

a) 記載のない症例は除外されている。
　χ^2 test：＊＊$p<0.01$, ＊$p<0.05$ (compared to schizophrenia)
　Fisher's exact test：※$p<0.05$ (compared to schizophrenia)
　Wilcoxon test：##$p<0.01$ (compared to schizophrenia)

め，非定型精神病では急性期の症状が分裂病と比べて有意に多く存在し，意識変容や幻視，妄想気分や緊張病症状で明らかな差が認められます．また，当然ながら，非定型精神病は経過中に躁うつ病相が明らかに多く認められました（表6）．

分裂病と非定型精神病との社会統計学的な指標の比較においては，非定型精神病は女性に多く，発症年齢が高く，結婚している率が多く，発症に際し誘因が多く認められます（表7）．この点で，非定型精神病の中に，「反応性精神病」あるいは「心因反応」と診断される症例が少なからず含まれているものと思われます．分裂病と非定型精神病のこのような臨床的差異を理解した上で，我々は生物学的な側面から，両者の相違を明らかにしようと脳の画像診断的研究に取り組みました．

9. 我々による非定型精神病の画像研究

非定型精神病が分裂病とは異なる疾患である可能性は，多くの研究によって示唆されてきたものの，生物学的データによる非定型精神病の存在の立証はなお不十分であり，さらに多くの手段を用いた研究が必要であると思われます．また，非定型精神病の診断が主観的であるとの批判に答えるためには，生物学的なデータのみを用いて，すべての症例を機械的に分類し，我々の臨床診断とどの程度対応しているかをみる必要があるかと思います．そこで，我々は主成分分析やクラスター分類を用いて検討してきました．

ここでは，まずCTを用いた脳の形態学的相違について報告いたします．

症例はすべて愛知医大精神科で幻覚妄想などの精神症状のために入院治療を受けた患者さんで，40歳以下の68名です．この中から臨床症状や経過に基づいて非定型精神病27名を選択し，他の症例を精神分裂病群として分類しました．そして20名の正常対照群と比較いたしました（全例は88名）．その結果，分裂病群では第3脳室や側脳室，そして前大脳縦裂やシルビウス裂で対照群と較べて有意の拡大が認められましたが，非定型精神病ではシルビウス裂の拡大だけが有意に見られました（図7）．

次に，CT指標と罹病期間との相関を検討しました．その結果，非定型精神病で左シルビウス裂上部と罹病期間とに顕著な相関関係が認められ，他のシルビウス裂の指標とも相関する傾向を認めました．しかし，分裂病ではこれらの相関が認められず，このことは，多くの研究者が指摘しているように，分裂病の各CT所見が周産期などで既に形成されていると考えられるのに対し，非定型精神病の所見は疾患の病的過程と密接に関係しているのではないかと考えられます（表8）．

この結果は，DSMなどの精神分裂病でも，進行性の脳所見が見られるとする近年の報告を考えあわせると興味深いものです．すなわち，分裂病とされる疾病の中には，顕著な進行性の病変が認められるグループが存在するのではないかと考えることもできます．これらは，あるいは，遺伝性の変性疾患（神経疾患）に類似したものかも知れません．

CT研究で，私が興味深く思った結果がもう一つあります．

私は，定型分裂病や非定型精神病という診断をせずに，68名の全患者のCT所見における各指標間の相関関係を調べました．そうしますと，前大脳縦裂，側脳室，そして右のシルビウス裂の3指標では，互いの相関が認められませんでした．このことは，この3指標が独立して変化していると考えられ，きわめて大雑把ではありますが，この

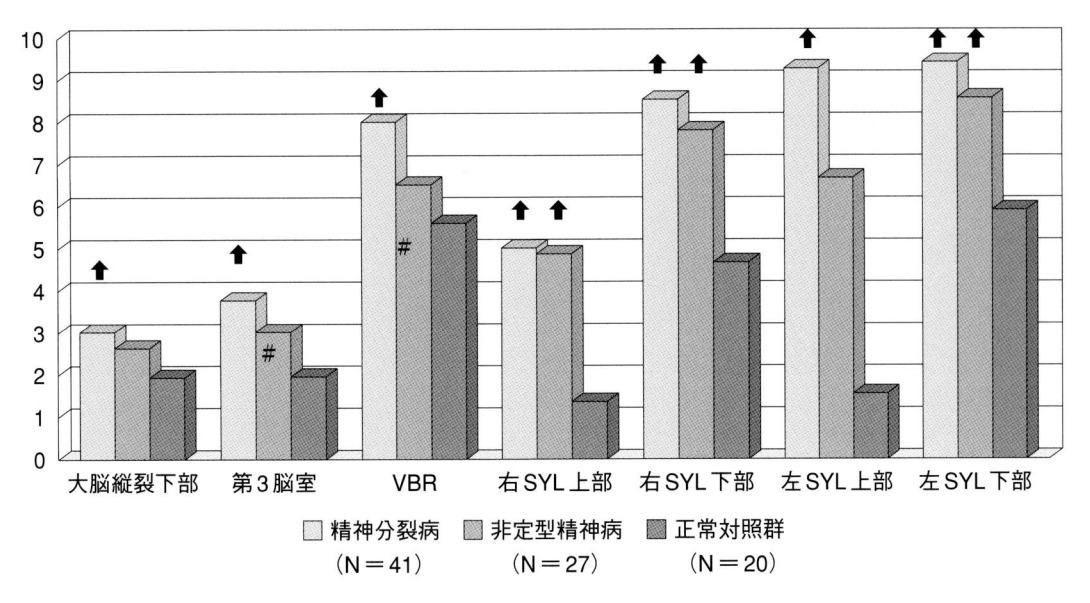

図7 CTにおける面積測定

凡例: 精神分裂病 (N=41), 非定型精神病 (N=27), 正常対照群 (N=20)
#：両疾患に有意の差あり　⬇：正常との間に有意の差あり

表8　精神分裂病と非定型精神病の罹病期間とCTスキャンの各指数との相関関係

罹病期間＼脳部位	IHF-1	III-V	VBR	LV-r	LV-l	SF1-r	SF1-l	SF2-r	SF2-l
非定型精神病	ns	ns	ns	ns	ns	0.06	ns	ns	0.01
精神分裂病	ns	ns	ns	ns	ns	ns	ns	ns	ns

3箇所が病巣の中心となる3型の分裂病性疾患を仮定してよいのかも知れません。そこで，我々は，それぞれに，前頭葉型，側脳室型，それに右側頭葉型の3亜型の分裂病群を考えたことがあります。そして，我々が言うところの非定型精神病は，最後の右側頭葉型かなと考えても見ました（**表9**）。

我々は，さらに一歩を進め，クラスター分析によって，画像所見のみから症例を分類し，各グループにどのような症例が含まれるかを調べました。私の研究に新しいことがあるとすれば，このような統計学的手法を用いたことだろうと思います。

CT所見のみを用いて行ったクラスター分析では，5つのグループが得られ，確かに分裂病と非定型精神病とが異なった分布を示しており，我々の臨床診断の妥当性が生物学的データによって裏付けられた結果だといえるかと思います。すなわち，1群と2群はCTに特異な所見はなくここには主として非定型精神病が含まれていましたが，3群は右シルビウス裂の開大が特徴的で主として非定型精神病と妄想型分裂病が含まれ，遺伝負因の強い症例が集積しているように思われました。4群と5群はほとんどが分裂病によって構成され，4群は大脳縦裂の開大，5群は側脳室の拡大が特徴

表9 全患者におけるCTスキャン指数の間の相関関係

	3-V	VBR	LV-r	LV-l	SF1-r	SF1-l	SF2-r	SF2-l
IHF-1	0.458 ***	ns	ns	ns	ns	ns	ns	ns
3-V		0.339 **	0.385 **	0.428 **	0.336 ***	0.373 ***	0.301 *	0.515 ***
VBR			0.871 ***	0.916 ***	ns	0.332 *	ns	0.330 *
LV-r				0.789 ***	ns	0.386 ***	ns	0.322 *
LV-l					ns	0.267 **	ns	0.414 *
SF1-r						0.698 **	0.313 **	0.303 *
SF1-l							ns	0.271 *
SF2-r								0.642 ***

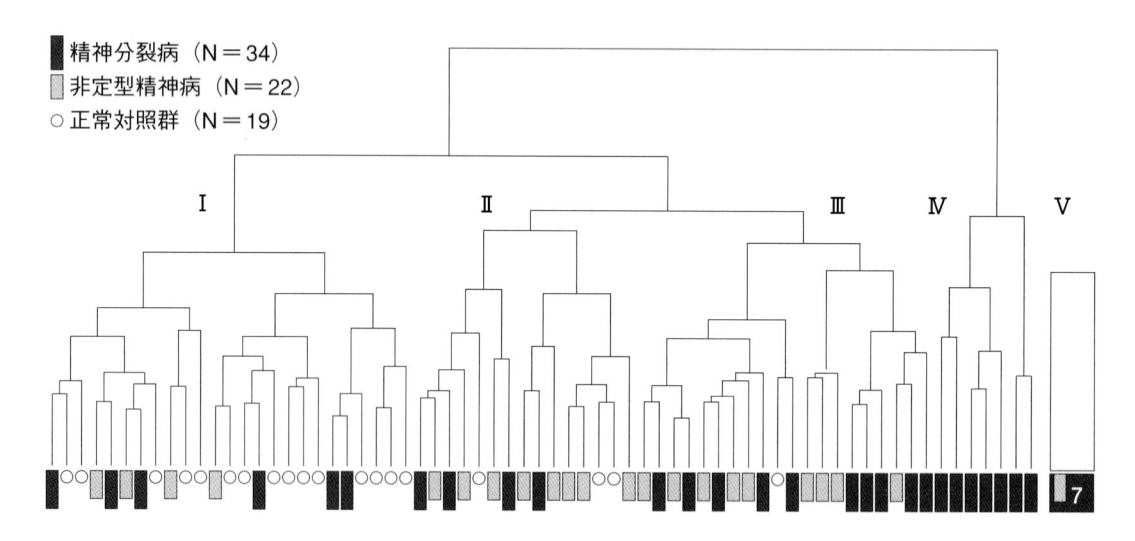

図8 CT指数に基づくクラスター分析による精神病症例と対照群の分類

　的な所見でした。そこで，我々は分裂病性精神病が少なくとも定型分裂病と非定型精神病に分けられること，そしてこれらの精神病もいくつかのグループに分類される可能性を指摘しておきました（図8）。

　続いて，我々は脳の機能的な変化を見るために，分裂病18名，非定型精神病16名のSPECT検査を行い，正常群の16名と比較致しました（全例は50名で，93年の須賀論文と較べ，症例は若干増えている）。その結果，分裂病では両側の前頭葉にIMPの集積比が著しい低値を示し，一方，非定型精神病では右側の視床領域に顕著な集積比の低下が認められました。そして，両疾患の間には，これらの部位に有意の差が認められました（図9）。

さらに、SPECTのデータのみからクラスター分析を行いますと、ここでも5つのグループが得られました。そこで、各グループの中に含まれる症例を検討しますと、3群と4群には、分裂病の多くが集中し、このグループでは両側の前頭葉にIMPの集積低下が認められました。一方、1群と5群には、非定型精神病が主として分布しました。そして、右側の視床にIMPの集積比の低下が認められました。このクラスター分析の結果を見ても、我々の臨床診断が、ある程度画像所見の裏付けを持っていると判断してもよいのではないかと思われます（図10）。

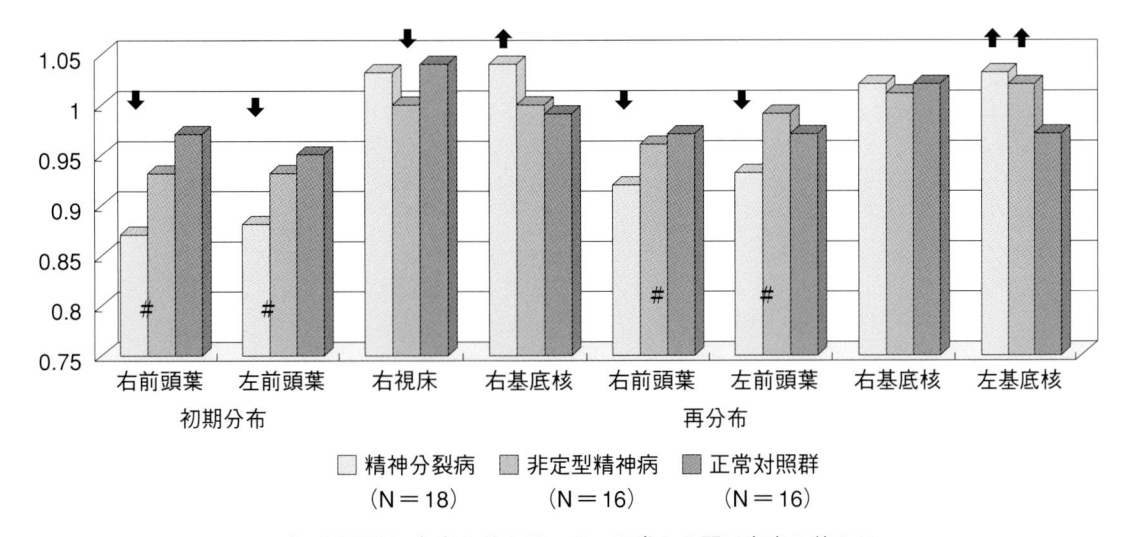

#：両疾患に有意の差あり　↓：正常との間に有意の差あり

図9　SPECTでのIMP集積率の相違

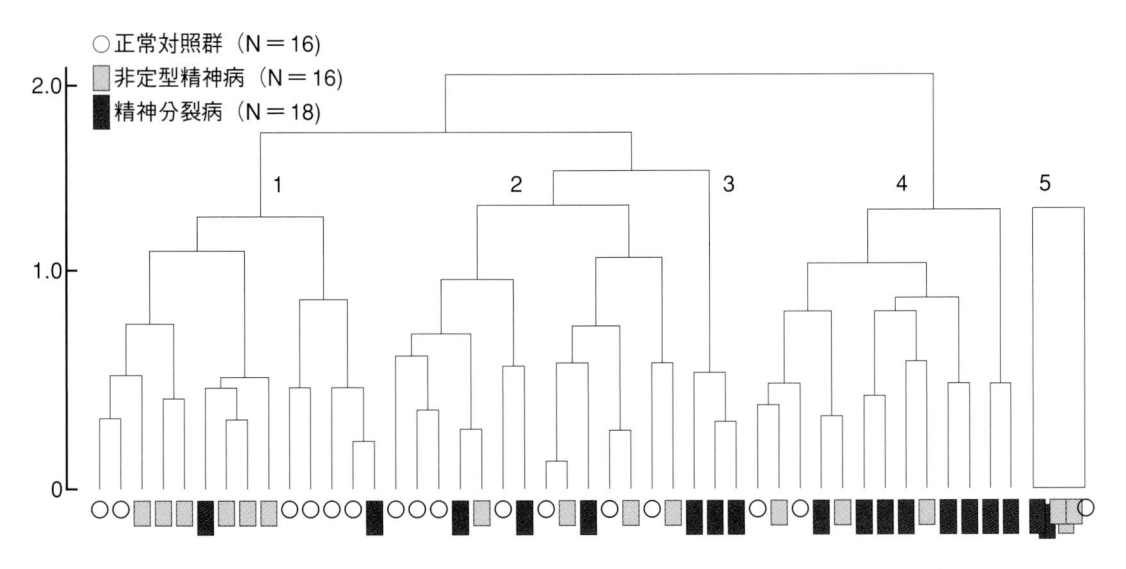

図10　SPECT指数に基づくクラスター分析による精神病症例と対照群の分類

次に，MRIを用いた研究を行いました．対象は分裂病，非定型精神病，正常群のそれぞれ15名です（全例は45名）．その結果，海馬体積は，分裂病にしろ非定型精神病にしろ，ともに顕著な減少が認められましたが，両疾患の間に差異は認められませんでした．しかし，脳室所見では，分裂病の方が非定型精神病より顕著な拡大傾向を示し，両側の側脳室下角と第3脳室とでは著しい拡大を認めました．とりわけ，左側の側脳室下角では，分裂病と非定型精神病との間に有意の差異が認められました（図11）．

引き続き，MRIの各指標に基づいてクラスター分析を行いました．全症例は5つのクラスターに分類され，分裂病は主としてⅣ群とⅤ群に，非定型精神病は主にⅢ群に分布しているように思われました．しかし，分裂病にしろ非定型精神病にし

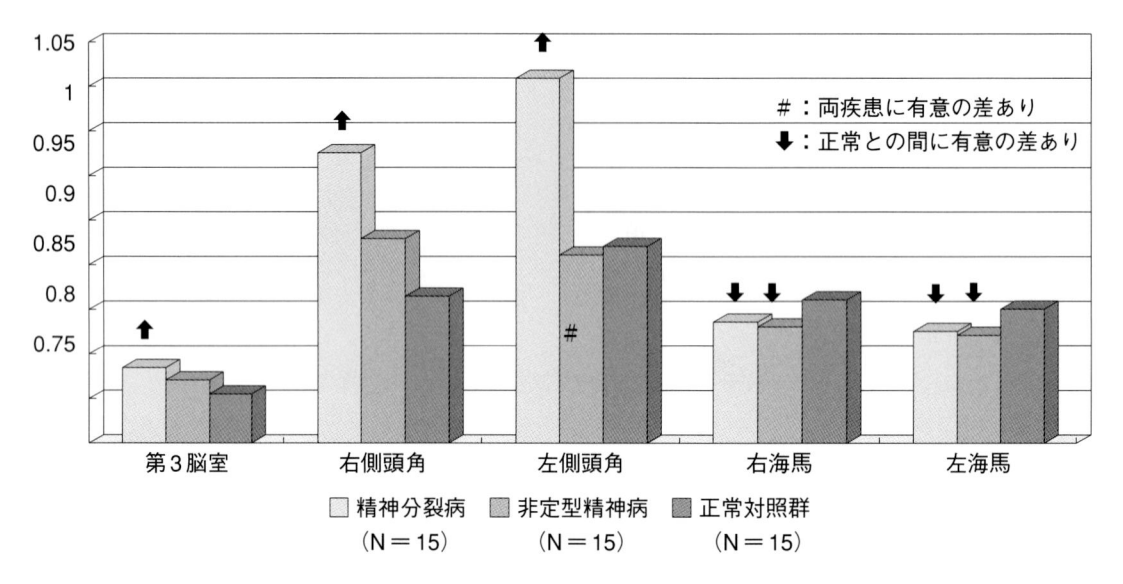

図11 MRIによる体積測定（前頭部・側頭部・海馬傍回・側脳室前角に差異なし）

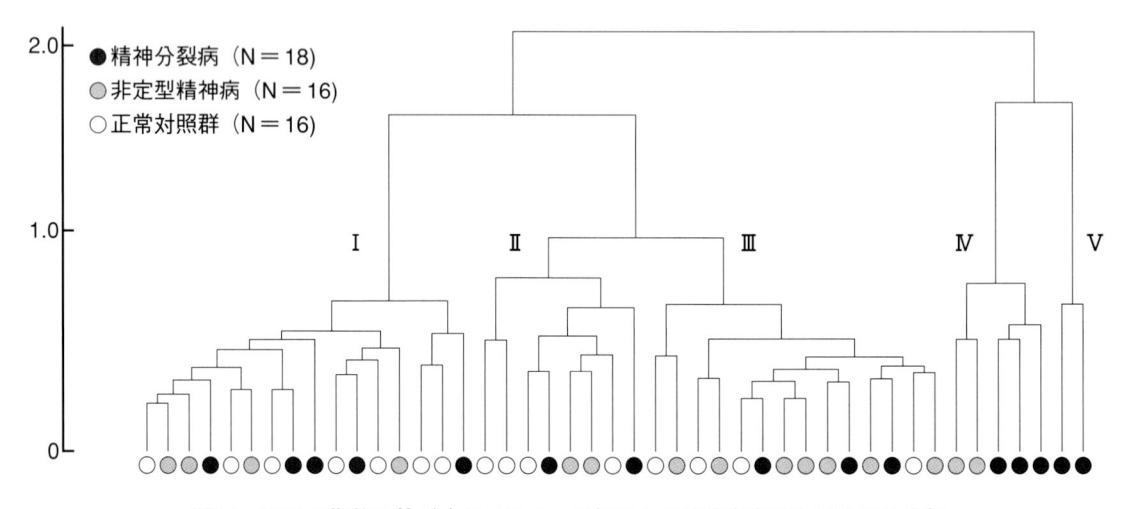

図12 MRIの指数に基づくクラスター分析による精神病症例と対照群の分類

ろ，その分布はなお多様であることから，これらが，さらに異なる病因，病態発生に基づく多くの亜型に分類される可能性が考えられました（図12）。

10. 我々による非定型精神病の精神生理学的研究

我々はさらに，分裂病と非定型精神病の差異を検討するために，精神生理学的研究を行っています。P300での結果を見ますと，分裂病の潜時は延長し，振幅は低下するというこれまでの多くの結果を追認するものでした。しかし，非定型精神病では潜時の延長は認めるものの，振幅の低下は認められませんでした。そこで，両疾患の病態発生になんらかの相違のある可能性が疑われました（図13）。

探索眼球運動検査は，日本大学の小島先生にお願いして教えてもらいました。ここでもまた，総移動距離が分裂病群においてのみ顕著な低下所見を示し，反応的探索スコアは分裂病で最も低値を示し，正常対照群が最も高く，これらの中間に非定型精神病が位置しておりました。そして，これらの3群の間には，それぞれ有意の差が認められました（図14）。

その後，日本大学の小島先生らが探索眼球運動による統合失調症自動判定装置を開発されましたので，京大でもこの装置を用いて引き続き研究を進めました。次の図は，新しい装置による京都でのデータです。症例は，分裂病26名，非定型精神病25名，正常群52名であり，それぞれの統計的な比較を行いましたが，おおむね愛知医大での結果と相応しておりました。分裂病患者を分裂病として類別する感受性は70％，分裂病でない者を分裂病ではないと判断する特異性は88％と計算されました。非定型精神病を含む分裂病性精神病では，感受性が76％，特異性が88％となり，きわめて高い値を示しています（図15）。

小島らは，P300が2つのランダムに与えられる

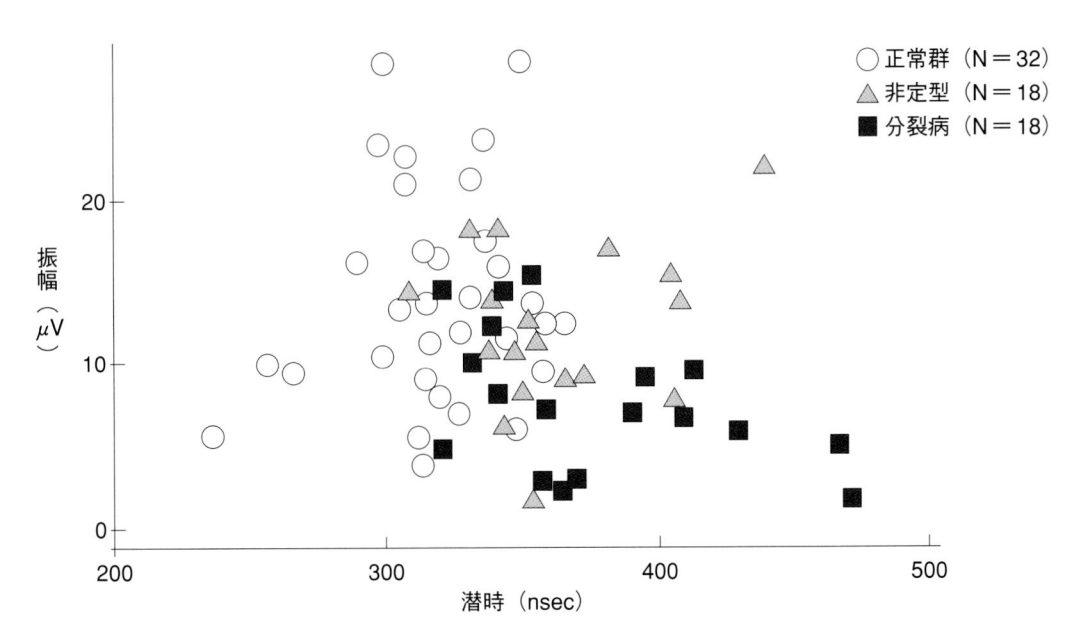

図13 分裂病と非定型精神病のP300所見の相違

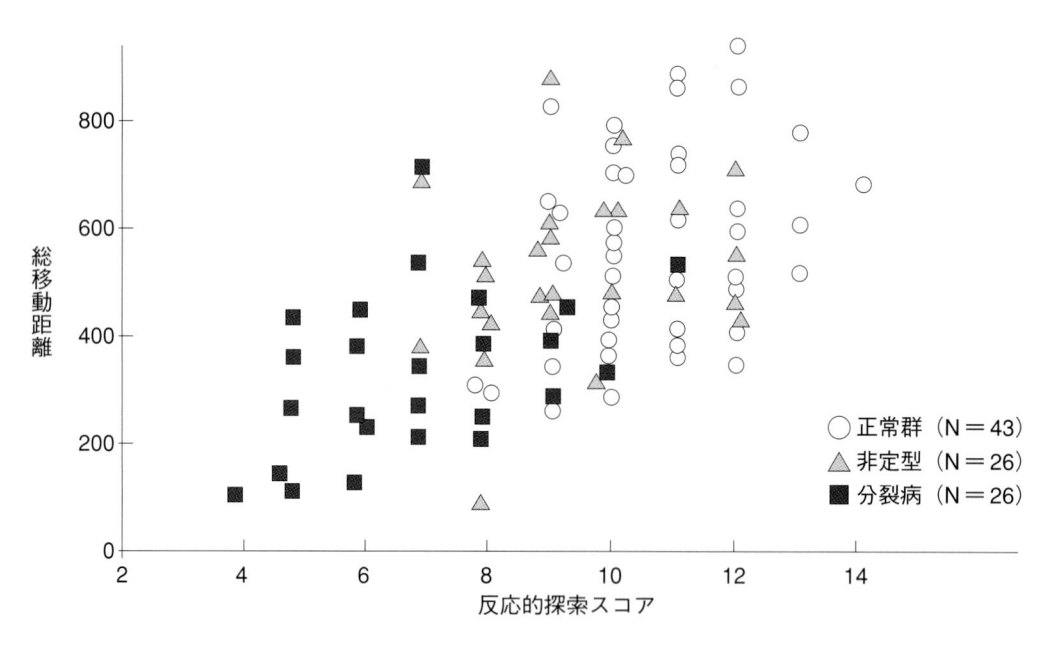

図14 分裂病と非定型精神病の探索眼球運動所見の相違（2000，愛知医大）

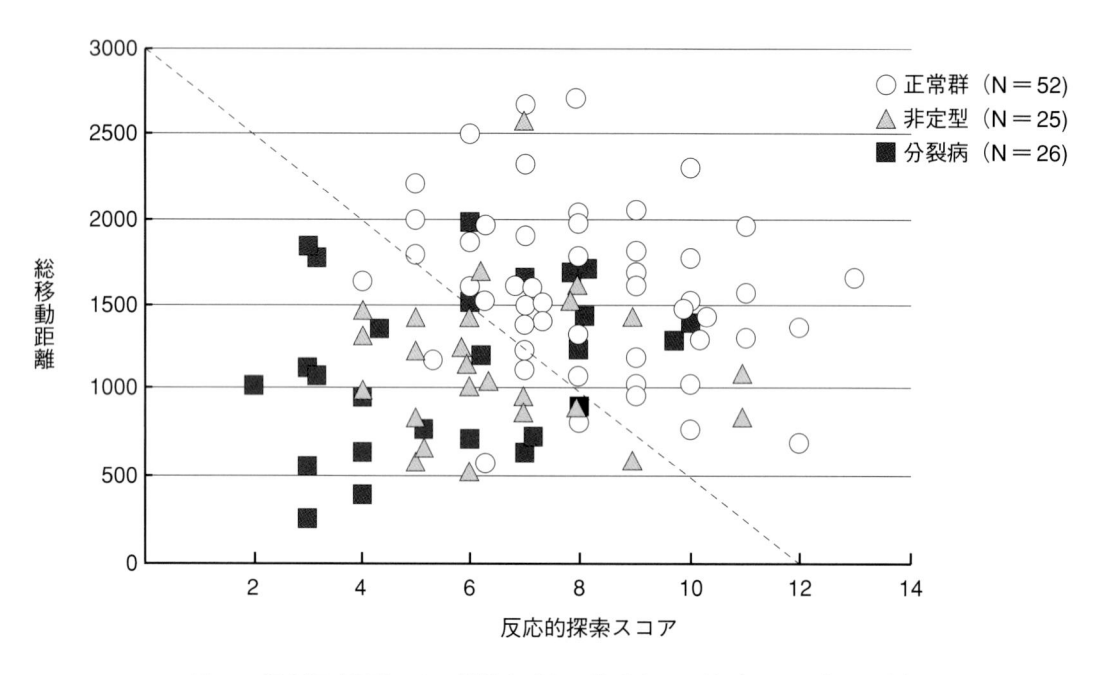

図15 探索眼球運動による精神病群と正常群との比較（2006：京都大学）

音を識別してボタンを押すというように，受動的でどちらかといえば一方向的な実験場面であるのに対し，探索眼球運動における検査は，繰り返される質問とそれに対する答えという，検者との対人関係を中心においた検査である点が特徴的であり，反応的探索スコアは，知覚対象に注意を向け

るという積極的な心的準備状態の程度を間接的に示す指標であると考えています．そして，そのスコアが低いと言うことは，自己の反応を吟味・確認するという視覚的行動に障害があることを意味し，分裂病における対人関係の心的構えの障害を反映していると述べています．これまでも，相貌とか表情の問題は多くの研究者の関心を惹いてきたのですが，さほどの成果は挙げられませんでした．しかし，この眼球運動の検査は，診察場面で捉えられる患者さんの対人反応の異常，すなわち，目つきや表情の奇矯さ，そしてリュムケ（Rümke）のいう分裂病者を前にしたときに精神科医が感じる特有な分裂病臭さ（Praecox-Gefühl）を，精神生理学的に検出することをできるのかも知れないという期待を抱かせます．

現在，DSMなどの操作的診断では，診断の一致を優先させるために，評価の困難な意識障害や「分裂病臭さ」などの重要な所見が全く無視されております．確かに「意識障害は操作的診断になじまない」のであり，「分裂病臭さ」などはきわめて主観的な徴候であって，評価者間の一致率が常に高いとは限りません．しかし，精神科診断において，その信頼性を重視するために妥当性を犠牲にしている操作的診断は，現時点でも，なお極めて大きな問題を抱えていると言わざるを得ません．今後は，意識障害や「分裂病臭さ」などのような客観的に捉えられない徴候を，なんらかの新しい技術によって，客観的に捉え得るようにする努力が必要であると思われます．この眼球運動の検査などは，その一つになるかも知れません．しかし，満田先生なら「そのような検査をしなくても，自分の眼でみれば，その程度はわかるのだ．我々は臨床のプロなのだから」と言うに違いありませんが．

この「分裂病臭さ」については，30数年前に越賀先生らによる研究があります（宮崎眞一良：いわゆる"Praecoxgefühl"に関する臨床精神医学的研究．大阪医大誌　34，148-157，1975.）．このデータには，精神科医が患者さんに対した時の印象による一撃診断の重要性とその限界が示されています．

続いて，我々は，P300と探索眼球運動によって得られたデータに基づき，クラスター分析を行いました．この2つの検査は，ほぼ同じ時期に同じ患者さんを対象に行ったため，得られたデータを同時に分析することができました．その結果，ここでも1群から3群までには分裂病はほとんど見られず，4群と5群には正常対照者がほとんど認められませんので，分裂病と正常対象者とは明確に区別されるといえるかと思います．さらに，非定型精神病は2群と3群を中心に分布し，分裂病は4群と5群に主として分布する傾向を示しており，非定型精神病と分裂病は明らかに異なるグループに所属する傾向が認められています（図16）．

各グループをさらに詳しく見てみますと，P300振幅が最も高い値を特徴とする2群は主として非定型精神病が分布し，定型分裂病は全く認められませんでした．これは，レオンハルト学派のいう類循環性精神病の所見と一致しており，非定型精神病の中核群といえるのかもしれません．一方，5群はほとんど分裂病で占められており，反応的探索スコアがもっとも低い値を示しています．おそらく，このグループが定型分裂病の中核群と考えられるのかもしれません．4群はP300振幅が最も低い値を示し，反応的探索スコアも低値を示しますが，ここには分裂病とともに非定型精神病もほぼ等しい割合で分布しております．これはなお分裂病が均質なものではないことを示していると考えております．

現在，我々は，近赤外線光を利用したスペクト

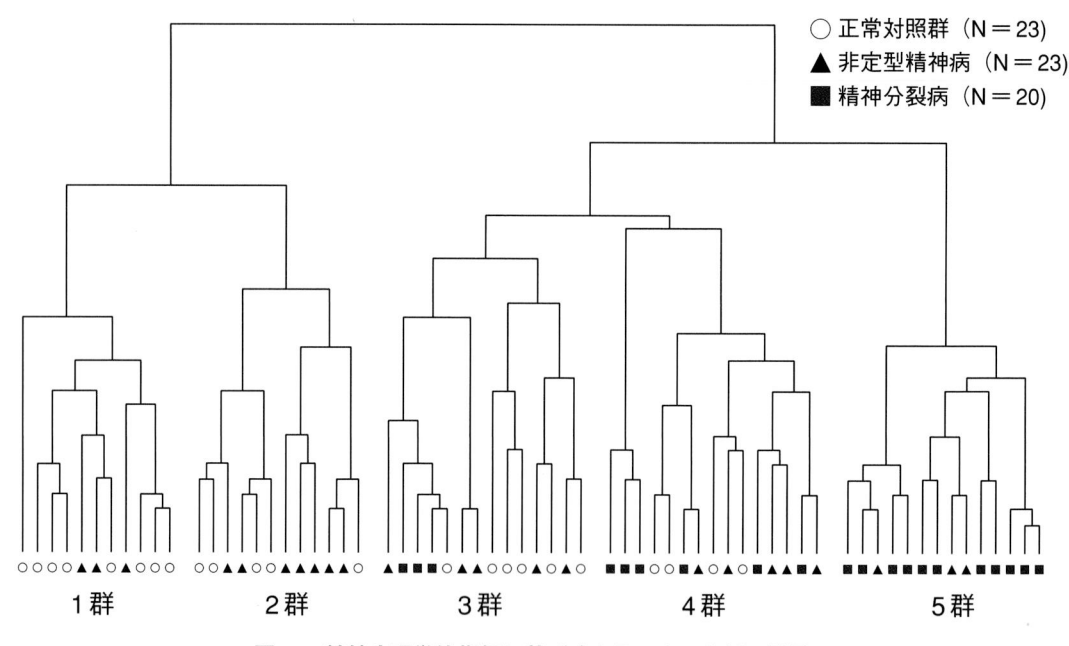

○ 正常対照群（N＝23）
▲ 非定型精神病（N＝23）
■ 精神分裂病（N＝20）

図16　精神生理学的指標に基づくクラスター分析の結果

ロスコピーによる非定型精神病の検討を行い，データを集計中です．この結果は，第26回日本精神科診断学会や第100回近畿精神神経学会において教室の義村さや香が予備的な報告を行っていますが，近日にはまとまった報告が可能になるものと思います．

　分裂病性精神病の長期経過研究は，私が精神病院に就職した時点から取り組もうと思っていた課題ですが，10数年間の勤務の後，大学に転職したために中断せざるを得ませんでした．愛知医大では18年間勤めて予備的な報告を行いましたが，引き続き，教室の須賀英道君が20年の結果というまとめをしてくれました（本書収録論文参照）．このような研究は，日の当たらない地道なものですが，精神科医としては一生をかけるに値するものであろうと思います．30年，40年の長期経過研究の価値は，昨今の慌ただしい時代になされている多くの研究（遺伝子の研究など）が泡沫のごとく消えていく運命である（？）のと比べても，はるかに貴重であることは申すまでもないことでしょう．

11. 急性精神病の遷延型は本当に分裂病なのか

　最後に，我々の診断とICD-10での診断とが一番異なる点について検討しておきたいと思います．すなわち，分裂病症状が1ヵ月を超えてICD-10では分裂病と診断される「急性精神病の遷延型」が，本当に分裂病なのか？という疑問です．

　我々は，愛知医大精神科に1982年から1991年の10年間に入院した976名の中から精神病症状を有する内因性精神病の351名を選び出し，満田に基づいて定型の分裂病の140名と，非定型精神病の198名とに分類し，これらが，ICD-10ではどのように診断されるのかを見ました．すると，定型の分裂病のほとんどがICD-10でもF20の分裂

病に分類されましたが，一方，非定型精神病では，当然のことながら，急性一過性精神病（F23）や分裂感情障害（F25）が多く認められ，分裂病（F20）も45名が認められました。ICD-10では，急性一過性精神病でも，シュナイダーの一級症状が1ヵ月以上持続したり，あるいは病相が3ヵ月を超えると，分裂病に診断が変更されます。このように，基本的には急性精神病でありながら，病相が繰り返される中で，持続期間が遷延する症例も少なくありません。これらの症例は，ICD-10のみならず，シュナイダー学派でも分裂病とされます。しかし，本当に分裂病としてよいのでしょうか（表10）。

そこで，非定型精神病から「遷延性の急性精神病」の45例取り出し，分裂病との間で社会統計学的な指標の比較を行いました。分裂病と較べ，このタイプの精神病は結婚している率が多く，発症に際し誘因が有意に多く認められます。そして，女性に多く，発症年齢が高く，家族負因も多い傾向は，分裂病よりも非定型精神病に類似しております。

さらに，「遷延性の急性精神病」の45例と，分裂病の精神症状を比較しました。ここでも，急性精神病の遷延型では急性期の症状が分裂病と比べて有意に多く存在し，非定型精神病と類似した傾向を示しております。そして，意識変容や妄想気分で有意な差が認められ，幻視や緊張病症状も多く認められました。また，躁うつなどの感情病症状も分裂病とは有意の差が認められています。

このように，統計所見や症状では，遷延性の急性精神病は非定型精神病に類似した所見を示します。しかし，生物学的な所見を比較すればどうでしょうか？　我々は，眼球運動所見を用いて検討致しました（表11）。

その結果，遷延性の急性精神病は探索眼球運動のすべての指標で非定型精神病に類似し，分裂病とは異なった値を示しています。そこで，我々は，これらを分裂病とするよりも，非定型精神病の枠内にとどめる方が適当であると考えています。

さらに，我々は，急性精神病の遷延型と他の病型との相違を，等質性分析（HOMALS）というカテゴリー数量化分析を用いて検討しました（図17）。

対象は，精神分裂病32例，急性一過性精神病群（非定型精神病）17例，急性精神病の遷延型群（ICD-10では分裂病とされる急性精神病）10例，

表10　非定型精神病の各亜型と精神分裂病との比較

	F23.0 (ICD-10) N=30	F23.1 (ICD-10) N=54	F23.2 (ICD-10) N=25	F25 (ICD-10) N=29	急性精神病 蔓延型 N=45	精神分裂病 N=140
性差（男性%）	33.3%	29.6%↓	32.0%	34.5%	35.6%	45.7%
初発時の誘因	73.3%↑↑	51.9%↑↑	76.0%↑↑	55.2%↑↑	24.4%↑↑	9.3%
家族負因（一級親族）						
精神科的障害	17.4%	51.1%↑↑	16.7%	34.6%	32.4%	24.6%
精神病障害	8.7%	25.5%↑	11.1%	15.4%	18.9%	12.3%
感情障害	8.7%	6.4%	0.0%	11.5%	2.7%	2.5%
一級症状	3.3%↓↓	98.1%↑	100%↑	96.6%	95.6%	83.6%
躁症状	40.0%↑↑	16.7%↑	4.0%	72.4%↑↑	22.2%↑↑	2.1%
抑うつ症状	43.3%↑↑	25.9%↑	12.0%	75.9%↑↑	33.3%↑↑	10.7%

分裂感情障害群（非定型精神病）6例の, 計65症例です。

この分析に用いたカテゴリーは, 症状評価尺度（BPRS）による類型分類, 探索眼球運動による分類, 性別, 発症年齢, 1度親族の家族歴, 結婚歴であり, 各カテゴリー間の関係を二次元平面上にプロットして, 視覚的な判断を可能にしました。

図17は, 等質性分析（HOMALS）による結果を示しております。ここでは, 精神分裂病と急性精神病の遷延型とは異なる分布を示しております。精神分裂病は, 陰性・欠陥症状, 発症年齢19歳以下, RSS 4～5点のカテゴリーと類似し, 散布図の左上の象限に位置しました。一方, 急性精神病の遷延型は, 発症年齢25～29歳, RSS 10～12点

表11　急性精神病の遷延型と非定型精神病の眼球運動所見の比較

	非定型精神病 （中核群） N=17	遷延性 急性精神病 N=8	精神分裂病 N=28
運動数	31.59 (4.42)	32.13 (2.88)	23.86 (5.78)**
総移動距離	543.12 (115.02)	551.93 (116.43)	366.03 (118.40)**
再認時探索スコア	5.71 (0.70)	6.00 (0.50)	4.61 (0.85)**
反応的探索スコア	9.06 (1.37)	9.88 (1.41)	7.25 (1.48)**

**p < 0.01　compared with atypical psychoses
Bonferroni's multiple comperison

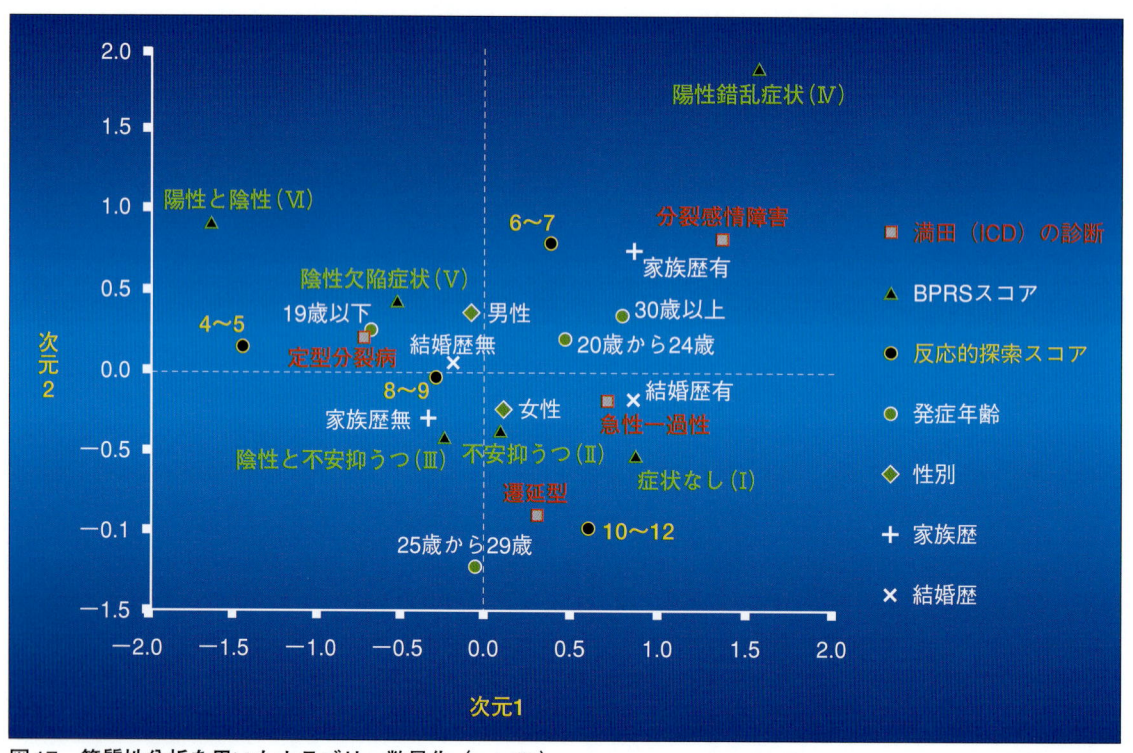

図17　等質性分析を用いたカテゴリー数量化（n＝65）

のカテゴリーと類似し，分裂病よりも急性一過性精神病のカテゴリーの近傍に位置しております。また，急性精神病の遷延型と急性一過性精神病のカテゴリーは，散布図の右下の象限に位置し，分裂病とは異なる分布を示しております。これらの結果から，急性精神病の遷延型は，急性一過性精神病と一括した臨床単位，すなわち，非定型精神病とみなすことが妥当であると思われます。しかしながら，非定型精神病のうち，分裂感情障害群は，症例数が少ないものの，散布図の右上の1象限に位置し，右下の2象限に位置した急性一過性精神病や急性精神病の遷延型とはやや異なる分布を示しました。これらの結果は，非定型精神病群もまた均一な疾患群ではなく，さらに亜型に細分される可能性があることを示唆していると考えられます。

12. 分裂病性精神病の分類

ここで，我々が考える分裂病性精神病の分類についてまとめておきたいと思います。我々がこれまでに行ってきた研究は，時期も異なり対象の患者も異なっているために，相互に重ね合わせることができないのですが，CT所見によるクラスター分析をもとに考えてみました（**表12**）。

CTによるクラスター分析では，5つのグループが導かれましたが，CT上異常所見を認めない1群と2群の患者を除くと，3つの特徴的なグループが類別されます。第3群は右シルビウス裂の所見を主とした病型であり，SPECTの右視床領域の所見との対応が想定されます。臨床分類によれば主として非定型精神病とパラフレニーを含む妄想型分裂病からなり，遺伝負因も多く，内因性精神病の真の中核群といえる病型ではないかと思われます。第4群は大脳縦裂下部の前頭前野の病変が示唆される病型であり，SPECTではハイポフロンタリティ（hypofrontality）と表現される前頭葉の機能低下と関連するものかも知れません。5群は，そもそも残遺群であり，クラスターとは言えないものですが，側脳室周囲の病変が主として考えられ，臨床分類では，ほとんどが定型分裂病と診断される特徴的なグループと考えられました。残念ながら，この2つの分裂病群は臨床症状や遺伝負因に基づいて類別することはできませんでしたが，ここに示した我々の研究は，遺伝－病態発生－臨床症状の全体を考慮に入れて，分裂病性精神病を病因の異なるいくつかの疾患に細分類し得る可能性を示し得たのではないかと思っております。

表12 CT画像の各指数を用いて分類した統合失調症の5つのタイプ

	I群とII群	III群	IV群	V群
CT (1989)	所見なし	右シルビウス裂	大脳縦裂	側脳室
臨床診断	主に非定型精神病	主に非定型精神病と妄想型分裂病	定型分裂病	定型分裂病
遺伝		＜可能性大＞		
SPECT (1993)	所見なし	視床のI-IMPの低集積	前頭葉I-IMPの低集積	
MRI (1998)	所見なし	海馬の体積減少	海馬の体積減少と脳室拡大	
P300 (2000)	所見なし	所見なし	低振幅と潜時延長	
探索眼球運動 (2000)	所見なし	探索スコアやや低値	探索スコア低値	

13. まとめ

今回の私の話をまとめますと，次のようになるかと思います。

1. 非定型精神病の概念は，疾病学的分類をめざす中で構想されているが，操作的診断はなお類型学にとどまっている。
2. 非定型精神病と定型分裂病との間には，脳の形態学的・機能的な相違が認められる。分裂病性精神病は，少なくとも2つの疾患群に分類する必要がある。
3. 急性精神病の遷延型は，ICD-10では分裂病と診断されるも，臨床所見や我々の研究結果からみて，非定型精神病に含めるのが妥当である。
4. 詳細な臨床観察に基づき，診断をさらに精緻にすることから，非定型精神病はさらにいくつかの疾患に分けられるかも知れない。このような作業の中で，分裂病研究の突破口が拓かれるに違いない。

最後に，この25年ほどの間，愛知医大と京都大学において，内因性精神病の診断にかかわる研究，すなわち非定型精神病の研究に参加していただいた共同研究者諸君の名前を掲げさせていただきます。

頭部CTをトレーシングペーパーに写して面積を測定していた時代から，ワークステーションを用いてMRIの体積を測定する時代（最近では，パソコンで簡単に画像処理できるようになっていますが）まで，我々の研究には膨大な時間と労力を必要としました。寒い冬の当直の夜はカルテ室に籠もり，暑い夏の日曜日には汗だくになりながら医局でのムスケル・アルバイトに没頭したことを今では懐かしく思い出します。それぞれの研究に付き合っていただいた諸君に感謝し，あわせて，それぞれのお名前を掲げることはできませんが，私からの研究協力のお願いに，快く応じてくださった多くの患者さんに，ここであらためてお礼を申し上げたいと思います。

鬼頭　宏，渡辺豊信，漆原健郎，松岡尚子，増岡久美，須賀英道，石塚　晃，東　直樹，三浦一也，堀田典裕，可知敏明，安藤琢弥，森　真琴，関根建夫，立花憲一郎，山下功一，深津尚史，深津栄子，鈴木　滋，兼本浩祐，岡田　俊，義村さや香，中東功一，和田　信，山岸　洋，深尾憲二朗，村本　環，村井俊哉

林　拓二：第26回日本精神科診断学会（京都：2006）会長講演をもとに一部改変

II. 精神科医としての30年

　私が大学を卒業した1970年の初め、「精神医学」誌に西丸四方先生の「巻頭言」が掲載されていた。その「我亡霊を見たり」は、西丸先生が30数年の臨床医としての経験を経た上で綴った文章であるが、私もまた30数年を精神科医として過ごし、ふと、西丸先生の当時の感慨とどのような差異があるのだろうかと考えている。

　当時の西丸は、そこで概略次のように書いている。「大学にいたころは荒廃とか早発性痴呆というものはなくなったものと妄想していた。しかし、精神病院に勤めるようになると、昔、私が治療して治ったと思った患者が亡霊となって病院に沈殿しており、私の名前を覚えていて呼びかけてくる」と。

　精神分裂病が軽症化したといわれて久しい。確かに大学などの外来で軽症の分裂病者を見る機会は多くなり、薬物を投与すれば何とでもなるもののようにも思われている。しかし、それは多かれ少なかれ昔もそうであったし、薬がなくとも治る患者さんもいたのである。分裂病は大きく2つ、あるいは3つに分けられる。問題なのは分裂病の中核群、すなわち治療に抵抗し慢性化する患者さんであろう。

　私は精神科医としての前半を精神病院で過ごし、大学病院での臨床は後半の20年ほどである。精神病院ではうつ病などを見る機会はほとんどなく、ほとんどが慢性の分裂病者であった。「荒廃」した患者さんも少なくなく、「これらの患者は前時代の治療の失敗者である、我々はこのような患者さんを作ってはいけない」と先輩医師から説明された。しかし、私が受け持った患者さんで、急激な発症から若くして荒廃状態に陥り、一度として退院できない患者さんを見るにつけ、これらの病態を治療の失敗という説明で納得できるものではなかった。

　これまでも、分裂病の治療薬として、多くの薬物が発売され使用された。新薬がきわめて有効で、慢性の入院患者が回復して次々に退院したという報告も再三なされた。しかし、その後の経過がどうなったか、残念ながら知ることが出来ない。急性期の薬物治療は確かに病像を変化させた。しかし、分裂病性精神病の多くがいまだに難病であることに変わりはない。

　大学病院は総合病院の中での精神科という制約があり、また、教育病院としての側面を持つことから、様々な病態の患者さんを診る必要がある。そこでは、摂食障害、人格障害、神経症やうつ病が診療の中心となる。精神科臨床の主役は統合失調症であることを認めるにしても、開放を中心にした病棟の構造面などから、大学で重症患者を引き受けることは一般に困難である。近年では、医療経済的側面から急性病棟化が目指され、在院日数の削減もノルマ化される傾向にある。そのため、長期の入院が必要な患者さんは、ますます早期に

他の病院に転院させざるを得なくなってきている。

しかし，人も設備も充分に備わってきた精神病院もまた，急性病棟を中心にした経済効率の良い体制を目指し，慢性の患者さんは歓迎されない傾向にある。そのため，大学病院からの転院を快く引き受けてくれる病院も少なくなっているのが現状であろう。

先日，私の外来に中年の女性が連れてこられ，娘を入院させてほしいと訴えた老女がいる。連れてこられた女性は，我々の会話には全く無関心で，時々窓のほうを向いてニヤニヤ笑っている。聞けば，遠方のある病院で長らく診てもらっていたが，この程度なら家でも充分看れるのではないかと言われたとのこと。しかし，とても看護できるわけはなく，困り果ててお願いに来ましたと言う。私の外来には，この女性以上に病状の悪い患者さんが通っている。この場合，夫や娘の協力があるのでなんとか家庭での生活が出来ているが，そのような負担を，この老女に強いるのは酷としか言えないであろう。

私も駆け出しの医師の頃，精神病院で長期に入院していた多くの患者さんに社会復帰を勧めていた。しかし，患者さんからは「この頃の若い医者は，病気もなおさずに退院せよと言う。退院させられた我々がどんなに困るか知っとるのか！退院させるのなら，病気をなおしてからにしろ！」と怒鳴られた。受け皿が不十分なままに退院を勧めていたとは思わないが，精神医療の難しさを痛感した。ずいぶん昔のことになるが，このことは今でも鮮明に思い出す。

現在勤めている大学では，数10年間の入院を続けている患者さんが数人いる。中には，私の学生時代からすでに入院している猛者もいて，挨拶すると「お前は誰じゃ」と怒られる。どうも病棟では非常に重要な役割を受け持っていると思い込んでいるらしい。ベッドの上で布団から頭だけ出していることが多いが，容貌はそれなりに威厳があり，昔はかくしゃくとしていたのであろう。このような患者さんがなお，在院日数削減を至上とするご時世にもかかわらず，大学に棲んでいることには驚く。また，10数年のほとんどを保護室で生活している患者さんもいる。おそらくは，考えられる最先端の治療を受けながらも頑強に抵抗してきた患者さんなのであろう。前時代の治療の失敗であるとすれば，それは我々の世代の治療の失敗なのである。

大学病院，精神病院，デイケア，アパート，彼らの居場所は多様化してはいるが，何らかの障害が残存する慢性患者の生活場所は次第に狭まってきているようにも思わる。精神分裂病の名称が統合失調症に変わったとしても，スキゾフレニア（精神分裂病）はなお治療の難しい病である。病像が多少変化しようとも，デメンチア・プレコックス（早発性痴呆）もまた存在し続ける。疾患の本質が解明され，新たな治療法の開発もなされ，分裂病が近い将来，真に消滅する時代が来るまで，我々はまだまだ長い時間を必要とする。

西丸は言う。「何の因果かわからずに賽の河原で石を積んでいる。誰もがそうなのであり何をやってもそうなのである。しかし自分で石を積まずに他人の堆石を崩すことは止めよう。誰かの堆石はついに星に達するかもしれない」と。私もまた30数年の石積みがともすれば崩れそうになるのをじっと我慢しながら，いくらかでも高く，堅固にしようと臨床を続けている。

（初出）　林　拓二：精神科医としての30年．精神医学 46：790-791, 2004.

あとがき

　本書は，わが国で独自に発展してきた非定型精神病（満田）の概念を紹介することを目的に，我々がこの30数年間に積み重ねてきた非定型精神病の研究を中心に纏めたものである。

　80年代以降，日本においてもDSMなどの国際標準の操作的診断が隆盛をきわめ，診断の信頼性を高めること，すなわち，誰しもが一致した診断を得られるようにすることが優先されてきた。このような時代，非定型精神病の概念は，意識障害などの客観的に評価しがたい症状を重視するがために，信頼性が乏しい曖昧な概念であるとされ，時代の大きな流れからは取り残されていた。そして，どちらかといえば過去の概念と見做されてきたように思われる。

　しかしながら，本書の出版を考えたのは，近年，DSM-Ⅳの作成にかかわった米国の著名な精神科医でさえも操作的診断基準の限界を指摘するようになり，DSMの登場によって生じた精神医学の均質化が，精神医学の新たな発展を阻害しているのではないかと，多くの精神科医が危惧するに至っていると思われるからである。精神医学はいまだに発展途上にある学問である。多くの概念や臨床徴候を，研究者間の一致率が低いとの理由で等閑にするのであれば，研究の新しい展開は期待できないであろう。この点で，我々は非定型精神病の概念が再び見直されるべき時を迎えていると考える。

　われわれは，操作的診断の有用性を認めながらも，折に触れ，その問題点を指摘してきた。操作的診断の明快さは，学生や看護職員，あるいは基礎の研究者にとって理解しやすいと評価される一方で，その浅薄さを指摘するのはわれわれだけではあるまい。われわれは，疾病学に基づいた疾患分類の重要性と，症状と経過に関する詳細な臨床研究の重要性を，繰り返し強調してきたのである。

　精神医学が現在置かれている情況を見ると，分裂病と躁うつ病の間においてさえ，それを鑑別する客観的な証拠は今なお見出されてはいない。まさに，一昔前にシュナイダーが述べたように，内因性精神病には「鑑別診断学は存在せず，あるのは鑑別類型学でしかない」のである。われわれは，これまでの知見をただ組み直すのではなく，斬新な発想で新しい精神医学を構想していかなければならない。非定型精神病は，現在もなお，その独立性についての証拠が見出せないとしても，臨床的にきわめて特異な症状と経過を示す一群の病型であり，精神分裂病（統合失調症）や躁うつ病（気分障害）とは明らかに異なる。このような認識は，臨床に携わる精神科医には共通したものであり，「非定型精神病」の概念に多くの批判があるものの，臨床的な概念として存続する理由は，このように明白な臨床的事実からであろう。

　非定型精神病は，内因性精神病の分類に関する精神医学の基本問題として，これまで多くの学者の関心を引き，主として学問の場で議論されることが多かった。それ故に，「Clinical Genetics in Psychiatry」

をはじめ，満田門下による英文の出版が数点あるものの，残念ながら，日本語による出版はなく（中山和彦氏による著書はあるが，満田の概念とは異なる），われわれの意図が一般の人たちに正しく理解されているとは言い難かった。そこで，近年のインターネット時代に，不正確な情報が独り歩きすることを恐れ，あえて本書の出版を考えた次第である。しかし，本書もまた，生硬な文章からなる学術論文を主に構成したために，一般の方も読みやすいように，文中の外国語表記を出来る限り少なくし，図表や文章の一部を書き改めてある。さらに，総説や講演記録などをも収載し，非定型精神病の研究に関するわれわれの意図が，正しく，容易に，理解されるように心掛けた。

　本書が，非定型精神病の概念をさらに洗練し発展させる一歩となることを願う。本書を一読してもらえればわかるように，非定型精神病は，臨床的に有用な概念であるのみならず，学問的にも，内因性精神病における病因研究の突破口となるに違いないと考えるからである。

　最後に，我々の非定型精神病研究を暖かく見守り，常に激励していただいた大阪医科大学精神科同門会の諸兄姉に感謝する。さらに，本書にご寄稿いただいた福田哲雄先生と岩波明先生に感謝するとともに，私からの出版の申し入れに，快く応じてくれた新興医学出版社・服部治夫氏に感謝したい。

平成20年1月1日
京都大学精神医学教室
林　拓二

索 引

A
アメンチア ……………………24
悪性の親戚 …………………69,173

B
爆発性 …………………………95
病因論 …………………………62
病前性格 ………………………91
病相パターン …………………91
病相性精神病 …………………23
病態発生 ………………………5
分裂感情病 …………………3,23
分裂病型障害 …………………33
分裂病臭さ ………………166,209
分裂病様障害 ………………49,195

C
知的障害 ……………………193
中核群 ………………………1,82
中間型 …………………………35
注釈性幻声 ……………………63
長期経過 ………………………89
治療 …………………………184
CT …………………………6,109

D
大脳半球機能障害仮説 ………120
第3脳室 …………………11,111
第4脳室 ……………………111
段階3の妄想知覚 ……………63
データマイニング ……………98
電気けいれん療法 ……………184
同型遺伝 ………………………24
同型表現 ……………………198
DSM-Ⅲ ………………………8
DSM-Ⅳ ………………………5

E
影響性 …………………………1
エバンス（Evans）…………111

F
不安−恍惚性精神病 …………9,19
ファントム・スパイク ………5
不完全寛解 ……………………92
服薬量 ………………………130
複合型 …………………………18
複合欠陥素質 …………………16

G
画像診断的研究 ……………202

概念 ……………………………1
学歴 …………………………91
頑固 …………………………92
偽神経症状態 …………………32
偽精神病質状態 ………………34
幻覚妄想性精神病（30歳代）…60
衒奇性緊張病 …………………19
幻視 …………………………65
幻聴 …………………………11
幻聴に対する半構造化面接 …100
幻嗅 …………………………69
語唱 …………………………27

H
把握反射 ………………………29
波状経過 ………………………63
破瓜型 …………………………1
発症年齢 ………………………51
流行りもの ……………………10
半構造化面接 …………………11
反応性精神病 …………………79
反応的探索スコア …………5,156
反応的不安定性 ………………5
反響言語 ………………………27
反響動作 ………………………27
反精神医学 ………………10,194
汎神経症 ………………………33
ヒステリー性精神病 …………23

非定型抗精神病薬 ……………184
非定型精神病 …………………1
表現型 …………………………3
平板性破瓜病 …………………19
変質者 …………………………23
変質性精神病 ………………9,23
変性疾患 ……………………202
本態変化 …………………69,95

I

意識障害 …………………2,71
意識変容 …………………10,36
いじくり回し …………………27
異常脳波 ………………………2
遺伝型 …………………………3
遺伝圏 ………………………1,2
遺伝負因 ……………………10
一過 …………………………161
一級症状 ……………………66
一級親族 …………………10,74,175
一卵性双生児 …………………3
陰性症状 ……………………33
ICD-10 …………………11,31

J

事象関連電位 …………………5
児戯性 ………………………95
児戯性破瓜病 ………………19
自我侵襲型幻聴 ……………99
自我心理学 ……………………9
自生的不安定性 ………………5
自閉性精神病 ………………195
自閉性破瓜病 ………………19
自律神経系 ……………………5
若年周期精神病 ………14,186
渋言性緊張病 ………………19

循環気質 ……………………95
循環性格 ……………………95
循環性精神病 ………………195
女性ホルモン ………………186
人格 ……………………………5
人格の退行 …………………36
人格の退行過程 ……………71
人格欠損 ……………………19
人格変化 ……………………161
人物誤認 ……………………48

K

解離性障害 …………………99
覚醒てんかん性格 …………15
寡症状性分裂病 ……………33
過剰分類 ………………………9
家族内精神病 …………………3
カタファジー …………………9
簡易精神症状評価尺度 ……161
関係性 …………………………1
感情負荷パラフレニー ………9
感情平板化 …………………95
完全寛解 …………………82,183
間脳—下垂体系 ……………151
間脳症 ……………………3,24
鑑別診断学 …………………33
鑑別類型学 …………………33
奇異な行動異常 ………52,139
奇矯性破瓜病 ………………19
几帳面 …………………92,95
基底核 ………………………127
気脳写 ………………………117
客観性 ………………………11
急性一過性精神病性障害 ……20
急性錯乱 ……………………23
急性精神病 …………………22
急性精神病の遷延型 ……40,152

急性多形性精神病性障害 ……20
共通言語 ……………………49
強制正常化 …………………15
局所脳内集積比 ……………127
棘徐波 …………………………5
拒絶性緊張病 ………………19
緊張—破瓜型 ………………47
緊張型 …………………………1
近赤外線 ……………………209
空想性 …………………………1
空想性妄想病 ………………198
屑籠診断 ……………………10
口とがらし反射 ……………29
クラスター分析 …………5,101
経過 …………………………62
痙攣性精神病 ………………195
けいれん閾値 ………………14
欠陥状態 …………………19,95
欠陥分裂病 …………………87
欠損 …………………………87
ケルン研究 …………………58
鉤回発作 ……………………69
恍惚感 ………………………20
甲状腺製剤 …………………186
向動性緊張病 ………………19
抗てんかん剤 ………………184
抗てんかん薬の向精神作用 …16
幸福感 ………………………20
興奮—制止性錯乱精神病 ……9
興奮—制止性精神病 ………19
高揚性 …………………………2
誇大性パラフレニー ………19
混合精神病 …………………195

M

右視床低集積 ………………180
右視床領域 …………………139

右半球機能障害 …………180	パラノイド型幻聴 …………99	周期性精神病 …………151
眉間反射 …………29	パラフレニー …………88,198	執着気質 …………15,95
夢幻様状態 …………3		周辺群 …………1,88
夢幻様精神病 …………3		手掌おとがい反射 …………29
夢想性パラフレニー …………19	**R**	主成分分析 …………5,101
命令自動症 …………27	罹病期間 …………109	出世魚 …………47
メコリルテスト …………5	臨床遺伝学 …………1	生涯診断 …………46
メトラゾール …………5	類型学 …………4,62	植物神経症 …………25
メランコリー …………9	類循環性精神病 …………4	初発状態 …………91
妄想型 …………1	類てんかん精神病 …………5	シルビウス裂 …………111
妄想気分 …………48	類パラノイア精神病 …………5	シルビウス裂の開大 …………109
妄想知覚 …………63	裂語性 …………1	心因反応 …………9,82
MRI …………6	劣性遺伝 …………2	心気性パラフレニー …………19
		神経症 …………193
		真性てんかん …………88
N	**S**	身体に基盤のある精神病 …………193
内因性精神病の分類 …………9	再発 …………186	信頼性 …………11,36
内向 …………92	作話性 …………2	数量化Ⅲ類 …………101
内分泌学的研究 …………5	作話性パラフレニー …………19	性格異常 …………193
握り返し …………27	錯動性緊張病 …………19	性差 …………51,110
2症候群 …………156	錯乱状態 …………9	正常の範囲からの偏倚 …………193
二分法 …………18,29	散乱 …………20	性別 …………140
二分律 …………8	散乱性パラフレニー …………19	性欲の異常 …………193
日本版ICD-10 …………52,61	させられ体験 …………63	制縛性 …………1
入院回数 …………110	シーソー現象 …………14	生物学的指標 …………88
妊娠・出産時併発症 …………25,198	思考化声 …………63	精神機能の解体 …………4
熱中型 …………92,95	思考吹入 …………63	精神症状 …………62
脳の世紀 …………85	思考奪取 …………63	精神生理学的研究 …………207
脳室拡大 …………116	思考伝播 …………63	精神病理学 …………75
脳波異常 …………186	施設化 …………9	精神分裂病 …………1
	視床領域 …………5	遷延型 …………35
	自然な境界 …………98	躁うつ病 …………2
O	自然な分類 …………4	挿間 …………161
音素性パラフレニー …………19	疾患単位 …………49,186	相関行列 …………119
	疾病学 …………4	挿間性 …………10
	周期 …………161	挿間性精神病 …………16
P	周期性 …………10	双極Ⅰ型障害 …………29
パラノイア …………4	周期性緊張病 …………9,25	操作的診断 …………11,40

早発性痴呆 …………………18,124
躁病 …………………………………9
挿話性昏迷 …………………………25
側頭葉 ………………………………11
側頭葉てんかん ……………………16
側頭葉てんかん発作後精神病 …99
即答性緊張病 ………………………19
側脳室 ……………………………111
SPECT ……………………………6,124

T
対人関係の心的構えの障害 …209
対人接触 ……………………………95
対話性幻声 …………………………63
多幸症 ………………………………9
多動—無動性運動精神病 …9,19
多変量解析 ………………………100
単一型 ………………………………18
単一精神病 ………………………195
単一精神病論 ………………………23
短期精神障害 ……………………195
短期精神病 …………………………49
探索眼球運動 …………………5,156

単純型 ………………………………33
単純経過 ……………………………63
単純型幻聴 …………………………99
短絡運動 ……………………………20
追跡眼球運動 ……………………155
てんかん …………………………2,184
てんかん性格 ………………………15
てんかん性要因 ……………………14
てんかん発作のない
　　　てんかん性精神病 ………16
転帰研究 ……………………………89
等価症 ………………………………13
統合失調症 …………………………98
統合失調症群 ………………………18
等質性分析 ………………………100

U
うつ病 ………………………………9

V
VBR ………………………………111

W
我亡霊を見たり …………………215

Y
誘因 …………………………………73
優性 …………………………………25
優性に遺伝 …………………………2
予後良好 ……………………………21

Z
残遺・欠陥状態 …………………89
前駆症 ………………………………52
前哨症状群 …………………………52
前大脳縦裂 ………………………111
前頭葉 ………………………………11
前頭葉機能障害 …………………180
前頭葉低活性 ……………………135
前頭葉の機能低下 ………………213
前頭領域 ……………………………5

編著者略歴

林　拓二（はやしたくじ）

昭和20年生れ。香川県観音寺市出身。昭和45年，京都大学医学部卒業。医師国家試験合格後，七山病院（精神科）の常勤医師として勤務。この間，昭和48年より大阪医大精神科の満田久敏教授に師事，非定型精神病の研究を始める。昭和52年より，新阿武山病院（精神科）の常勤医師。昭和56年に再び七山病院に勤務した後，昭和57年より58年末までボン大学精神科（フーバー教授）の客員医師。昭和59年，愛知医大精神科（大原貢教授）の助手。平成元年，学位を取得して講師。平成8年助教授を経て，平成12年，愛知医大精神科教授。平成13年より，京都大学大学院精神医学教室教授。

専門研究領域は，臨床精神病理学，非定型精神病の精神生理・画像診断学的研究。日本生物学的精神医学会，日本精神科診断学会，国際 Wernicke-Kleist-Leonhard 学会，日本精神病理学会などの会員。非定型精神病の臨床精神病理学的・生物学的研究の論文多数。「内因性精神病の分類」（K. レオンハルト著，福田・岩波・林，監訳），「精神病とは何か―臨床精神医学の基本構造」（G. フーバー著）の訳書がある。

ⓒ2008　　　　　　　　　　　　　　第1版発行　2008年2月20日

非定型精神病
内因性精神病の分類と診断を考える　　　（定価はカバーに表示してあります）

検印省略	編　著　　林　　拓　二
	発行者　　服　部　治　夫
	発行所　　株式会社 新興医学出版社
	〒113-0033　東京都文京区本郷6丁目26番8号
	電話　03（3816）2853　FAX　03（3816）2895

印刷　株式会社 藤美社　　ISBN978-4-88002-676-3　　郵便振替　00120-8-191625

- 本書の複製権・翻訳権・譲渡権・公衆送信権（送信可能化権を含む）は株式会社新興医学出版社が所有します。
- [JCLS]〈㈱日本著作出版権管理システム委託出版物〉
  本書の無断複写は著作権法上での例外を除き禁じられています。複写される場合は，その都度事前に㈱日本著作出版権管理システム（電話03-3817-5670, FAX 03-3815-8199）の許諾を得てください。